임상의학용어

Clinical Medical Terminology

최명식

청구문화사

머리말

전 국민 의료보험에 따른 의료수요의 증가와 함께 의료보건계의 의료관리체계 구축을 비롯한 의약품의 개발과 컴퓨터단층촬영, 핵자기공명, 영상, 초음파 등 원격진료를 통한 의료 영상의 도입, 응용으로 인하여 의료산업이 더욱 성장 발전할 수 있는 촉진 역할을 하고 의료 기술이 획기적으로 발전해 가고 있다.

고도로 전문화된 다양한 보건 의료 인력에 대한 수요가 빠른 속도로 증가하고 있는 실정이며, 그에 따른 교육과정에 대한 관심과 기대가 요구되고 있다. 인간의 건강을 다루는 의료보건분야의 기초 단계에서 의학용어의 학습은 매우 중요하며 의료정보화 시대를 준비하는 중요한 과정으로써 보다 높은 보건의학에 대한 학습의 필요성이 요구되는 환경이다.

본 교재는 의학 및 보건간호계열 학생들이 전공분야를 학습하기 전에 기본적으로 학습해야 될 의학용어의 특성을 파악하고 인체의 해부생리학 · 병리학 등 전반적인 지식과 연계하여 의학용어를 쉽게 이해할 수 있도록 정리하였다.

최선을 다하여 원고 정리를 하였으나, 마무리하고 나니 여전히 부족한 부분이 마음에 걸린다. 향후 여러 선배 제현들의 지도 편달을 받아 보충해 나갈 것을 약속드리며, 적극적인 성원과 배려를 부탁드린다.

끝으로 본 교재가 발간되기까지 격려해 주시고 협조해 주신 여러분들께 깊이 감사를 드리며, 출판을 맡아 물심양면으로 애써 주신 이상태 대표님 및 편집부 직원들의 노고에 감사드립니다.

2024년 5월

저 자

목 차

제1장 임상 의학용어 ········· 9

Ⅰ. 기본적인 단어 구조 … 11

1. 어근 / 11
2. 접두사 / 12
3. 접미사 / 12
4. 결합모음 / 12
5. 결합형 / 13

Ⅱ. 접두어 … 13

1. 장소 관련 접두어 / 13
2. 방향 관련 접두어 / 14
3. 시간과 속도 관련 접두어 / 15
4. 숫자 관련 접두어 / 15
5. 색깔 관련 접두어 / 16
6. 구조 관련 접두어 / 16
7. 부정과 긍정 관련 접두어 / 17

Ⅲ. 접미어 … 18

1. 병적 상태 관련 접미어 / 18
2. 증상 관련 접미어(1) / 19
3. 증상 관련 접미어(2) / 20
4. 외과수술 요법 관련 접미어 / 21
5. 기구와 방법 관련 접미어 / 21

제2장 인체의 구조 ········· 23

Ⅰ. 인체의 기본 구조 … 25

1. 세포 / 25
2. 조직 / 26
3. 기관 / 27
4. 계통 / 27

Ⅱ. 체강 … 27

Ⅲ. 복부와 등의 구분 … 29

Ⅳ. 인체 자세와 인체 구분 … 31

Ⅴ. 인체의 면 … 32

Ⅵ. 방향과 운동 용어 … 33

제3장 혈액림프 및 면역계통 ········· 37

Ⅰ. 해부생리학적 용어 … 39

Ⅱ. 전문용어 … 47

1. 어근 / 47
2. 해부학적 용어 / 48
3. 의학용어 / 49

제4장 심장혈관계통 ······ 67

Ⅰ. 해부생리학적 용어 ··· 69

Ⅱ. 심장 ··· 74

1. 어근 / 74
2. 해부학적 용어 / 74
3. 의학용어 / 74

Ⅲ. 혈관 ··· 82

1. 어근 / 82
2. 해부학적 용어 / 82
3. 의학용어 / 83

제5장 소화계통 ······ 91

Ⅰ. 해부생리학적 용어 ··· 93

Ⅱ. 구강 ··· 100

1. 어근 / 100
2. 해부학적 용어 / 101
3. 의학용어 / 101

Ⅲ. 식도와 위 ··· 108

1. 어근 / 108
2. 해부학적 용어 / 109
3. 의학용어 / 109

Ⅳ. 작은창자와 큰창자 ··· 116

1. 어근 / 116
2. 해부학적 용어 / 117
3. 의학용어 / 117

Ⅴ. 간 췌장 및 담도계 ··· 128

1. 어근 / 128
2. 해부학적 용어 / 128
3. 의학용어 / 129

제6장 호흡계통 ······ 139

Ⅰ. 해부생리학적 용어 ··· 141

Ⅱ. 전문용어 ··· 145

1. 어근 / 145
2. 해부학적 용어 / 146
3. 의학용어 / 147

제7장 내분비계통 ········· 169

Ⅰ. 해부생리학적 용어 ··· 171

Ⅱ. 전문용어 ··· 173

1. 어근 / 173 2. 해부학적 용어 / 174
3. 의학용어 / 175

제8장 근골격계통 ········· 185

Ⅰ. 해부생리학적 용어 ··· 187

Ⅱ. 관절 및 관련 구조물 ··· 192

Ⅲ. 뼈의 돌출, 돌기, 형상에 대한 용어 ··· 194

Ⅳ. 전문용어 ··· 196

1. 어근 / 196 2. 해부학적 용어 / 197
3. 의학용어 / 199

제9장 비뇨계통 ········· 211

Ⅰ. 해부생리학적 용어 ··· 213

Ⅱ. 전문용어 ··· 215

1. 어근 / 215 2. 해부학적 용어 / 216
3. 의학용어 / 216

제10장 남성생식계통 ········· 225

Ⅰ. 해부생리학적 용어 ··· 227

Ⅱ. 전문용어 ··· 230

1. 어근 / 230 2. 해부학적 용어 / 230
3. 의학용어 / 230

제11장 여성생식계통 ········· 241

Ⅰ. 해부생리학적 용어 ··· 243

Ⅱ. 전문용어 ··· 246

1. 어근 / 246 2. 해부학적 용어 / 246
3. 의학용어 / 248

제12장 신경 및 정신 의학계 ······ 261

Ⅰ. 중추신경계 … 263

Ⅱ. 말초신경계 … 266

Ⅲ. 전문용어 … 269

1. 어근 / 269
2. 해부학적 용어 / 270
3. 의학용어 / 271

Ⅳ. 전문용어(2) … 283

1. 어근 / 283
2. 의학용어 / 283

제13장 피부계통 ······ 295

Ⅰ. 해부생리학적 용어 … 297

Ⅱ. 전문용어 … 300

1. 어근 / 300
2. 해부학적 용어 / 301
3. 의학용어 / 302

제14장 시각계통 ······ 321

Ⅰ. 해부생리학적 용어 … 323

Ⅱ. 전문용어 … 326

1. 어근 / 326
2. 해부학적 용어 / 327
3. 의학용어 / 328

제15장 청각계통 ······ 339

Ⅰ. 해부생리학적 용어 … 341

Ⅱ. 전문용어 … 344

1. 어근 / 344
2. 해부학적 용어 / 344
3. 의학용어 / 345

제16장 종양학 ······ 351

Ⅰ. 전문용어 … 353

1. 어근 / 353
2. 일반적인 용어 / 353
3. 종양의 전이 / 355
4. 치료용어와 수술용어 / 357
5. 종양의 분류 / 360

Chapter 1
임상 의학용어

[학습목표]

- 의학용어 구성하는 요소와 연결형에 대하여 설명한다.
- 단어들이 어떻게 합쳐져서 용어가 형성되는지 설명한다.
- 의학용어 접두어를 설명한다.
- 의학용어 접미어를 설명한다.

1장 ❙ 임상 의학용어

Ⅰ. 기본적인 단어 구조 Basic word structure

의학용어의 구성요소

- 어근(root) : 용어의 뿌리
- 접두사(prefix) : 용어의 앞부분
- 접미사(suffix) : 용어의 끝부분
- 결합모음(combining vowel) : 어근과 접미사, 어근과 어근을 잇는 모음
- 결합형 (combining form) : 어근과 결합형 모음

1. 어근 Word root

- 의학용어의 기본 단위이다.
- 접두어와 접미어가 결합한다.
- 용어의 기본적인 의미를 형성한다.

gastritis (위염) → gastr : 위(stomach)
arthritis (관절염) → arthr : 관절 (joint)

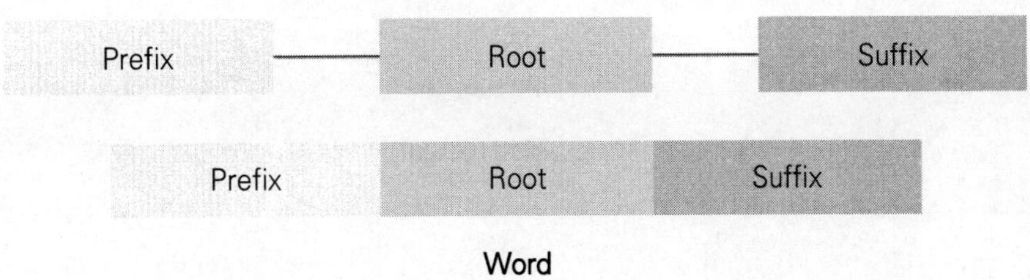

2. 접두사 Prefix

- 어근 및 결합형의 앞에 붙는 단어이다.
- 용어의 의미를 수식하는 역할을 한다.
- 같은 의미의 접두사가 여러 개일 수 있다.
- 어근에 접두사가 결합하여 새로운 의미의 의학용어를 만든다.

hemi(반, 접두사) + gastr(위, 어근) + ectomy(절제술, 접미사)
hemigastrectomy(반위절제술)

3. 접미사 Suffix

- 어근 및 결합형의 끝에 붙는 단어이다.
- 독립적으로 사용되지 않는다.
- 어근의 의미를 변경하거나 더욱 분명하게 하는 역할을 한다.
- 어근에 접미사가 결합하여 새로운 의미의 의학용어를 만든다.

gastr (위, 어근) + ectomy (절제술, 접미사)
gastrectomy (위절제술)

4. 결합모음 Combining vowel

- 용어를 구성하는데 있어서 용어의 발음을 쉽게 하기 위해 모음(일반적으로 *O*)을 어근에 붙이는데 이것을 결합모음이라고 한다.

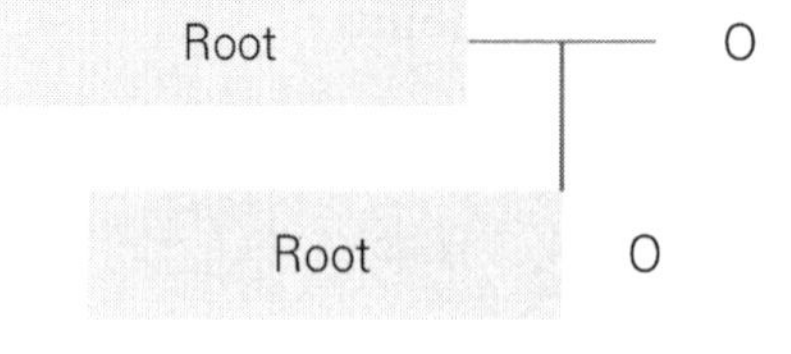

Combining vowel

▸ 자음으로 시작하는 접미사의 앞에 결합모음을 사용한다.
hemat(어근) + O (결합모음) + logy (접미사) hematology 혈액학

▸ 모음으로 시작하는 접미사의 앞에는 결합모음을 사용하지 않는다.
neur(어근) + itis(접미사) neuritis 신경염

5. 결합형 Combining form

▸ 어근과 결합모음을 의미한다.
cardi (심장, 어근) + O + megaly (비대, 접미사)
cardiomegaly (심비대증)

Oste/o/tome
↓
Combining form

II. 접두어 Prefixes

1. 장소 관련 접두어

Prefixes 접두사	Meaning 의미	Term 용어	
ante, pre, pro(L)	before	antepituitary	뇌하수체전엽
cata, hypo(G)	under	catarrh	카타르
caud/o(L)	tail	caudad	꼬리쪽
cephal/o(G)	head	cephalad	머리쪽
dors/o(L)	back	dorsiflexion	손등굽힘
en(em), endo(end)(G)	in	endoderm	내배엽
ento, eso(G), intra(L)	in	intraspinal	척수관속

epi, ep(G)	on	epidermis	표피
exo, ecto(G), extra(L)	ouside	ectoderm	외배엽
latero(L)	side	lateroflexion	옆굽힘
meso(G), mid(L)	middle	mesoderm	중배엽
post, posterp(L)	behind	postpituitary	뇌하수체후엽
supra(L)	above	supracondylar	관절융기위
ventr/i(ventr/o)(L)	abdomen	ventroflexion	배쪽굽힘

2. 방향 관련 접두어

Prefixes 접두사	Meaning 의미	Term 용어	
a, de(L)	away	dementia	치매
ab(L), apo(G)	away	abduction	바깥쪽, 외전
ad(ac, af, ag)(L)	toward	adduction	안쪽, 내전
ambi(ambo)(L), amphi(G)	both	ambidexter	양손잡이
antero, ante(L)	foreward	anterior	앞쪽
dextro(L)	right	dextrocardia	우심증
dia(G), per, trans(L)	through	diaphragm	가로막
ex(exo)(G,L)	outward	exostosis	뼈돌출증
in(im)(L)	between	infiltration	침윤, 침습
infer/o, infer/ior(L)	dawnward	inferior	아래
inter(L)	beetween	intercostal	갈비사이
later/o(L)	to the side	lateroflexion	옆굽힘
para(G)	beyond	paranasal	부비동
peri(G), circum(L)	around	circumduction	순환운동
postero(L), retro(L)	backward	posterior	뒤쪽
sinister(sinistr/o)(L)	left	sinistrocardia	좌심장증

3. 시간과 속도 관련 접두어

Prefixes 접두사	Meaning 의미	Term 용어	
auct/us(L)	sharp	acute	급성
ante(L), pre(L), pro(G)	before	prognosis	예측
brad/y(G)	slow	bradycardia	서맥
chron/o(G)	time	chronic	만성
intra(L)	during	intraoperative	수술중
nyct/o(G), noct(L)	night	nocturia	야뇨증
post(L)	after	postanal	항문후방
tach/y(G)	rapid	tachycardia	빠른맥

4. 숫자 관련 접두어

Prefixes 접두사	Meaning 의미	Term 용어	
nulli(L), nullus(L)	none	nullgravida	미산부
uni(L), mono, monus(G)	one	monocyte	단구
primi(L), prot/o(G)	first	primigravida	초임녀
bi, amb(L), di(diplo)(G)	two	diplegia	양측마비
tri(G,L)	three	trisomy	세염색체증
quadr/i(L), tetr/a(G)	four	tetralogy	네징후
quinque(L), pent/a(G)	five	pentalogy	다섯징후
hex/a(G)	six	hexadactyly	여섯가락증
hept/a(G)	seven	heptadactylism	칠지증
oct/a(oct/i)(G,L)	eight	octipara	8회경산부
nonus, noni(L), nona(G)	nine	nonus	제9내신경
deca(G)	ten	decagram	10그램
hect/o(G)	one hundred	hectometer	100미터

kil/o(G)	one thousand	kilometer	킬로미터
dec/i(L)	one tenth	decigram	데시그램
cent/i(L)	one hundredth	centimeter	센티미터
mill/i(L)	one thousandth	millimeter	밀리미터

5. 색깔 관련 접두어

Prefixes 접두사	Meaning 의미	Term 용어	
chlor/o(G)	green	chloroma	녹색종
chrom(G), color(L)	color	achromasia	무색소성
cyan/o(G)	blue	cyanosis	청색증
erythr/o(G), rubr/o(L)	red	erythrocyte	적혈구
leuk/o(G), albin/o(L)	white	leukocyte	백혈구
lute/o(L), flav/o(L)	yellow	lutein	황체
melan/o(G)	black	melanoma	흑색종
poli/o(G)	gray	poliomyelitis	회색척수염
purpur/o(L)	purple	purpura	자반증
xanth/o(G), cirrh/o(G)	orange	xanthoma	황색종

6. 구조 관련 접두어

Prefixes 접두사	Meaning 의미	Term 용어	
all/o(G)	reversal, other	allograft	이인자형이식
ankyl/o(G)	bent, loop	ankyloglossia	설유착증
atel/o(G)	incomplete	ateliosis	발육부전
aut/o(L), idi/o(G)	self, own	autograft	자가이식
cac, cac/o(G)	bad, ill	cachexia	악액질

cry/o, crym/o(G)	cold	cryotherapy	한랭요법
crypt/o(G)	hidden	crytorchism	잠복고환증
dura(L), scler/o(G)	hard	duramater	경막
dys(G)	bad, difficult	dyspnea	호흡곤란
eu(G)	well, good	eupnea	정상호흡
febr/o(L), therm/o(G)	heat, fire	febrile	열성
heter/o(G)	other, another	heterograft	이종이식
hom/o(G), ipsi(L)	same	homograft	동종이식
is/o(G)	equal	isograft	동인자형이식
macro(G), magni(L)	large, big	macrocephalus	거대두개
mal(L)	disease	malfunction	기능부전
malac/o(G)	soft	malacia	연화증
mega(megal/o)(G)	big, large	megacolon	거대결장
norm/o(L)	rule, normal	normal	정상
onc/o(G)	tumor, mass	oncology	종양학
orth/o(G)	stright, correct	orthopedics	정형외과학
pach/y(G)	thick	pachydermia	강피증
sten/o(G)	narrow, contracted	stenosis	협착증
terat/o(G)	malformation	teratoma	기형종
xen/o(G)	foreign, strange	xenogrft	이종이식
xer/o(G)	dry	xerostomia	구내건조증

7. 부정과 긍정 관련 접두어

Prefixes 접두사	Meaning 의미	Term 용어	
a(an)(G)	without, not	anhidrosis	무한증
anti(G), contra(L)	against	antitoxin	항독소

con, co, com(L), syn(G)	together	congential	선천성
hemi(G)	one half	hemigastrectomy	반위절제술
hyper(G)	excessive, up	hyperglycemia	고혈당증
hypo(G)	deficient	hypoglycemia	저혈당증
in(im)(L)	not, lack	insomnia	불면증
olig/o(G)	few	oliguria	감뇨증
poly(G), multi(L)	many	polyuria	다뇨증
semi(L)	one half	semiplgia	편마비
sub(L)	almost	subluxation	부전탈구

Ⅲ. 접미어 Suffixes

1. 병적 상태 관련 접미어

Suffixes 접미사	Meaning 의미	Term 용어	
ia(G)	condition	leukemia	백혈병
ism(G)	condition	hyperthyroidism	갑상선기능항진증
sis(G)	condition	hemolysis	용혈
asis(G)	condition	bronchiectasis	기관지확장증
iasis(G)	condition	lithiasis	결석증
osis(G)	condition	psychosis	정신병
sy(G)	disease, symptom	leprosy	나병
y(G)	condition	anencephaly	무뇌증

2. 증상 관련 접미어 (1)

Suffixes 접미사	Meaning 의미	Term 용어	
algia(G), dynia(G)	pain	myalgia	근육통
carcinoma(G)	malignant tumor of -epitherium cell	adenocarcinoma	선암
cele(cel/o)(G)	herniation	cystocele	방광탈출증
cyte(G)	cell	erythrocyte	적혈구
emesis(G)	vomiting	hyperemesis	입덧
itis(G)	inflammation	neuritis	신경염
lithiasis(G)	stone	cholelithiasis	담석증
megaly(G)	enlargement	cardiomegaly	심장비대
oma(G)	tumor, neoplasm	osteoma	골종
pathy(G)	disease	encephalopathy	뇌질환
plasm, plasia(G)	formation	neoplasm	신생물
plegia(G)	paralysis, stroke	hemiplegia	편측마비
plexy(G)	stroke	cataplexy	발작
rhage(rrhage)(G)	breaking, bursting forth	hemorrhage	출혈
rhea(rrhea)(G)	flow, discharge	otorrhea	이루
rhexis(rrhexis)(G)	rupture	enterorrhexis	장파열
sarcoma(G)	malignant tumor of connective and muscle	osteosacoma	골종
stasis, stasia(G)	stop	hemostasis	지혈
staxis(G)	hemorrhage	epistaxis	코피

3. 증상 관련 접미어 (2)

Suffixes 접미사	Meaning 의미	Term 용어	
dispia(G)	thirst	polydipsia	다갈증
ectasia(ectasis)(G)	dilatation, expansion	bronchiectasia	기관지확장증
emia(G)	blood	anemia	빈혈
esthesia(G)	sense	anesthesia	무감각증
logy(G)	study	histology	조직학
lysis(G)	destruction, eparation	hysterolysis	자궁박리술
malacia(G)	softening	osteomalacia	골연화증
mnesia(G)	remember	amnesia	기억상실증
opia(G)	vision, see	diplopia	복시
osis(G)	abnormal increase	leukocytosis	백혈구증가증
partum(G)	birth, labor	postpartum	분만후우울증
penia(G)	abnormal reduction	leukopenia	백혈구감소증
pepsia(G)	digest	dyspepsia	소화불량
phagia(G)	eat	polyphagia	다식증
philia(G)	abnormal fondness	pedophilia	소아애호증
phobia(G)	abnormal dread, ear	hydrophobia	공수병
phonia(G)	sound	aphonia	실성증
pnea(G)	breathe	hyperpnea	과호흡
sclerosis(G)	hardening	arteriosclerosis	동맥경화증
somnia(G)	sleep	insomnia	불면증
stenosis(G)	narrowing	bronchostenosis	기관지협착증
trophy(G)	nourishment, develment	atrophy	위축

4. 외과수술 요법 관련 접미어

Suffixes 접미사	Meaning 의미	Term 용어	
centesis(G),puncture(L)	perforation	thoracocentesis	흉곽천자술
clasis(clasia)(G)	surgical fracture	osteoclasis	뼈파괴술
clysis(G)	irrigation	rectoclysis	직장관주
desis(G)	binding	arthrodesis	관절고정술
ectomy(G)	excision	gastroectomy	위절제술
lapaxy(G), tripsy(L)	crushing, removal	litholapaxy	돌깸술
lysis(G)	separation	nephrolysis	콩팥박리술
pexy(G)	fixation	nephropexy	콩팥고정술
plasty(G)	surgical repair	rhinoplasty	코성형술
stomy(G)	articial opening	colostomy	인공항문형성술
tomy(G)	incision	laparotomy	개복술

5. 기구와 방법 관련 접미어

Suffixes 접미사	Meanng 의미	Term 용어	
gram(G)	recorded	electrocardiogram	심전도
graph(G)	instrument for recording	electrocardiograph	심전계
graphy(G)	method of recording	electrocardiography	심전도기록법
meter(G)	instrument for measuring	pelvimeter	골반계측기
metry(G)	method of measuring	pelvimetry	골발계측법
opsy(G)	vision	biopsy	생검
scope(G)	instrument for examining	microscope	현미경
scopy(G)	method of examining	microscopy	현미경검사법
tome(G)	instrument for cutting	osteotome	골절도
tomu(G)	method of cutting	laparotomy	개복술

Chapter 2
인체의 구조

[학습목표]

- 인체 구조 관련 명칭을 알고 각각 기능에 대하여 설명한다.
- 인체 구조 관련 접두사와 접미사를 이용하여 만든 용어를 설명한다.
- 인체 구조 관련 병리학적 상태를 설명한다.
- 인체 구조 관련 외과적 용어를 설명한다.

2장 Ⅰ 인체의 구조
Structure of the Body

Ⅰ. 인체의 기본 구조
Fundamental structure of the body

1. 세포 Cell

모든 생물의 기능적, 구조적 기본단위이다.

세포막 cell membrane

세포막은 세포 외 막 뿐만 아니라, 세포 내에 소포체, 골지체, 리소좀 등과 같은 다양한 기관들을 형성하게 해주는 막을 형성하여 경계를 구분해 준다.

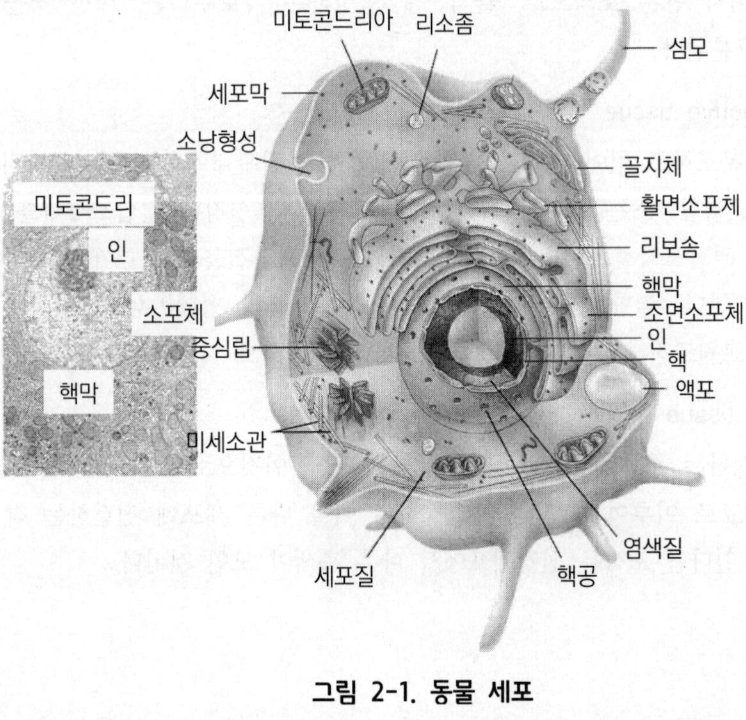

그림 2-1. 동물 세포

핵 nucleus

세포의 여러 가지 활동을 규정하는 유전자를 내부에 포함한다.

세포질 cytoplasm

세포질은 세포막 안에 있는 액체 상태 물질과 세포내 소기관들로 구분된다.

염색체 chromosomes

생명체의 유전 정보를 유전자 형태로 운반하는 핵산과 단백질로 이루어져 있다.

2. 조직 Tissues

조직은 어떤 기능을 수행하도록 협동해 나가는 체계이다.

상피조직 epithelial tissue

신체 전체의 외표면을 덮고 있을 뿐 아니라, 외부환경과 연결된 신체 내부의 통로인 소화관, 호흡관, 생식관, 비뇨관 등의 기관의 내강을 둘러싸고 있다. 샘은 분비세포들이 무리지어 있는 것인데, 이것 또한 상피로부터 파생된 구조이다.

근조직 muscle tissue

근세포가 모여서 만든 조직으로, 골격근을 형성하는 가로무늬근, 내장 벽을 만드는 민무늬근으로 구분된다.

결합조직 connective tissue

온몸에 널리 분포하고 있어 기관과 기관을 결합하고 기관내에서는 여러가지의 조직이나 세포를 서로 결합, 또는 그 간격을 메운다. 혈관이나 신경은 결합조직내를 지나 온몸에 분포한다. 결합조직섬유와 기질로 이루어지는 세포간질을 풍부하게 함유하고 결합조직세포가 산재한다. 결합조직은 거기에 포함되는 세포의 형태, 섬유 · 기질의 양이나 성질에 따라서 교원조직, 섬유성 결합조직, 지방조직 등으로 나뉘어진다.

신경조직 nerve tissue

신경계를 구성하는 주요 조직으로 많은 신경세포와 이것으로부터 나온 축삭돌기 · 가지돌기 및 신경교로 이루어져, 자극에 감응하여 이를 다른 세포에 전달하는 작용을 한다. 말초신경의 길다란 조직은 신경세포에서 나온 축색이 모인 것이다.

3. 기관 Organs

세포가 모여 조직이 되고, 서로 다른 여러 조직들이 모여 통합된 구조를 형성한 것이 기관이다. 기관은 몸의 특정 기능을 수행하며, 동일한 기능을 담당하는 기관들이 모여 기관계를 형성한다.

4. 계통 System

생물의 여러 종류가 진화하여 온 순서와 그에 따라 나타나는 생물 종류간의 유연 관계를 말한다.

II. 체강 Body cavity

동물의 체벽과 내장 사이에 있는 빈 곳으로 보통 중배엽성인 벽으로 둘러싸여 있다.

두개강 Cranial cavity

두개골 속의 공간으로 뇌가 차 있다.

흉강 Thoracic cavity

좌우 2개의 흉막강 및 위심강, 종격강의 3종의 장막강으로 나눈다. 기관, 폐, 심장, 식도, 감습샘(흉선) 등을 수용한다.

흉막강 Pleural cavity

폐의 표면을 둘러싸는 흉막 내장엽과 흉곽 내면을 덮는 흉막체벽엽으로 둘러싸인 강. 속에 소량의 장액이 들어 있다. 포유류에서는 흉막강이 횡격막에 의해 복막강에서 떨어져, 원시적 척추동물에서는 미분화된 흉막강과 복막강을 합쳐서 단순히 체강, 총복막강이라고 하는 경우가 있다.

종격 Mediastinum

종격동 · 종격장이라고도 한다. 종격의 중앙부는 기관 · 기관지가 있는 곳이 되며, 이것을 경계로 하여 종격전부와 종격후부로 나뉜다. 전부에는 심장과 심장에 출입하는 대혈관을 비롯하여 흉선 · 내흉동맥 · 내흉정맥 · 횡격신경 등이 포함되고, 후부에는 식도 · 미주신경 · 흉대동맥 · 기정맥 · 흉관 등의 중요한 기관이 있다. 그 밖에 림프절도 다수 포함되어 있다. 종격종양일 때는 이들 장기가 압박되어 중증으로 발전하기 쉽다.

복강 Abdominal cavity

복막에 의해 둘러싸여 있는 공간으로 인체에서 가장 큰 빈 공간이다. 위로는 가로막에 의해 흉강과 구분되고 아래로는 골반부와 접하고 있으며 세로로는 척주와 복근 또는 그 밖의 근육들로 싸여 있다. 소화관의 대부분과 간 · 지라 · 이자 · 신장 · 난소 등이 복강 안에 들어 있다. 간경변증 같은 심각한 질환에 걸리면 많은 양의 체액이 혈관에서 복강으로 흘러들어가 고이면 복수라 하여 흔히 배에 물이 찼다고 한다.

골반안 Pelvic cavity

내장과 방광, 내부 생식기관이 위치하는 공간을 제공하며 외부의 힘과 충격으로부터 이들 내부 장기들을 보호한다.

척수안 Spinal cavity

척수 신경의 빈 공간을 말한다.

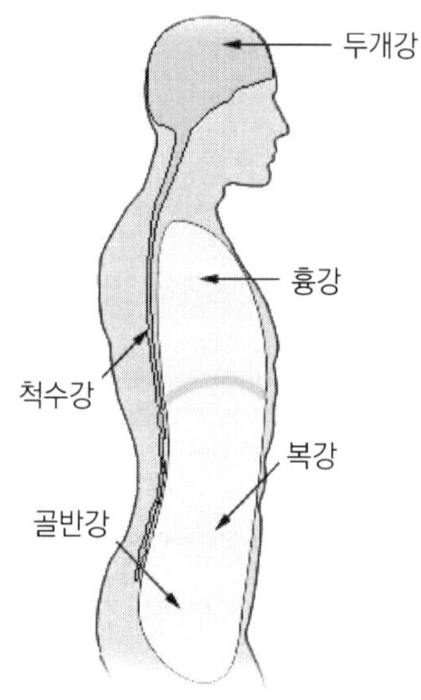

그림 2-2. 체강(Body cavities)

III. 복부와 등의 구분
Divisions of the abdomen and back

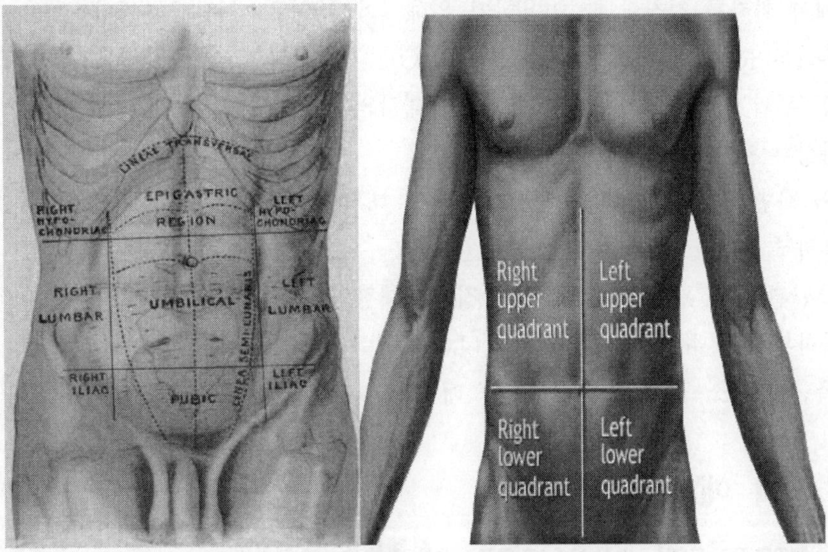

그림 2-3. 복부의 임상적 구분

1. 복부의 해부학적 구분
Anatomical divisions of the abdomen

인체의 특정 위치 설명을 위해 복강 및 골반강을 9개 부위로 나눈 구분이다.

(1) Hypochondriac regions 하늑부
(2) Epigastric region 상복부
(3) Lumbar region 요부
(4) Umbilical region 제부
(5) Inguinal regions 서혜부
(6) Hypogastric region 하복부

2. 복부의 임상적 구분 Clinical divisions of the abdomen

임상에서 환자를 진찰할 때 이용하기 위해 4개 부위로 나눈 구분이다.

(1) 우상부 Right upper quadrant (RUQ)

간의 우엽 담낭 췌장의 일부 소장 및 대장의 일부

(2) 좌상부 Left upper quadrant (LUQ)

간의 좌엽 위 비장 췌장의 일부 소장 및 대장의 일부

(3) 우하부 Right lower quadrant (RLQ)

우측난관 난소 충수 우측 요관 소장 및 대장의 일부

(4) 좌하부 Left lower quadrant (LLQ)

좌측난관 난소 좌측 요관 소장 및 대장의 일부

3. 척추의 해부학적 구분 Anatomical divisions of the back

척추는 목에서부터 미골까지의 척추골로6 구성되어 있으며 척추의 부위에 따라서 구분된다.

(1) Cervical regions 경부

(2) Thoracic regions 흉부

(3) Lumbar regions 요부

(4) Sacral regions 천부

(5) Coccygeal regions 미부

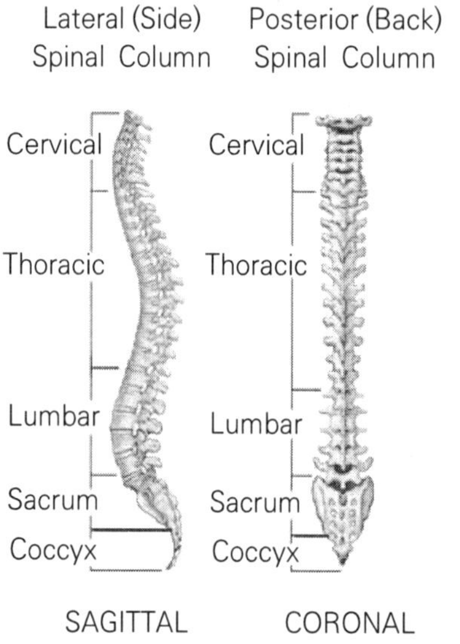

그림 2-4. 척추의 임상적 구분

Ⅳ. 인체 자세와 인체 구분 Body position and body regions

1. 인체 자세 Body position

(1) Erect position	선 자세
(2) Sitting position	앉은 자세
(3) Lateral recumbent position	옆 누움자세
(4) Supine position	바로 누운자세
(5) Prone position	엎드린 자세

2. 인체 구분 Body regions

(1) Thorax and abdomen	가슴과 배
axillary	겨드랑이
clavicular	쇄골
epigastric	상복부
hypochondriac	하늑부
hypogastric	하복부
infraclavicular	쇄골아래
inguinal	서혜부
lateral abdominal	측면 복부
mammary	유방
pubic	두덩
sternum	흉골
supraclavicular	쇄골상
umbilical	제부
(2) Posterior trunk	몸통 뒷부분
coxa	엉덩관절
infrascapular	어깨뼈아래
interscapular	어깨뼈사이

lumbar	허리부
medical region of back	등의 중앙
nuchal	목덜미
sacral	엉치
suprascapular	어깨뼈위

(3) Head	머리
auricular	귀
buccal	볼
infraorbital	눈확아래
mental	턱
occipital	후두부
orbital	눈확
submaxilla	아래턱
submental	턱밑
supraorbital	눈확위

V. 인체의 면 Planes of the body

관상면 Frontal plane

인체를 전후부로 나누는 면으로 인체의 정중면에 직각으로 통과하는 면이다.

정중시상면 Median sagittal plane

인체를 좌우 대칭으로 나누는 면이다.

시상면 Sagittal plane

인체의 정중면과 평행되는 모든 면이다.

횡단면 Transverse plane

인체를 상하부로 나누는 면이다.

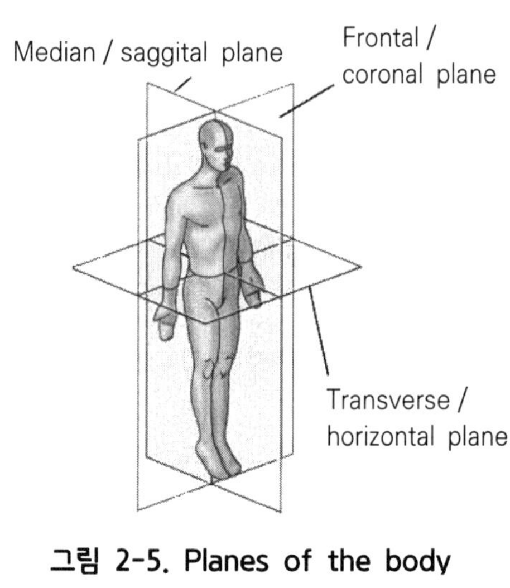

그림 2-5. Planes of the body

Ⅵ. 방향과 운동 용어

Terms of the direction and movement

방향 Type of direction

구심 afferent

중심으로 향하는, 몸의 중심으로 들어오는 곳을 말한다.

앞 anterior

인체의 앞면 즉 배 쪽(ventral)에 보다 가까운 쪽을 말한다.

중심 central

물체의 중심에 해당되는 곳을 말한다.

깊은 deep

신체나 장기에서 깊은 곳을 말한다.

먼쪽 distal

몸통에서 보다 먼 쪽을 말한다.

원심 efferent

신체나 장기의 중앙 면에서 멀어지는 방향을 말한다.

아래 inferior

발에서 보다 가까운 쪽을 말한다.

중간의 intermediate

중앙과 가 쪽 사이를 말한다.

옆면 lateral

정중면에서 보다 먼 쪽을 말한다.

내측 medial

인체를 좌우로 대칭되도록 나눈 정중면에 보다 가까운 쪽을 말한다.

중앙 median

가운데, 중앙을 향하는 곳을 말한다.

뒤 posterior

인체의 뒷면 즉 등 쪽(dorsal)에 보다 가까운 쪽을 말한다.

몸쪽 proximal

몸통 혹은 시작점에 가까운 곳을 말한다.

얕은 superficial

신체나 장기에서 표면에 가까운 곳(얕은 곳)을 말한다.

위 superior

머리에 보다 가까운 쪽을 말한다.

바로 누운 supine

얼굴이 위를 보는 자세, 등이 바닥에 닿은 자세를 말한다.

엎드림 prone

엎드려 누운 자세를 말한다.

운동 Type of movement

굽힘 flexion

굴근의 수축으로 신체부위 간의 각도가 감소하는 관절운동이다.

확대 extension

관절의 각도가 늘어나는 방향으로 움직이는 운동이다.

벌림 abduction

사지의 움직임 중 몸의 중심에서 멀어지는 운동을 말한다.

모음 adduction

몸의 중심쪽으로 사지를 움직이거나 손가락을 서로 떨어진 상태에서 가까이 붙이는 운동이다.

돌림 rotation

중심이나 축 주위를 움직이는 운동이다.

엎침 pronation

팔을 늘어뜨리고 팔꿈치를 직각으로 굽혀서 손바닥면이 바닥을 향하게 하는 것이다.

뒤쪽 supination

앞 팔과 선을 일직선으로 하고 손바닥을 위로 향한 상태에서 앞 팔의 회전운동이다.

가쪽 번짐 eversion

'바깥쪽으로 뒤집어지다'라는 뜻으로 보통 발목 관절의 움직임을 측정할 때 발바닥이 바깥쪽을 향하도록 하는것을 말한다.

안쪽 번짐 inversion

몸의 중심부 내지는 정중선 쪽을 향해 이동시키는 운동을 말한다.

Chapter 3
혈액림프 및 면역계통

[학습목표]

- 혈액림프 및 면역계통 관련 명칭을 알고 각각 기능에 대한 설명한다.
- 혈액림프 및 면역계통 접두어와 접미어를 이용한 용어를 설명한다.
- 혈액림프 및 면역계통 질환과 검사에 대한 용어를 설명한다.
- 혈액림프 및 면역계통 관련 병리학적 상태를 설명한다.
- 혈액림프 및 면역계통 관련 외과적 용어를 설명한다.

3장 ▮ 혈액림프 및 면역계통
Blood Lymphatic and Immune

Ⅰ. 해부생리학적 용어

혈액 Blood

적혈구 Red blood cell(RBC)

적혈구는 혈액의 세포 성분인 혈구의 대부분을 차지하는 세포로 혈구 전체의 44%를 차지하며, 주로 산소를 운반하는 기능을 수행합니다. 적혈구 세포질에 포함된 헤모글로빈은 산소가 풍부한 폐에서는 산소와 결합하고, 산소가 부족한 체내의 다른 조직에서 산소와 분리되는 특징을 지니며, 이를 통해 폐의 산소가 조직에 전달됩니다. 적혈구는 철이온을 함유한 헤모글로빈 때문에 그 색이 붉게 보입니다. 모양은 위 아래가 푹 꺼지고 구멍이 안 뚫린 도넛형태인데, 이는 적혈구가 만들어지는 과정에서 핵이 빠져나가기 때문입니다. 이 형태는 같은 부피의 구형 세포보다 표면적이 커 산소가 효율적으로 출입하며, 탄력성이 좋아 좁은 모세혈관에서도 형태를 바꾸어 통과할 수 있습니다.

백혈구 White blood cell(WBC)

혈액세포의 한 종류로 적혈구, 혈소판을 제외한 나머지 혈액 세포들을 말한다. 혈액을 원심 분리하면 혈장층과 적혈구 층 사이에'연막'이라는 얇은 흰 색의 층이 생성되는데 이 흰색의 층에 포함된 세포들을 백혈구라고 부른다.

백혈구는 면역체계를 구성하는 세포로 감염성 질환 및 외부물질에 대한 방어기능을 수행한다. 백혈구는 혈액 1㎕당 4,000~10,000개 정도 포함되어 있으며 백혈구의 수는 몸의 면역상태, 감염되어 있는지 여부에 따라 매우 다양하게 나타날 수 있다.

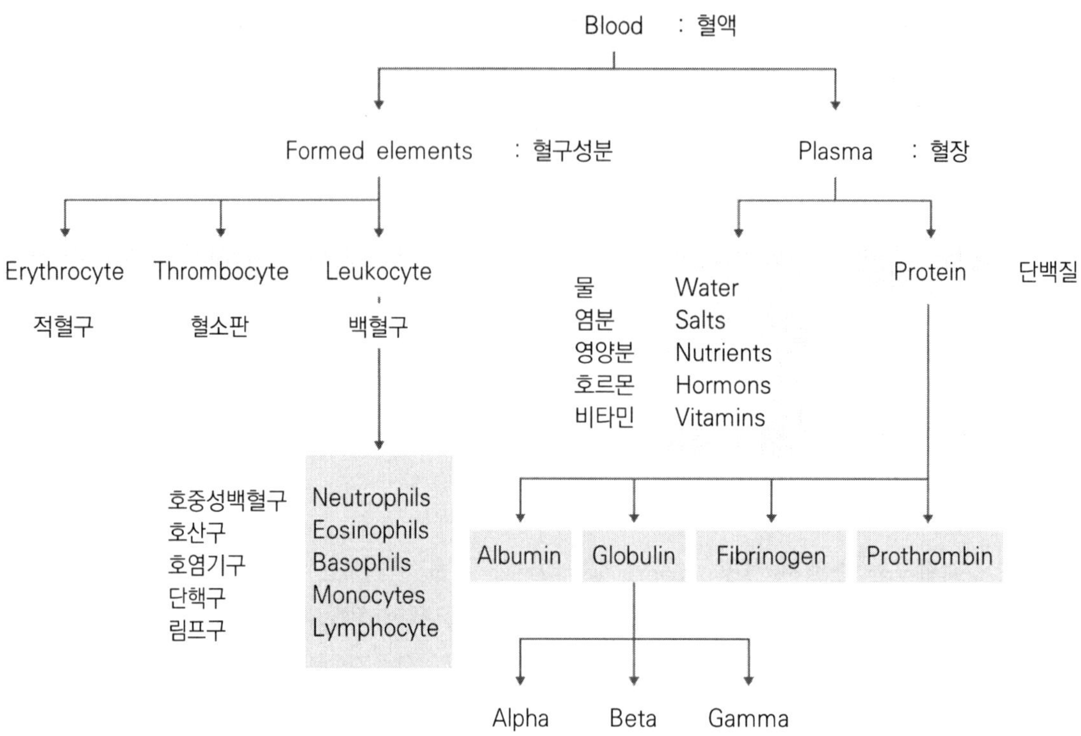

그림 3-1. 혈액의 구성

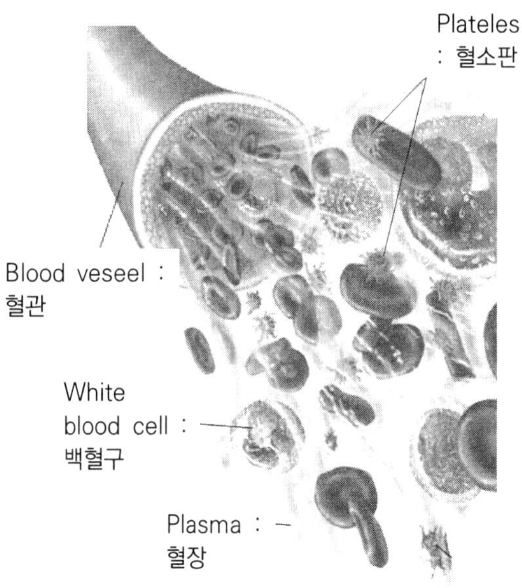

그림 3-2. 혈액 세포의 유형

과립구 Granulocytes

(1) 호중구 neutrophils

골수 내의 조혈 줄기 세포에 의해 형성되며, 선천 면역의 주요한 역할을 담당하고 있는 대표적인 과립구 세포이다. 호중구는 대부분 포유류의 백혈구 중에서 가장 높은 비율(55 ~ 70%)을 차지하고 있다. 호중구는 골수의 줄기세포로부터 형성되며, 일반적으로 수명이 짧고 운동성이 강한 특징을 가지고 있다. 또한, 다른 세포들이 존재하지 않는 상황에서도 조직의 어느 부위든 침투 할 수 있는 능력을 가지고 있다. 호중구는 다엽핵과 산성 및 염기성 염료 모두로 염색되는 과립 세포질을 가지고 있기 때문에, H&E염색법으로 염색하였을때 호염구(어두운 파란색)와 호산구(밝은 빨간색)와는 달리 파란색과 빨강색의 중간인 분홍색으로 염색되는 특징을 가지고 있다.

(2) 호산구 eosinophil

척추동물에서 다세포 기생충과 특정 감염 퇴치를 담당하는 과립 백혈구의 한 종류를 말한다. 전체 백혈구의 2 ~ 3%를 차지하며, 직경은 약 12 ~ 17 ㎛이고, 핵은 이중엽으로 분엽되어 있다. 일반적으로 호중구보다 크고 적혈구보다 약 3배 가량 크다. 세포질에 호산성 과립을 가지고 있어 H&E 염색을 할 경우, 에오신에 의해 적색 계열로 염색되어 산성으로 나타난다.

(3) 호염기구 basophil

전체 백혈구의 0.01 ~ 1% 정도를 차지하며, 과립 백혈구 중 가장 적은 수의 세포로 혈액을 따라 순환한다. 직경은 약 12 ~ 15 ㎛로, 핵은 이중엽 또는 S자 형태를 띤다. 호염기구 세포질에는 직경 약 0.5 ㎛의 비교적 큰 과립이 많아서, 염색 후 현미경으로 관찰할 때 핵이 가려져 핵 관찰이 어려운 편이다. 세포질에 염기친화적인 성질이 있어 H&E 염색을 할 경우, 헤마톡실린에 의해 어두운 파란색 계열로 염색된다.

무과립구 Agranulocytes

세포질 속에 과립이 없는 백혈구로 림프구와 단핵구 등이 이에 속하는 데 핵이 비교적 크고 모양이 울퉁불퉁하다.

(1) 림프구 lymphocytes

척추동물, 포유류에서 면역 반응을 맡고 있는 백혈구 가운데 하나로 전체 백혈구 중 약 25% 정도를 차지하고 있다. 크기가 6 ~ 15 μm로 작은 편이며 세포질이 얼마 없다.

림프구는 크기를 가지고 소림프구(6 ~ 9 μm)와 대림프구(9 ~ 15 μm)로 나누기도 하지만 이 분류 방식이 절대적인 기준은 아니며, 이보다는 기능적인 차이를 이용하여 구분하는 것이 일반적이다. 대림프구 중에서 표면에 입자 성분이 붙어 있는 림프구는 NK-세포이며 소림프구는 T-세포와 B-세포로 나뉜다. 이러한 여러 림프구는 대개의 경우 몸 속에서 면역 작용을 담당하고 있다.

(2) 단핵구 monocytes

직경 13 ~ 25 μ의 단핵성 포식작용성 백혈구로서 난원형 내지 콩팥형의 핵을 가지고 있고 렌즈상, 선상의 염색질과 붉은 아주르친화성 과립이 충만된 풍부한 회청색 세포질을 함유한다. 또 운동성이 있어 강력한 식균작용을 하여 큰포식세포라고도 하며, 혈관외로 나가 본래의 기능을 발휘한다. 전체 백혈구의 약 6%를 차지하며 결핵, 원충감염, 매독, 심내막염, 급성 질환의 회복기 등에 증가하며 체내의 면역 메커니즘과 밀접한 관계를 갖고 있다.

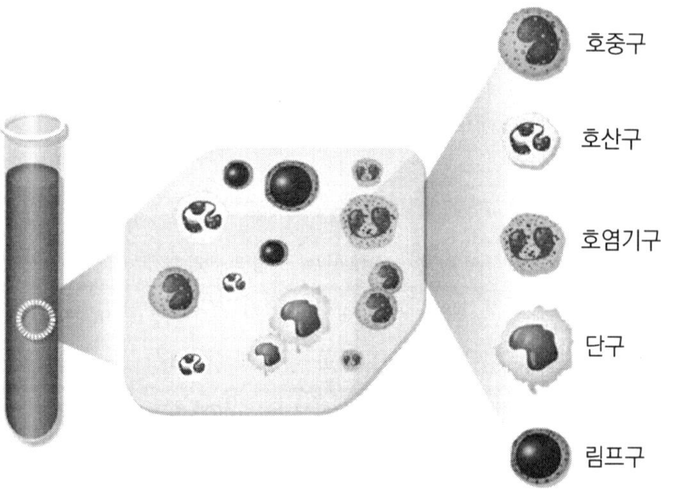

그림 3-3. 백혈구의 종류

혈장 plasma

혈장은 혈액을 구서하는 액체 성분이다. 단백질을 비롯하여 다종 다양한 유기물이나 무기물이 녹아 있는 용매 역할을 한다. 혈장이 노란색으로 보이는 이유는 혈장에 적혈구가 파괴되어 생기는 빌리루빈이 포함되어 있기 때문이다. 혈장의 대부분인 92&는 물로 구성되어 있으며 단백질이 8%정도 차지한다.

혈청 serum

생체에서 채취한 혈액을 시험관에 넣어 가만히 세워두면 먼저 응고하여 응혈이 되고, 이것이 수축하여 암적색의 덩어리인 혈병과 담황색의 투명한 액체인 혈장으로 나누어진다. 즉, 혈액에서 유형성분 이외의 부분은 혈장인데, 이 혈장에서 섬유소원을 제거한 것이 혈청이다. 혈청 성분 중 면역과 관계가 있는 것은 γ-글로불린이며, 이 속에 항체가 있다.

혈소판 platelets

혈구의 일종으로 혈관의 파괴 등으로 혈액이 유출될 때 혈액의 유출을 멎게 해주는 역할을 한다. 골수 내에서 조혈모세포가 분화해 직접 만들어지는 적혈구, 백혈구와 달리 골수 내에서 거대핵세포의 세포질 일부가 쪼개져 혈액으로 방출되어 생성된다. 수명은 7~10일 정도이며 성인은 하루에 체중 1 kg당 약 20억개를 생성한다.

혈소판은 출혈과 세균이 상처를 통해 안으로 들어오는 것을 방지하며 혈전을 만들어 피가 밖으로 새어나오는 것을 막아주는 지혈 작용이라는 중요한 역할을 한다.

그물적혈구,망상적혈구 reticulocyte

어린 적혈구로 형태는 성숙적혈구보다 대형이며 다염성을 나타낸다. 뉴메틸렌블루 등의 초생체염색을 한 경우에 나타나는 그물구조를 갖는 적혈구이다. 말초혈액 속의 그물적혈구는 골수에서의 조혈상태를 반영하는 좋은 지표이다.

혈액형

(1) A형, B형, AB형, O형

Landsteiner(란트슈타이너)는 오스트리아의 병리학자로 1901년에 ABO 식 혈액형을 발견하였으며 후에 MN 식 혈액형과 Rh식 혈액형을 발견하였다. 또한 소아마비 초기에 유효한 혈청을 개발하였으며 매독에 대해서도 연구하였다. 1930년에 노벨 생리의학상을 수상하였다.

수혈 distribution

한국의 경우 AB형은 3%, A형은 40%~44%, B형은 10% 그리고 O형은 40~44% 정도 차지한다. 수혈은 수혈을 받는 사람의 혈액에 있는 응집소에 의해 결정된다. 즉 수혈은 받는 사람의 혈액에 있는 응집소와 응집반응을 하는 응집원이 있는 혈액은 수혈받을 수 없다.

교차적합검사, 교차적합 crossmatch(x-match)

수혈 전에 환자의 혈액과 혈액 제공자의 혈액을 채취하여 각각 혈구와 혈청으로 나누어 상호간의 혈구와 혈청을 시험관 속에서 반응시킨다. 이 시험으로 응집반응이 보이지 않는 혈액이면, 수혈하였을 경우에 혈액형에 기인하는 부작용은 일어나지 않는다. 환자의 혈청과 혈액 제공자의 혈구 사이에서 실시하는 것을 주시험이라 하고, 환자의 혈구와 혈액 제공자의 혈청 사이에서 실시하는 것을 부시험이라고 한다. 몇몇 나라에서는 미리 혈액 제공자의 혈청 속에 포함되어 있는 혈액형 항체를 조사하여, 환자의 혈구에 대응하는 항체를 함유하고 있지 않은 것을 골라 공급하므로 부시험을 생략하는 경우가 많다.

(2) Rh형

응집원과 응집소

Rh^+형에는 응집원(D)만 존재하고 Rh^-형에는 응집소(δ)만 존재한다. 그러나 δ는 α,β와는 달리 선천적으로 갖고 태어나는 것이 아니고 후천적으로 응집원 D(Rh^+ 혈액)에 노출될 경우 생성된다.

수혈관계

$Rh^+ \Leftrightarrow Rh^+ \leftarrow Rh^- \Leftrightarrow Rh^-$

적아 세포증

태아에게서 나타나므로 태아적아세포증이라고도 하고, 모체와 태아의 혈액형이 맞지 않을 때 생기므로 혈액형 부적합이라고도 한다. 모체가 태아의 적혈구를 항원으로 인식해 면역반응을 일으키기 때문에 일어난다.

Rh식 혈액형에서는 Rh-혈액형인 여성이 Rh+혈액형인 아이를 임신했을 때 생긴다. Rh-혈액형인 여성이 처음 Rh+혈액형인 아이를 임신했을 때는 태아의 적혈구를 공격하는 IgG 항체가 많이 만들어지기 전에 출산하므로 아기가 무사하다. 하지만 두 번 이상 Rh+인 아기를 임신할 경우 면역반응을 일으키기 때문에 아기 몸속 미성숙한 유핵 적혈구는 늘어난다. 그 결과 아기는 출생 후 빈혈에 시달리게 되고, 심한 경우 사산 또는 유산되기도 한다. 그러나 첫째 아이를 출산했을 때 모체에 항Rh항체를 주사하면 Rh+혈액형인 태아를 몇 번 임신하더라도 건강하게 출산할 수 있다.

ABO식 혈액형에서는 모체가 O형, 태아가 AB형, A형, B형인 경우 생길 수도 있다. 하지만 ABO식 혈액형에서 적아세포증이 일어난다고 해도 Rh식 혈액형에서 나타날 때보다 증상이 가볍다. ABO식 혈액형이 맞지 않을 경우에는 IgG 항체를 극소량 만들고 대신 IgM 항체를 많이 만든다. 하지만 이 IgM 항체는 IgG 항체와 달리 태반을 통과하지 못하므로 태아의 적혈구를 공격할 수 없다.

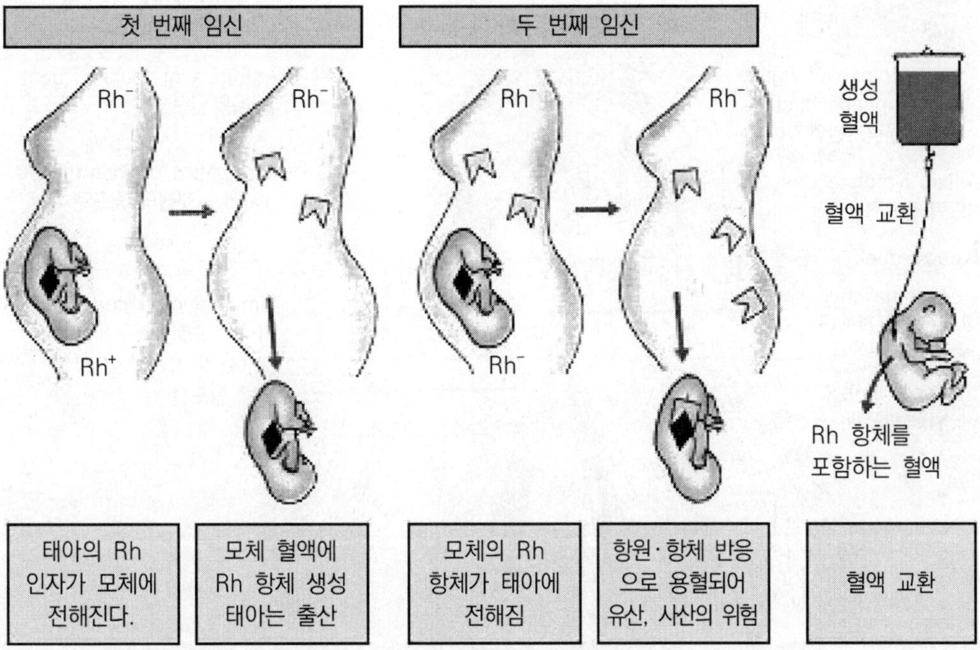

그림 3-4. 적아세포증

림프관, 림프절, 지라 Lymphatic vessels, lymph noded, spleen

조직간극에 연결된 모세림프관이 합류하여 림프관과 림프관이 최종적으로 정맥으로 연결된다. 림프관벽은 매우 thin하며, 림프관은 혈관에 비해 관벽의 팽창된 작은 관벽으로 나타난다. 하지로부터의 좌우의 허리 림프본 간 복강 내장으로부터의 장 림프본간이 집합하여 흉관이 구성되며, 좌상반신으로부터의 경림프본간 · 쇄골림프본간 및 기관지 종격 림프본간이 모여서 왼쪽 정맥각으로 집결된다. 우상반신의 림프는 우림프본간에 집결되어 오른쪽 정맥각으로 진입한다. 장관에 분포하는 림프관은 장벽에서 흡수된 지방을 내포하고 회색의 림프가 흐르고 있기 때문에 특히 유미관이라고 한다.

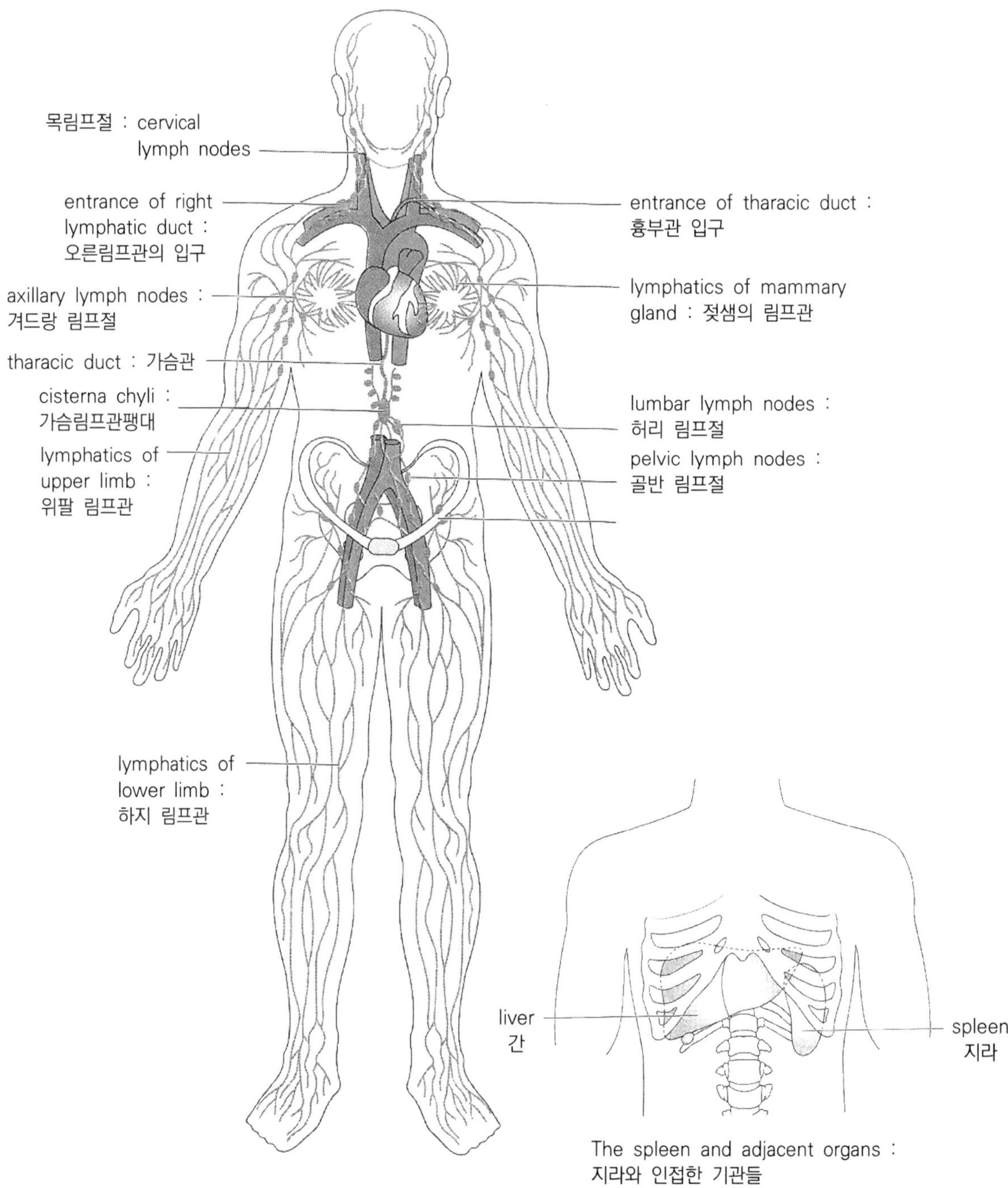
목림프절 : cervical
lymph nodes
entrance of right
lymphatic duct :
오른림프관의 입구
axillary lymph nodes :
겨드랑 림프절
tharacic duct : 가슴관
cisterna chyli :
가슴림프관팽대
lymphatics of
upper limb :
위팔 림프관
lymphatics of
lower limb :
하지 림프관
entrance of tharacic duct :
흉부관 입구
lymphatics of mammary
gland : 젖샘의 림프관
lumbar lymph nodes :
허리 림프절
pelvic lymph nodes :
골반 림프절
liver
간
spleen
지라
The spleen and adjacent organs :
지라와 인접한 기관들

그림 3-5. 림프계

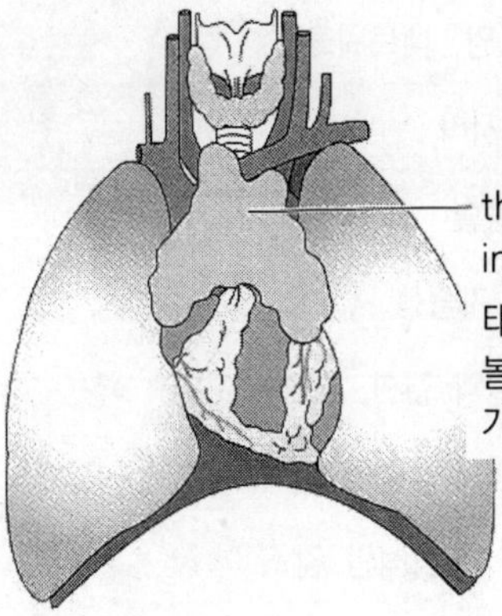

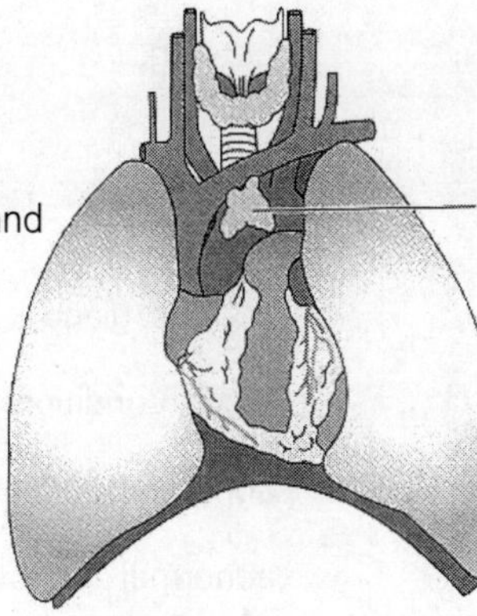

그림 3-6. 가슴샘

Ⅱ. 전문용어

1. 어근

aden/o	gland	선
anis/o	unequal	같지 않은
blast/o	germ, immature cell	싹, 미성숙한 세포
cyt/o	cell	세포
erythr/o	red	붉은
granul/o	graunles	과립
hem/o, hemat/o	blood	혈액
hist/o, histi/o	tissue	조직
is/o	same, equal	같은
leuk/o	white	하얀, 흰
lymph/o	lymph	림프
lymphangi/o	lymph vessel	림프관
myel/o	bone marrow	골수
phan/o	eat, swallow	먹다, 삼키다

reticul/o	network	망, 네트워크
splen/o, lien/o	spleen	지라
thromb/o	clot	응혈
thym/o	thymus gland	가슴샘
-emia	blood condition	혈액 질환, 상태
-osis	abnormal increase	비정상적인 증가
-penia	abnormal reduction	비정상적인 감소
-poiesis	formation	형성

2. 해부학적 용어

agranulocyte	무과립구
basophil	호염기구
eosinophil	호산구
erythrocyte	적혈구
fibrin	섬유소, 피브린
fibrinogen	섬유소원, 피브리노겐
granulocyte	과립백혈구, 과립구
hemoglobin	헤모글로빈
leukocyte	백혈구
lymphocyte	림프구
monocyte	단구
neutrophil	호중성 백혈구
plasma	혈장
platelet	혈소판
prothrombin	프로트롬빈
serum	혈청

3. 의학용어

무과립구증 agranulocytosis

혈구 속에서 과립구만이 대부분 소실하여 중증감염을 병발하는 고도의 과립구감소증으로 슐츠증후군이라고도 불린다. 재생불량빈혈, 거대적모구빈혈, 바이러스감염, 방사선치료, 항종양제, 진통제, 향균제 등의 사용이 원인이 되는 경우가 많다.

빈혈 anemia

혈액이 인체의 조직에 충분한 산소를 공급할 만큼의 적혈구의 수가 감소하거나, 헤모글로빈이 부족해서 발생하는 질병을 말한다.

적혈구부동증 anisocytosis

혈액 속에 적혈구의 크기가 서로서로 같지 않고 차이가 많이 나는 상태이다.

재생불량빈혈, 무형성빈혈 aplastic anemia

다양한 원인에 의해 골수세포의 기능과 세포충실성이 감소하고 골수조직이 지방으로 대체되면서, 적혈구, 백혈구, 혈소판 모두가 감소하는 범혈구 감소증이 나타나는 조혈기능의 장애를 나타내는 질환이다.

호염기성증가 bosophilia

백혈구의 과립구 가운데 호염기구가 증가하는 상태를 말한다. 호염기구의 기능이 아직 충분히 확실하지 않기 때문에 호염기구 증가의 기전도 충분히 밝혀져 있지 않은데, 여러가지 병태, 즉 궤양성 대장염, 이종단백의 주사, 만성 골수성 백혈병, 진성적혈구증가증 등에서 증가한다.

수혈 blood transfusion

건강한 사람에게서 채취한 혈액을 혈액이나 그 성분이 부족한 환자의 혈관 내에 주입하는 치료 방법이다. 수혈은 빈혈 또는 각종 대량 실혈과 수술시 피할 수 없는 출혈에 반드시 필요한 구명처치로서 환자의 혈액형에 적합한 양질의 혈액이 요구된다.

버킷림프종 Burkitt's lymphoma

B 림프구에서 기인하는 혈액암이다. 림프종이란 백혈구 중 하나인 림프구가 악성 세포로 변한 종양으로, 크게 호지킨 림프종과 비호지킨 림프종으로 나뉜다. 버킷 림프종은 이 중 비호지킨 림프종에 속하는 드문 림프종이며, 빠르게 증식하고 공격적인 특징을 가진다.

림프절의 확장 enlarged lymph nodes

림프절의 부피가 증가하는 것이다.

호산구증가증 eosinophilia

호산구는 백혈구의 일종으로 특수 염색을 하면 붉은색의 호산구성 과립이 세포질에 나타나 호산구라는 이름을 갖게 되었다. 외부 병원생물, 특히 기생충의 감염으로부터 우리 몸을 보호하는 역할을 하고 있으며, 알레르기 체질이나 질환을 가지고 있는 경우도 말초 혈액에서 증가하는 것으로 알려져 있다. 혈액 1μL에서 호산구가 500개 이상일 경우 의미 있는 호산구증가증으로 정의한다.

적혈구증가증 erythrocytosis

말초혈의 단위용적중의 적혈구수가 정상이상으로 증가한 상태이다. 실제로 적혈구량이 증가하지 않더라도 순환혈장량이 감소한 경우에도 검사에서는 상대적으로 적혈구수 증가의 소견이 나타나기 때문에 이것을 외견상의 적혈구증가증 또는 상대적적혈구증가라고 한다. 실제로 적혈구량이 증가하는 경우에는 절대적 증가증이 라고 불리며, 이에는 원인불명의 진정 적혈구증가증과 동맥혈의 산소포화도가 감소하는 심폐질환, 일부의 종양성질환(에리스로포에틴 생성종양)에 속발하는 2차성 적혈구증가증 등이 구별된다.

적혈구감소증 erythropenia

정상인의 적혈구수는 성인남자 $500 \times 10^4/mm^3$, 성인여자 $450 \times 10^4/mm^3$라고 하나, 이 적혈구수가 정상보다 감소된 상태로서, 임상적으로는 빈혈과 똑같은 의미로 사용한다.

혈색소증 hemochromatosis

혈색소증은 신체에서 너무 많은 철분을 흡수함으로써 철분이 신체에 축적되어 기관을 손상시키게 되는 유전성 장애이다. 증상으로는 피로나 쇠약 등 모호하여 의식할 수 없거나 다른 장애에서 기인할 수도 있다. 여성의 경우, 월경 출혈 중 철분 손실과 임신 중 철분 필요량 증가로 인해 일반적으로는 증상이 폐경 후에 시작된다.

혈우병 hemophilia

X 염색체에 있는 유전자의 선천성, 유전성 돌연변이로 인해 혈액 내의 응고인자가 부족하게 되어 발생하는 출혈성 질환을 말한다.

혈우병은 약 10,000 명 중 한 명 꼴로 발생하는데, 부족한 응고인자의 종류에 따라 혈우병 A와 혈우병 B 두 종류로 나뉘며, 혈우병 A가 전체의 80%를, 혈우병 B가 나머지 20%를 차지한다. 혈우병 B는 크리스마스 병이라고도 불리는데, 스티븐 크리스마스라는 5살 난 아이에게서 처음 발견되어 붙여진 병명이다.

지혈 hemostasis

혈액이 순환하는 폐회로가 누출되는 것을 방지하기 위한 과정을 말한다. 지혈 과정에는 혈소판, 내피세포, 응고인자가 관여하여 혈액의 응고를 진행하고 조절한다.

유전공모양적혈구증, 유전구형적혈구증 hereditary spherocytic anemia

적혈구 외부막의 구성 성분 중 일부가 유전적인 이유로 부족하여 그 모양이 정상 적혈구와 달리 공처럼 중간이 불룩한 형태의 구형 적혈구로 변형된 질환이다. 정상 적혈구에 비해 수명이 짧아 조기 용혈되어 빈혈과 황달, 비장 종대를 일으킨다.

감염단핵구증 infectious mononucleosis

열이 나고 간과 비장, 림프절이 커지는 병이다. 1920년 스프런트(Sprunt)와 에반스(Evans)가 발열, 피로와 함께 림프절이 커지는 젊은 성인 6명을 보고하면서 감염단핵구증이라는 질병이 알려졌다. 1960년대 엡스타인(Epstein), 아숑(Achong), 바(Barr) 등에 의해 엡스타인-바 바이러스(Epstein-Barr virus, EBV)가 질병의 원인임이 밝혀졌다.

철결핍빈혈 iron deficiency anemia

철결핍성 빈혈은 빈혈의 원인 중에서 가장 흔한 것이다. 철저장량의 저하, 결핍, 혈청철농도의 저하, 트랜스페린량 상승, 트랜스페린포화도의 저하, 혈색소농도 또는 헤마토크리트의 저하, 저색소성대적혈구를 특징으로 하는 빈혈로서 생체 내에서 철이 장기에 걸쳐 결핍되며 그 때문에 혈색소 생산 감소에 의해 일어난다. 창자에서의 철흡수량 부족, 철의 수요 증대(유아기, 사춘기, 임신), 철 소실과잉(출혈)에 의해 일어나며 특히 사춘기에서 폐경기까지의 여성에게 많다. 증상으로서는 얼굴 창백, 피로감, 피부 창백, 손톱 변화(스푼 모양)등을 나타낸다.

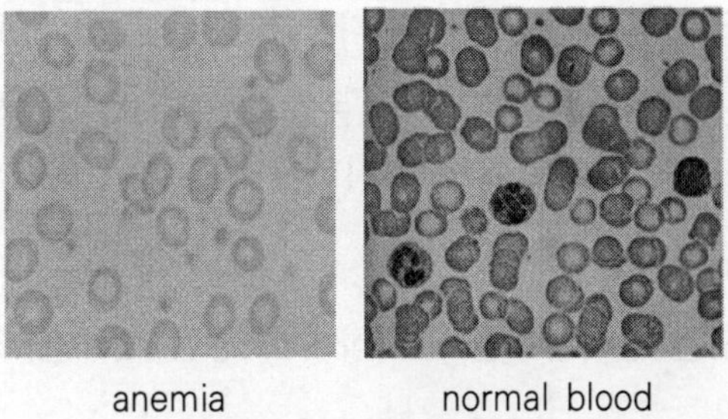

anemia normal blood

그림 3-7. 철결핍성빈혈

백혈병 leukemia

혈액 세포에 발생한 암으로서, 비정상적인 혈액세포가 과도하게 증식하여 정상적인 백혈구와 적혈구, 혈소판의 생성이 억제되는 혈액암을 통칭하는 용어이다. 정상적인 백혈구 수가 감소하면 면역저하를 일으켜 세균감염에 의한 패혈증을 일으킬 수 있고, 적혈구의 감소는 빈혈 증상을 가져오며, 혈소판의 감소는 출혈 경향을 일으킨다. 또한, 과다 증식된 백혈병 세포 자체로 인하여 고열, 피로감, 뼈의 통증, 설사, 의식저하, 호흡곤란, 출혈 경향도 일으킬 수 있다. 백혈병 환자는 치료 받지 않을 시, 이러한 증상들에 의해 생명이 위험해 진다.

백혈구증가증 leukocytosis

일반적으로 전체 백혈구 수가 보통 혈액 1 ㎕당 10,000 ~ 11,000개 이상이거나 평균값보다 표준편차의 2배 이상 증가한 경우를 뜻한다. 보통 정상 백혈구 수는 4,400 ~ 11,000 /㎕이며, 백혈구는 우리 몸에 세균, 바이러스 등의 외부 병원체에 대해 탐식하거나 항체를 형성함으로써 감염에 저항하여 신체를 보호하는 역할을 한다.

백혈구감소증 leukopenia

혈중 백혈구 수치가 정상 수치(혈액 1㎕ 당 4,000~ 10,000개) 이하로 감소되어 있는 상태를 말한다. 백혈구는 호중구, 호산구, 호염기구와 같은 과립구와 림프구 등으로 구성되어 있는데, 백혈구에서 호중구의 수가 차지하는 비율이 크기 때문에 백혈구 감소증은 대개 호중구 감소증으로 나타난다.

림프절제술 lymphadenectomy

림프절을 외과적으로 떼어내는 것이다.

림프절염 lymphadenitis

림프절의 염증으로 급성과 만성으로 나뉜다. 급성은 임상적으로 비화농성, 화농성, 화농성 벌집염성 등으로 구별한다. 원인균은 보통 포도알균, 사슬알균이며 서혜림프절은 외음부의 무른궤양, 임질 등인 경우에도 현저하게 종창하고 통증이 있다.

림프절병증 lymphadeonopathy

림프절에 발생하는 모든 병적상태를 의미하며 보통은 림프절이 커진 것을 이른다.

림프관절제술 lymphangiectomy

림프관을 외과적으로 떼어내는 것이다.

림프관조영술 lymphangiography

조영제를 림프관에 주입하고 조영제가 림프관을 따라서 전체 림프계에 퍼지도록 한 후, 엑스선으로 촬영하여 림프관과 림프 기관의 영상을 얻는 방법이다.

림프관종 lymphangioma

림프관의 양성종양. 단순성 림프관종은 출생직후에 피부, 점막의 우상종류로서 나타나며 파열하면 림프액이 유출 된다. 해면상 림프관종도 출생직후에 나타나며 몇개의 수포의 괴가 되어 존재하고 혈관종과 함께 나타나는 경우가 많다. 낭포성 림프관종도 출생시, 소아기에 나타나며 다포성이며 급속으로 커진다. 경부에 많이 발생한다.

림프관염 lymphangitis

림프관에 생기는 염증이며 사슬알균, 포도알균 따위의 화농균이 원인으로 가려움, 긴장, 열감 따위의 증상을 드러내는 표재성과 별다른 증상 없이 림프관 부근에 압통을 느끼는 심재성이 있다.

림프부종 lymphedema

림프관의 폐색으로 인해 림프액이 피하에 저류한 상태를 말한다. 원인불명의 본증 중 생후 얼마되지 않아 발병하는 선천성과, 약년 여성에 발병하는 것이 있다. 사지의 종창은 처음에는 일측성이 많으며 일반적으로 통증은 없다. 2차성으로는 종창에 의한 림프관의 압박, 수술이나 방사선에 의한 림프관의 장애, 필라리아 감염에 의한 림프관 폐색이 있다. 필라리에 의한 림프부종은 피부가 비후해서 상피병이라고 한다.

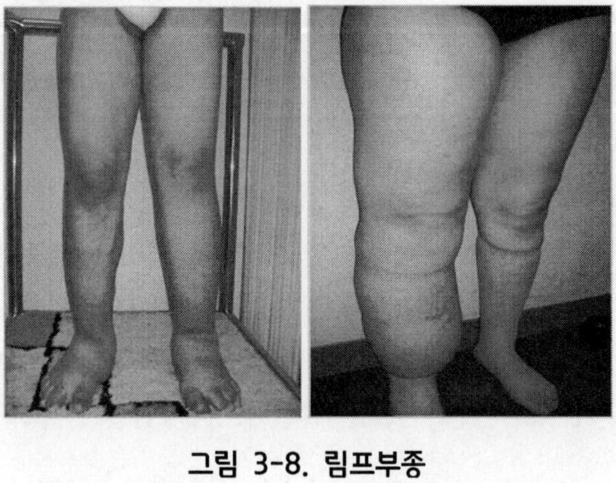

그림 3-8. 림프부종

림프구백혈병 lymphocytic leukemia

림프조직의 과형성과 과활성에 의한 백혈병으로 림프구 또는 림프모구가 증식하는 것이 특징이다.

림프구감소증 lymphocytopenia

말초혈중의 림프구수가 절대적으로 감소한 상태이며 성인 에서는 1,500이하, 소아에서는 3,000이하를 기준으로 한다. 선천성으로 생성이 저하하고 있는 것, 파괴의 항진에 의한 것(스테로이드나 ACTH의 투여, 방사선 조사, 알킬화제, 항림프구 글로부린), 체외로의 상실등 각종 원인으로 일어날 수 있다.

림프구증가증 lymphocytosis

말초혈중의 림프구가 절대적, 상대적으로 증가한 상태이다. 절대적 증가는 반응성과 종양성 증가로 나뉘어지며 이것을 초래하는 주된 질환은 생리적(4개월~5세정도), 급성감염증, 만성 감염증, 약제 알레르기, 악성종양, 내분비 질환 등이다.

큰적혈구증가증 macrocytosis

정상 적혈구에 비해 큰 적혈구가 증가된 상태이다.

악성림프종 malignant lymphoma

림프절에 발원하는 악성종양성 질환가운데 림프성 백혈병을 제외한 질환의 총칭명이고 호지킨스병, 림프육종, 세망육종, 거대여포성 림프종 및 Burkitt 림프종이 포함된다. 주로 전신의 림프절이 침범되고 그밖의 장기에도 병변이 미치는데, 임상소견만으로 개개의 질환을 감별하는 것은 곤란하고 림프절시험 절제표본의 조직학적 검색에 의해서 진단을 확정한다. 최근에는 특이한 임상상을 나타내는 호지킨스병과 비호지킨스성 림프종으로 나누어서 다루는 경향이 있다. 치료는 일반적으로 항종양제에 의한 강력치료를 행한다.

거대적혈모구빈혈 megaloblastic anemia

핵분열에 반드시 필요한 영양소인 비타민 B12 와 엽산의 결핍에 의한 빈혈이다. 이 영양소가 결핍 될 경우엔 적혈구와 기타 혈구의 생성이 억제된다. 이 경우 현미경으로 관찰하면 적혈구의 크기가 아주 크고 중간에 맑게 보이는 부분이 아주 작다. 이와 같이 골수에 거대적혈모구가 나타나는 빈혈을 말한다. 악성빈혈이 대표적 거대적혈모구빈혈이다.

단핵구증가증 monocytosis

소아의 조혈기관은 성인에 비해 외부 자극에 민감하게 반응하는데, 감염 · 영양장애 · 독성물질에 대하여 골수뿐만 아니라 간 · 비장 · 림프절과 같은 골수 이외의 조혈기관에까지 반응을 일으켜 말초혈액에 영향을 미친다. 출생 후 총백혈구 수도 생리적으로 변동한다. 출생 직후에 18,000/㎕이었던 백혈구 수는 생후 1개월 무렵에는 10,000/㎕까지 떨어진다. 소아기에는 7,000 ~ 9,000/㎕를 유지한다. 이 중에서 단구는 말초혈액 백혈구 중 4 ~ 5%를 차지한다. 단구의 증가는 백혈병 시초의 중요한 징후로 주목되고 백혈병 이전의 말초혈액에서의 단구증가, 적아구, 거대 호중구, 거대 혈소판의 출현 등이 나타난 예가 보고되었다.

중성구감소증 neutropenia

여러 가지 원인으로 호중구의 감소를 일으키는 병태의 총칭이며 원인으로 선천적, 체질적인 것과 이차적인 것으로 크게 나뉜다.

중성구증가증 neutrophilia

출혈, 발열, 감염, 염증 등의 여러 가지 원인에 의한 호중성 백혈구의 일시적인 증가하는 것이다.

비호지킨림프종 non hodgkin's lymphoma

면역세포인 B세포, T세포 또는 자연살해세포(NK cell; natural killer cell)에서 기원하는 림프구 증식 질환이며, 단일 질환이 아닌 이질성 질환의 집합체이다. 우리나라 전체 악성림프종의 95.6%를 차지하며, 미만성 큰B세포 림프종이 41.3%, 결절외변연부 B-세포림프종이 18.4%, 결절외 NK/T세포 림프종이 6.1%, 주변 T세포 림프종이 5.8%로 흔하다. 한국의 경우 서양에 비하여 결절외변연부 B-세포림프종과 결절외 NK/T세포 림프종, 주변 T세포 림프종이 많은 것이 특징이다.

악성빈혈 pernicious anemia

일반적인 빈혈증세 외에 적혈구의 파괴가 왕성하여 특수한 혈액상을 나타내며, 위액결핍증 또는 척수로와 비슷한 증세를 초래한다. 이 중 원인이 명백한 것을 속발성 악성빈혈이라 하며, 매독 · 임신 · 열두조충, 위장관수술후유증 등에 의하여 일어난다. 원인이 불명한 것은 진성 악성빈혈이라고 한다.

무분별탐식증, 이식증 pica

부자연스럽게 음식물을 먹고 싶어 하는 욕구로서 히스테리, 임신부 및 영양 불량의 소아에서 보는 것과 같은 도착된 식욕이다.

변형적혈구증가증 poikilocytosis

말초 혈액 내에 변형적혈구가 많이 존재하는 현상이다. 주로 혈구형성이나 파괴과정에 이상이 있음을 시사한다.

적혈구증가증 polycythemia

말초혈의 단위용적중의 적혈구수가 정상이상으로 증가한 상태. 실제로 적혈구량이 증가하지 않더라도 순환혈장량이 감소한 경우에도 검사에서는 상대적으로 적혈구수 증가의 소견이 나타나기 때문에 이것을 외견상의 적혈구증가증 또는 상대적적혈구증가라고 한다. 실제로 적혈구량이 증가하는 경우에는 절대적 증가증이 라고 불리며, 이에는 원인불명의 진정 적혈구증가증과 동맥혈의 산소포화도가 감소하는 심폐질환, 일부의 종양성질환(에리스로포에틴 생성종양)에 속발하는 2차성 적혈구증가증 등이 구별된다.

자색반, 자색반병 purpura

진피층으로 적혈구의 유출이 발생하여 피부가 붉은색이나 보라색으로 변색되어 해당 부위를 압박하여도 색이 변하지 않는 상태를 말한다. 자색반과 점상 출혈은 같은 병변이며 크기에 따라서 직경이 3 mm 이상이면 자색반, 3 mm 미만을 점상 출혈이라고 부른다. 구진성 홍반을 보이는 경우, 즉 자반이 생긴 피부가 주위보다 솟아오른 경우 촉지 자색반이라고 하며 이는 혈관에 염증이 있음을 말해준다.

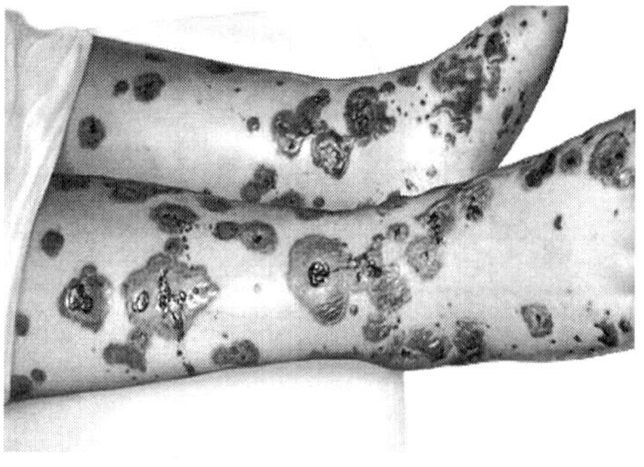

그림 3-9. 자색반

그물적혈구증가증, 망상적혈구 증가증 reticulocytosis

말초혈액의 그물적혈구 수가 증가하는 그물구조를 갖는 적혈구이며 말초혈액 속의 그물적혈구는 골수에서의 조혈상태를 반영하는 좋은 지표이다.

동전포갬모양, 연전현상 rouleau(pl. rouleanux)

항 γ글로불린혈증 등이 있을 때, 적혈구는 도말표본상에 균등하게 분포하지 않고 마치 쌓아놓은 화폐를 흐트려트린것과 같이 겹쳐서 보이는 현상을 말한다. 골수종이나 마이크로글로부린혈증 등의 진단의 기준이 된다.

낫적혈구빈혈, 겸상적혈구빈혈 sickle cell anemia

헤모글로빈의 구조적 이상을 초래하는 유전 질환의 일종으로, 겸상 적혈구 빈혈증이라고도 한다. 이 환자의 적혈구는 정상인의 헤모글로빈 A에 대신하여 헤모글로빈 S를 가진다. 헤모글로빈 S는 베타 사슬 6번째의 아미노산인 글루탐산이 발린으로 치환되어 있는데, 이 돌연변이 때문에 낮은 산소 분압 하에서 적혈구가 낫 모양으로 변형되어 모세혈관을 막거나 용혈되기 쉬워짐으로써 빈혈증을 일으킨다.

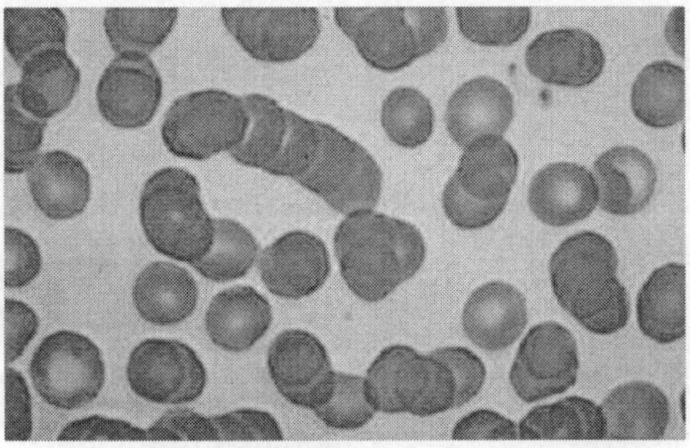

그림 3-10. 연전현상과 낫모양 적혈구

공모양적혈구, 구형적혈구 spherocyte

통상의 중심창백부가 없는 완전한 혈색소를 함유한 둥근모양의 작은 적혈구이다. 유전성 둥근 적혈구증에서 특징적으로 볼 수 있으나 또한 후천성 용혈빈혈에서도 관찰된다.

공모양적혈구증, 구형적혈구증 spherocytosis

적혈구의 세포골격과 막을 이루는 성분에 선천적 또는 후천적 이상이 생겨 적혈구가 공 모양의 형태를 이루고, 쉽게 깨지게 되어 증세를 일으키는 질병이다. 후천성 원인으로는 열이나 클로스트리듐 독소에 노출된 경우와 뱀에 물려 독이 용혈을 일으킨 경우, 지연성 수혈부작용, 증류수를 정맥에 주사한 경우 등을 들 수 있다. 이 질병이 있으면 비장에서 용혈이 증가하기 때문에 비장이 커지며, 그 결과 황달이나 담석이 생길 수 있다.

혈소판감소증 thrombocytopenia

혈액의 응고와 지혈을 담당하는 혈액 내 성분인 혈소판의 수가 감소하는 현상이다. 정상적으로 혈액 내에는 1㎕당 130,000~400,000개의 혈소판이 존재하며, 이보다 혈소판 수치가 감소한 경우를 혈소판 감소증이라 한다.

혈소판증가증 thrombocytosis

체내에서 지혈에 중요한 역할을 하는 혈소판이 과생산되는 상태를 말한다. 성인에서 혈소판의 정상 범위는 혈액 1㎕ 당 150,000~ 450,000로 정상범위 이상의 혈소판 수치를 보이는 경우로 정의할 수 있다. 어떤 원인에서건 골수에서 혈소판을 과생성하고 이들이 혈액으로 유입되는 경우 혈소판 증가증이 발생한다.

면역성 Immunity

몸 안에 들어온 병원체인 항원에 대하여 항체가 만들어져서 다음에 같은 항원이 침입하여도 다시 발병하지 않도록 저항력을 가지는 것을 말한다.

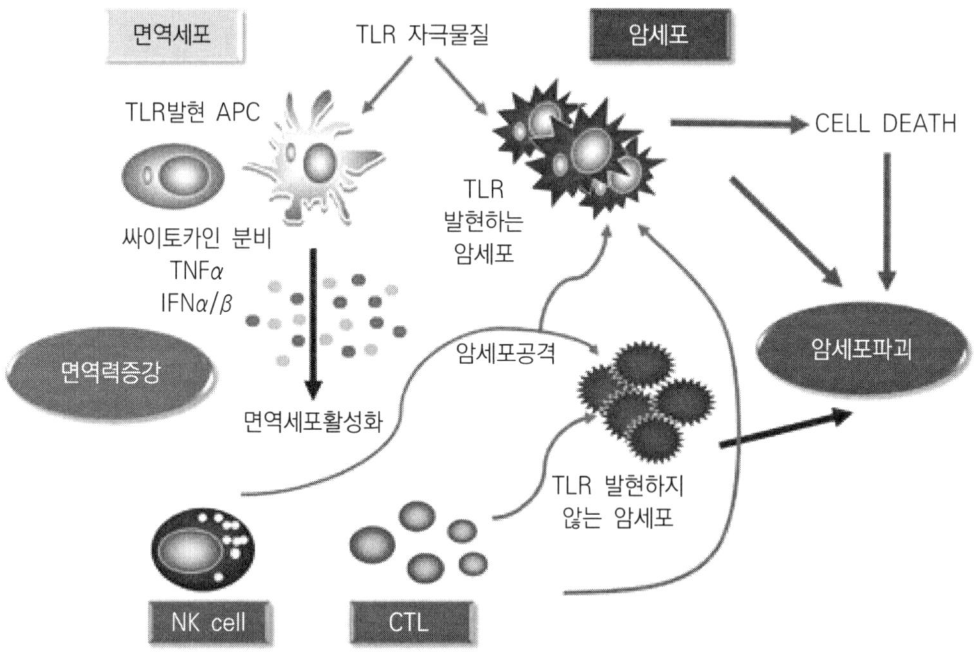

그림 3-11. 면역기전

자연면역 natural immunity

모체로부터 선천적으로 생체에 날 때부터 지니고 있는 생체방위능력, 자연면역에는 피부점막의 장벽에 따른 물리적장벽, 호중구나 대식구 등의 탐식작용에 의한 방어, 자연항체나 보체, 사이토카인 등의 액체인자에 의한 것이 있다. 항원과 접촉하지 않았는데도 존재하는 항체도 자연면역에 속한다. 이에 대해서 항원이나 미생물에 의해서 유도되는 면역능을 획득면역이라고 한다. 이것 때문에 생후 6개월 까지는 신생아는 천연두나 홍역에 잘 걸리지 않는다.

후천면역 acquired immunity

출생 후 밖으로부터의 이물(항원)의 자극으로 생체가 후천적으로 획득하는 면역으로 자연면역이 비특이적인데 대해 이것은 항원 특이적이다. 세포나 바이러스 등의 감염에 의해 유도되며 생체에 장기적으로 유지된다.

능동면역 active immunity

외부에서 체내로 들어간 항원에 의해 개체 자신이 항체를 생산하여 얻는 면역이다. 수동면역의 반대말이다. 한번 병에 걸려 앓고 난 후에 생긴 면역을 자연면역, 인공적으로 항원을 주어 면역이 생긴 것을 인공면역이라 하여 전염병 예방에 이용된다.

수동면역 passive immunity

태아가 태반을 통하여 모체로부터 면역체를 받는 것은 자연적 수동면역의 예이며, 홍역이나 백일해에 걸려서 회복된 사람의 혈청을 주사하거나, 디프테리아 독소나 파상풍독소 등으로 말을 면역하여 얻은 혈청을 주사하거나 하는 것은 인공적 수동면역의 예이다. 수동면역은 주사와 동시에 면역을 얻을 수 있지만, 일반적으로 지속기간이 짧고 면역의 정도도 약하다.

세포매개면역 cell-mediated immunity

흉선에서 유래된 T림프구가 림포카인의 유리 또는 직접적인 세포독성에 의하여 매개하는 면역으로서 혈청에 의해서는 면역을 전달할 수 없으며 림프구에 의하여 전달할 수 있다. 어떤 종류의 세균이나 바이러스에 의한 전염병에 대한 저항과 일부의 암에 대한 저항성, 지연형 과민반응, 어떤 종류의 자가면역성 질환, 동종이식 거부반응에 관여하며 또는 어떤 알레르기 반응에도 관여한다.

체액면역 humoral immunity

적응면역의 하나로 생물의 세포외액에 있는 인자들에 의한 즉, 세포 외부에 있는 항체, 보체계, 그리고 일부 항균펩티드와 같은 면역 단백질들에 의해 이루어지는 면역반응을 일컫는다. 항체가 주로 관여하여 작용하므로 항체 매개 면역이라고도 불린다.

예방접종 vaccination

인위적으로 능동면역을 성립시켜서 감염에 대한 저항력을 높이기 위하여 약독화병원체 또는 사균, 불활성화 백신 등을 접종하는 것이다.

림프구 lymphocyte

blood를 만드는 조혈과정을 통해 조상세포인 조혈모세포가 림프구계 조혈 모세포로 분화, 성숙하여 만들어지게 되는 leukocyte의 한 종류이다. 성숙된 림프구는 B림프구, T림프구와 구분할 수 있으며, 신체 내 면역 반응에 중요한 역할을 담당한다.

B림프구 B lymphocyte

사람에게서 감염성 질환을 일으키는 대부분의 세균들은 신체의 세포 외 공간에서 증식하고 전파된다. B림프구가 만드는 항체에 의한 체액성 면역 반응은 세포 외 공간의 미생물들을 파괴하고 세포 내 감염으로 전파되는 것을 예방하여 세포 외 공간이 감염되지 않도록 보호한다.

T림프구 T lymphocyte

백혈구의 일종으로 림프구중 4분의 3을 차지하며 백혈구 중에서도 30% 정도를 차지한다. 주로 세포성 면역에 관여하며 면역 기능이나 알레르기와 관련이 있다. 가슴샘에서 성숙하며 가슴샘에는 아직 분화되기 전인 T림프구의 전구세포들이 존재한다.

세포독성세포 cytotoxic cell

면역반응을 종결시키거나 저지시키는 면역계의 세포이다.

자연살해세포 natural killer cell

정상인이나 정상동물의 림프계세포가 어떤 종류의 표적세포에 대해서 세포장애를 나타내는 것이 발견되어 그 유래에서 자연살해자 (NK)세포로 이름이 붙여졌다. NK세포는 T세포나 B세포에 비해 보다 원시적인 생체방어메커니즘을 맡고 있는 가능성이 시사되고 있는데 작용에 대해서는 불확실한 점이 많다.

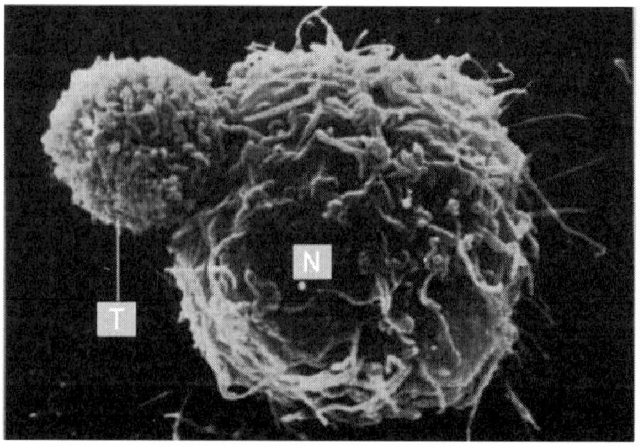

그림 3-12. NK Cell

억제세포 suppressor cell

면역반응을 소극적으로 조절하는 기능이 있는 세포를 총칭한다. 주로 억제 T세포를 지적하지만 항원 특이적, 비특이적 억제도 동시에 포함한다. B세포유래의 인자, 항체 그 자체도 면역억제를 담당하는 경우도 있기 때문에 B세포도 여기에 포함 시킨다. 또한 veto cell도 억제효과를 나타낸다.

형질세포 plasma cell

결합조직 등에 존재하며 플라스마세포라고도 한다. 구형의 세포이며, 거의 공 모양의 핵이 한쪽 끝에 편재한다. 핵의 염색질이 차축상으로 배열해 있는 것이 특징이다. 세포질에 특별한 과립은 존재하지 않는다. 장점막·림프절·소혈관의 주변 등에 밀집해 있는 경우가 많다. 만성염증 부위 특히 육아조직에 잘 나타난다. 형질세포의 수와 혈장 속의 글로불린의 양과의 사이에는 상관관계가 있다.

큰포식세포, 대식세포 macrophage

백혈구의 한 유형으로 골수에서 조혈 줄기세포로부터 유래하며, 분화과정동안 공통 골수 선조세포로부터 분화된 단핵구가 조직으로 들어가서 생성된다. 대식세포는 세포 찌꺼기, 이물질, 미생물, 암세포, 비정상적인 단백질 등을 집어삼켜서 분해하는 식작용 기능이 있으며, 비특이적 방어기전(선천 면역) 뿐만 아니라 림프구와 같은 다른 면역 세포와 상호작용을 통해서 특이적 방어기전(적응 면역)을 시작하는데도 중요한 역할을 한다.

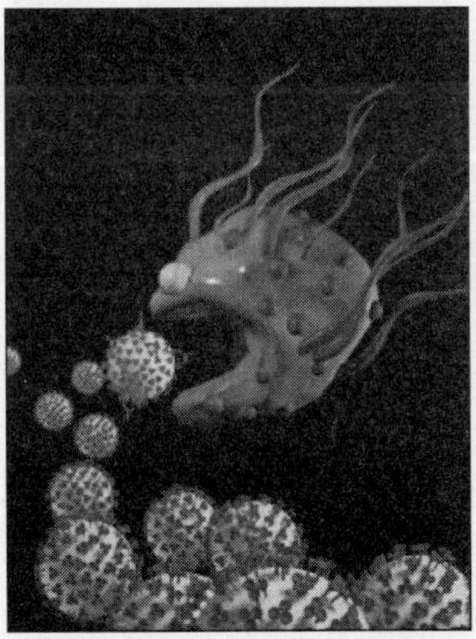

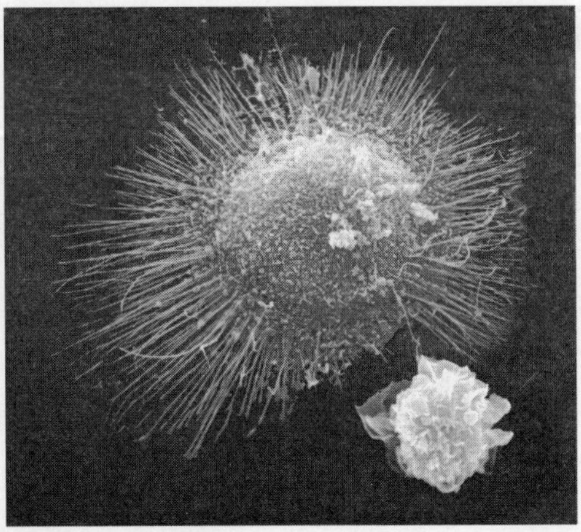

그림 3-13. 대식세포

면역글로불린 immunoglobulin

혈청성분 중 면역에 중요한 역할을 하고 또한 항체작용을 하는 단백질의 총칭이다. 항체작용이란 항원에 선택적으로 반응하는 기능인데 이 작용을 하는 것은 대부분 전기이동 법으로 나눌 경우 감마 영역에 속하므로 감마글로불린이라고도 한다.

감마글로불린 gammaglobulin

혈장단백질의 한 성분이며 혈액에 함유되어 있는 단백질의 한 그룹에 붙여진 명칭이다. 정상인은 감마 글로불린이 혈장단백질의 11~17%를 차지하지만 단백질로서는 균일하지 않고 비슷하게 생긴 무수히 많은 단백질의 혼합물이다.

인터루킨 interleukin

면역계가 질병과 감염에 맞서 싸우도록 자극하는 단백질의 한 형태이며 약칭은 IL이다. 백혈구(림프구)에서 만들어진다. 백혈구는 몸 안에 들어온 세균이나 다른 해로운 물질을 파괴하거나 제거한다. 여러 종류의 백혈구에서 인터루킨이 발견되었는데 물리적, 화학적 성상이 확인된 것으로서는 IL1에서 IL10이 있다. 이 인터루킨들은 함께 작용하여 백혈구가 질병에 대항하도록 연쇄적으로 반응한다.

인터페론 interferon

시토카인의 일종으로 숙주 세포가 바이러스, 세균, 기생균 등 다양한 병원체에 감염되거나 혹은 암세포 존재 하에서 합성되고 분비되는 당단백질이다. 일반적으로 바이러스에 감염된 세포에서 분비되는 제 1형 인터페론이 많이 알려져 있으며 주변 세포들이 항바이러스 방어 효과를 나타낼 수 있도록 돕는다.

항원 antigen

생체에 비경구적으로 투여된 때에 항체생산과 면역관용을 유도하며 또는 항체와 결합하는 활성을 가진 물질이다. 면역원성에 따라 양쪽 활성을 나타내는 완전 항원과 후자의 활성밖에 나타내지 불완전 항원으로 나뉜다.

항원 antibody

항원 침입에 대항하여 혈청이나 조직 속에 만들어지는 물질이다. 응집소, 용균소, 용혈소, 옵소닌, 침전소 등의 작용을 가지며 생체에 그 항원에 대한 면역성이나 과민성을 준다.

후천면역결핍증후군 (AIDS) acquired immune deficiency syndrome

사람면역결핍바이러스(HIV) 감염에 의하여 면역 세포가 파괴됨으로써 인체의 면역 능력이 극도로 저하되어 병원체에 대하여 무방비 상태에 이르는 병이다. 1981년 미국에서 처음 보고되었다. 최초 감염으로부터 증상이 나타나기까지는 평균 10년 정도 걸리며 사망률이 대단히 높다. 성적 접촉, 오염 주사기 사용, 오염 혈액 및 혈액 제제 사용, 에이즈 산모로부터 수직 감염 따위에 의하여 감염된다.

과민성, 과민증 hypersensitivity

미약한 자극이나 약물에 대해 예민하게 반응하여 일정한 정서를 나타내는 체질, 경향, 상태를 말한다.

알레르기, 과민반응 allergy

특이 항원이 면역과정으로 감작된 결과, 그 항원에 대하여 정상과는 다른 반응을 하는 상태를 말하며, 다르게는 과민반응이라고도 말한다. 알레르기라는 용어는 1906년 오스트리아의 소아과 의사인 Von Pirquet가 처음으로 정의를 내렸는데, '이물질에 대한 신체의 잘못 변화된 능력'이라고 하였다. 알레르기 반응을 유발하는 항원을 알레르기항원이라고 하며, 전형적인 알레르기항원으로는 꽃가루, 약물, 식물성 섬유, 세균, 음식물, 화학물질, 털 등이 있다. 또한 알레르기 반응은 즉시형 알레르기와 지연성 알레르기로 구분되는데, 항원이 B세포나 T세포 중 어느 세포와 반응하는지에 따라 반응성이 다르게 나타날 수 있다.

아나필락시스 anaphlaxis

항원항체반응으로 일어나는 생체의 과민반응으로 생체나 조직 내의 특수 조건에서 항원 항체반응이 일어났을 때 면역과는 반대로 심한 장애가 일어나는 현상이며 알레르기의 일종이다. 적당한 항원을 주사해둔 동물에 동일한 항원을 재차 주사하면 그 동물이 심한 쇼크 증상, 체온의 저하 등을 일으켜 죽는 경우가 흔히 있다.

악성림프종 malignant lymphoma

림프절에 발원하는 악성종양성 질환가운데 림프성 백혈병을 제외한 질환의 총칭명이고 호지킨스병, 림프육종, 세망육종, 거대여포성 림프종 및 Burkitt 림프종이 포함된다. 주로 전신의 림프절이 침범되고 그밖의 장기에도 병변이 미치는데, 임상소견만으로 개개의 질환을 감별하는 것은 곤란하고 림프절시험 절제표본의 조직학적 검색에 의해서 진단을 확정한다. 최근에는 특이한 임상상을 나타내는 호지킨스병과 비호지킨스성 림프종으로 나누어서 다루는 경향이 있다. 치료는 일반적으로 항종양제에 의한 강력치료를 행한다.

비호지킨림프종 non Hodgkin's lymphoma

림프조직 세포가 악성으로 전환되어 과다증식하며 생기는 종양을 말하며, 악성림프종에는 호지킨림프종과 비호지킨림프종이 있다. 비호지킨림프종은 특징적 소견을 가지는 호지킨림프종을 제외한 나머지 악성림프종을 모두 포함한다.

호지킨림프종 Hodgikin's lymphoma

처음에는 목 림프절에서 시작하여 림프절이 점진적으로 커지는 무통성 종양이다. 비장비대, Sternberg-Reed 세포 출현, 무정형이며 핵이 많은 대형 대식세포의 출현이 있게 된다. 증상으로는 체중 감소, 전신 가려움, 미열, 야간 발열, 빈혈, 백혈구 증가가 있다.

형질세포종 plasmacytoma

형질 아세포가 종양성으로 증식한 것이다. 그 핵을 지닌 세포도 출현한다. 이 종양에는 전신의 뼈의 골수에 다발성으로 생기는 다발성 골수종과 골수이외의 구강, 위등에 자주 발생하는 고립성 골수종과의 2가지가 있다.

가슴샘종, 흉선종 thymoma

흉선 상피세포에서 기원하는 종양이다. 흉선종은 종양세포의 조직소견 형태로 동반된 T-림프구의 양과 분화도 및 세포형성이상에 따라 수질형, 피질우세형, 피질형, 고분화 흉선암종, 혼합형 흉선암종으로 분류한다. 폐 등 주위장기로 국소 침윤을 할 수 있으며 침윤한 흉선종 및 흉선암종의 예후는 주변 장기로의 침윤정도에 따른 병기가 가장 중요하다.

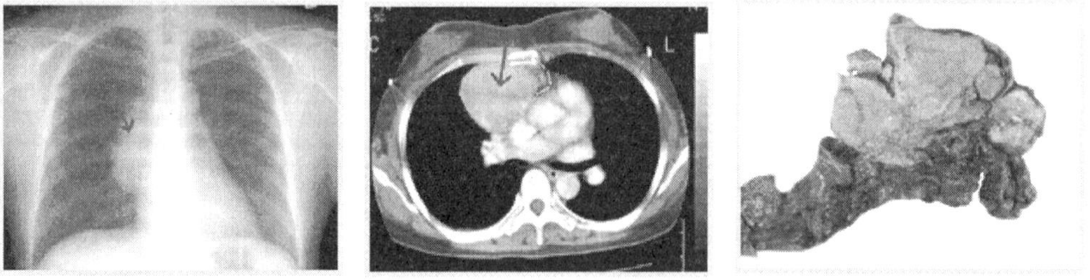

화살표 부위에 조그맣고 둥근 모양의 이상소견이 관찰된다. | 척추옆 교감신경이 위치한 곳에 종괴가 보인다. | 껍질이 잘 발달된 종괴를 형성하고 있다.

그림 3-14. 가슴샘종

카포시육종 Kaposi sarcoma

혈관의 내피세포에서 발생하는 육종암의 한 종류로 면역 체계가 약화된 사람에게 주로 발생한다. 후천면역결핍증후군(AIDS)나 장기이식을 한 사람들에게 잘 발생하는 암으로, 카포시 육종 관련 헤르페스 바이러스에 의해 발생하는 것으로 알려졌다. 타액과 같은 체액, 혈액이나 장기이식으로 전염된다. 주로 피부나 점막에 발생하는데, 처음에는 붉은색을 띠다가 색이 자줏빛으로 변하는 양상을 보인다. 반점, 판, 소결절 등의 다양한 형태를 보이기도 한다.

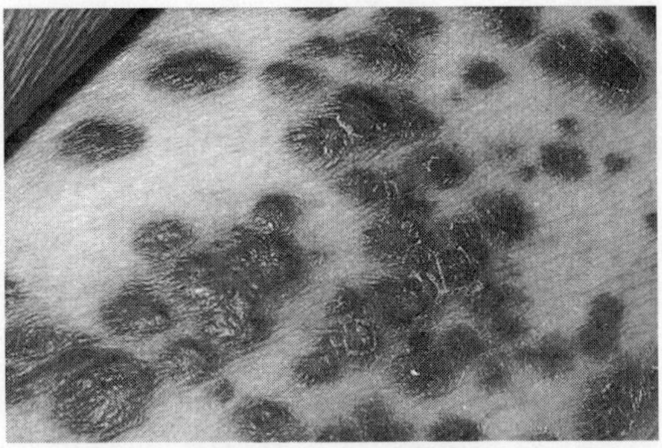

그림 3-15. 카포시육종

Chapter 4
심장혈관계통

[학습목표]

- 심장혈관계통 관련 명칭을 알고 각각 기능에 대한 설명한다.
- 심장혈관계통 접두어와 접미어를 이용하여 만든 용어를 설명한다.
- 심장혈관계통 질환과 검사에 대한 용어를 설명한다.
- 심장혈관계통 관련 병리학적 상태를 설명한다.
- 심장혈관계통 관련 외과적 용어를 설명한다.

4장 ‖ 심장혈관계통 Cadiovascular System

Ⅰ. 해부생리학적 용어

심장 Heart

가슴의 왼쪽에 위치한 근육으로 된 기관으로 주기적인 수축에 의해 몸 전체에 혈액을 보내주는 순환계통의 중심적인 근육 기관이다. 심장은 산소가 풍부한 혈약을 전신으로 순환하게 해주며 1분에 60~100회정도 수축합니다. 심장은 2개의 심방, 2개의 심실로 이루어져 있고 이사이에 판막이 존재하여 피가 역류하지 않도록 도와준다.

판막 valves

심장의 수축과 이완에 맞추어 열리거나 닫히며 혈액을 일정한 방향으로 흐르도록 하는 것이다. 조류와 포유류 등 2심방 2심실을 가진 생물의 심장에는 4개의 판막이 존재한다. 좌심방과 좌심실 사이의 승모판막, 좌심실과 대동맥 사이의 대동맥판막, 우심방과 우심실 사이의 삼첨판막, 우심실과 폐동맥 사이의 폐동맥판막이 그것이다. 각 판막은 2~4개의 판으로 이루어져 혈액의 역류를 막는다. 정맥의 곳곳에도 혈압이 떨어져 일어나는 혈액의 역류를 막기 위하여 판막이 존재한다.

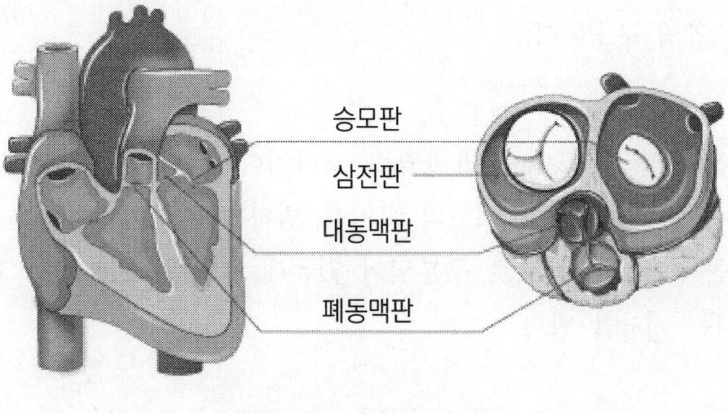

그림 4-1. 판막의 종류

판막에 문제로 인하여 나타날 수 있는 질환으로는 판이 충분히 열리지 않아 혈액이 원활하게 흐르지 못하는 협착, 잘 열리기는 하나 완전히 닫히지 않아 혈액의 일부가 역류하는 경우인 폐쇄부전 등이 있다.

삼첨판 tricuspid

포유류 심장의 우심방과 우심실 사이에 있는 판막이다. 앞 뒤 안쪽의 세 판으로 이루어져 있는데 우심방의 정맥혈을 우심실로 흘러 들어가게 하며 거꾸로 흐르는 것을 막는다.

반월판 pulmonary semilunar

세 개의 뾰족돌기로 이루어진 폐동맥판과 대동맥판을 일컬으며, 이들의 모양이 반달모양이어서 반월판이라 한다. 반월판은 심실이 확장되었다가 수축하는 초기에는 닫혀있다가 심실의 수축이 점점 강해져 심실의 압력이 동맥압보다 커지는 시점에 열린다. 그 후 다시 심실이 수축하면서 심실의 압력이 대동맥압 혹은 폐동맥압 보다 낮아지면 반월판은 닫힌다. 반월판은 동맥에서 심실로 흐르는 혈액의 역류를 방지한다.

승모판 mitral

심장의 좌심방과 좌심실 사이에 있는 판막으로 피가 거꾸로 흐르는 것을 막는다.

대동맥 aortic

인체에서 가장 큰 혈관으로 심장과 직접 연결되어 있으며 산소가 풍부한 혈액이 온몸에 공급되는 주 통로로 쓰인다. 심장에서 나오는 많은 양의 혈액의 통로가 되므로 높은 압력과 혈류량을 견딜 수 있도록 튼튼한 구조로 이루어져 있다.
대동맥이 시작되는 부분에는 대동맥판이 있으며 반달 모양의 판막 3장으로 이루어져 있어, 이 판막이 혈액이 심장으로 역류하는 것을 막는 역할을 한다.

사이막, 중격 septum

두 공간을 나누는 벽을 뜻하는 해부학용어이며 생물체의 내부에서 칸막이의 구실을 하는 엷은 막 모양의 구조이다.

근육 muscle

근육은 중배엽의 줄기세포에서 발현되는 조직이다. 근육세포는 근필라멘트로 구성되어 있는데, 이는 서로 움직이고 세포의 크기를 변하도록 하여 수축을 유발한다. 근육은 골격근육, 심장근육, 내장근육으로 구분되어 있는데, 각각의 위치에서 힘을 만들어 내고 움직임을 유발하는 기능을 한다.

막 membranes

생물체의 모든 세포나 기관의 표면을 덮거나 공동의 내면을 덮는 또는 동간이나 기관을 나누는 얇은 조직층으로 고막, 복막, 세포막 따위가 있다.

방실결절 atrioventricular node

우심방과 우심실 사이에 있는 특수화된 심근세로로 만들어져 있으며, 자기 스스로 활동전위를 발초할 수도 있지만 주된 기능은 동방결절의 박동원 전위를 심실로 전달하는 데 있다. 심장의 수축과 이완을 유발하는 신호는 뉴런의 자극에 의존하지 않고 심장의 근육세포 중에서 자율박동세포이라하는 특수화된 심근세포에서 만들어지는 박동원 전위에서 시작한다. 자율박동세포는 근원성 전기 신호를 생성하여 심근세포로 신호를 전달한다.

순환 circulation

규칙적 혹은 환상의 경로를 갖는 운동으로 심장과 혈관을 통하는 운동을 말한다.

폐순환 pulmonary circulation

혈액이 우심실을 떠나 폐 모세혈관을 지난 후 좌심방으로 들어오는 경로를 폐순환이라 한다. 폐로 들어온 폐동맥의 피에는 폐포보다 이산화탄소 분압이 높으며, 폐동맥 피의 산소 분압은 폐포의 산소 분압보다 낮다. 따라서 폐포와 폐 모세혈관 사이에는 두 기체의 분압차이 때문에 산소는 폐모세혈관으로, 이산화탄소는 폐포로 이동하는 기체교환이 일어난다. 기체 교환을 통해 폐에서 공급받은 산소는 체순환을 통해 온 몸에 공급된다.

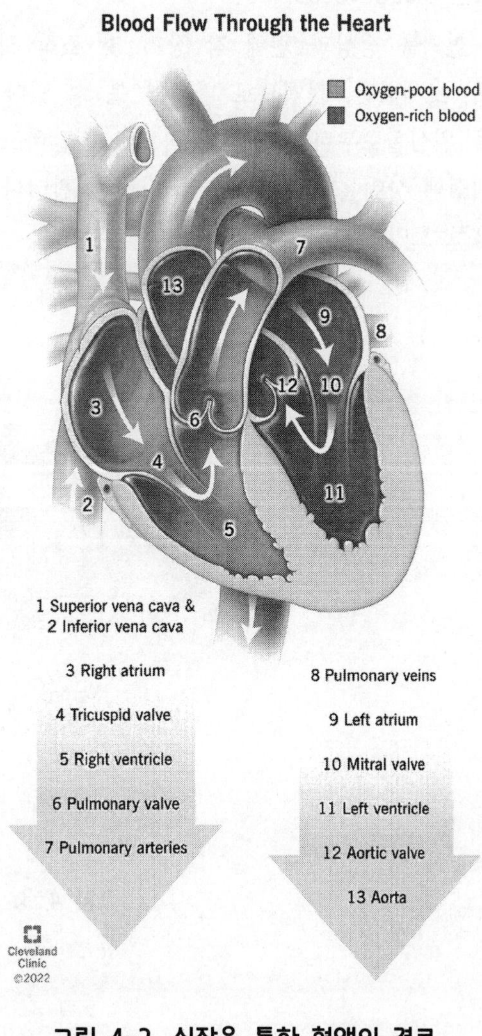

그림 4-2. 심장을 통한 혈액의 경로

온몸순환, 체순환 systemic circulation

혈액을 온몸에 전달해 주는 순환이라고 해서 체순환이라고 부른다. 심장의 좌심실에서 시작해서 동맥, 모세혈관, 정맥을 지나 우심방으로 돌아온다. 동맥에 흐르는 혈액은 산소를 많이 포함하고 있으며, 모세혈관을 지나면서 세포에 산소를 전달한다. 정맥으로 돌아올 때의 혈액에는 산소는 적고 이산화탄소와 노폐물을 담고 있다.

문맥순환 portal circulation

장으로 들어간 동맥이 융털돌기 속의 모세혈관으로 퍼졌다가 간문 맥으로 모여 간을 거쳐서 대정맥으로 합쳐지는 순환이다. 문맥순환은 체순환의 일부로 위, 장, 이자, 지라, 장간막으로 부터의 여러 정맥이 합쳐져 간으로 들어가 간 내에서 모세혈관으로 갈라지고 다시 집합하여 간정맥으로서 간을 지나가는 혈관계의 순환을 말한다.

혈관 blood vessel

혈액을 심장과 인체 각 장기 및 조직 사이를 순환시키는 통로이다. 혈관은 크게 동맥, 모세혈관, 정맥으로 나누어 볼 수 있다. 동맥은 허파를 거쳐 산소가 풍부해진 혈액을 왼심실로부터 온몸의 조직으로 전달하고 세동맥으로 갈라진다. 모세혈관은 세동맥과 세정맥 사이를 연결하는 가느다란 혈관이다. 정맥은 조직에서 사용된 혈액을 다시 심장으로 모이게 하는 혈관이다.

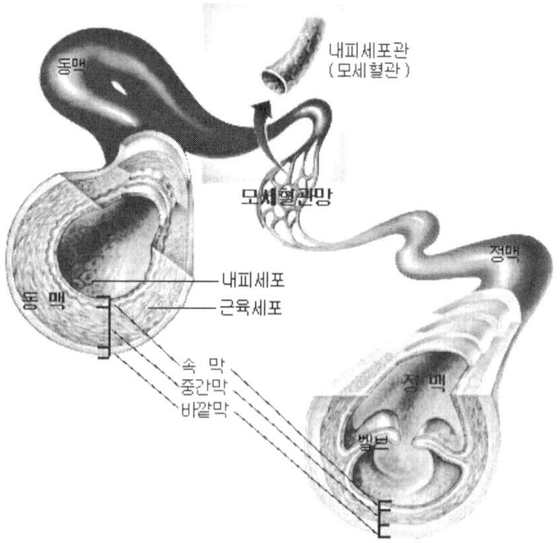

그림 4-3. 혈관의 구조

동맥 arteries

심장에서 몸의 각 기관이나 조직으로 혈액을 운반하는 혈관을 말한다. 심장에서 나오는 혈관은 몸 쪽으로 갈수록 지름이 작아져 지름의 크기에 따라 대동맥, 동맥, 세동맥으로 구별된다.

정맥 veinsn

여러기관 혹은 부분에서 심장으로 되돌아가는 혈맥이 흐르는 혈관, 폐정맥을 제외한 모든 정맥은 산소가 적은 혈액을 운반한다. 정맥은 동맥에서와 같이 내막, 중막 및 외막을 갖고 있으나 막은 두껍지 않으며 혈관이 절단되면 허탈상태로 된다. 많은 정맥에는 판막이 있으며 이것은 말초쪽으로의 혈액의 역류를 방지한다.

대동맥 aorta

인체에서 가장 큰 혈관으로 심장과 직접 연결되어 있으며 산소가 풍부한 혈액이 온몸에 공급되는 주 통로로 쓰인다. 심장에서 나오는 많은 양의 혈액의 통로가 되므로 높은 압력과 혈류량을 견딜 수 있도록 튼튼한 구조로 이루어져 있다.

대동맥이 시작되는 부분에는 대동맥판이 있으며 반달 모양의 판막 3장으로 이루어져 있어, 이 판막이 혈액이 심장으로 역류하는 것을 막는 역할을 한다.

대정맥 vena cava

상대정맥과 하대정맥으로 구성되어 있으며 심장에 연결된다.

관상동맥 coronary arteries

대동맥으로부터 분지하여 심장근육 자체에 혈액을 공급하는 혈관이다. 관상동맥은 대동맥 반월판 바로 위에서 분지하여 심장의 바깥표면 위에 여러 개의 소동맥으로 갈라지며 심장 근육을 감싸고 있다.

Ⅱ. 심장

1. 어근

angi/o	vessel	혈관
aort/o	aorta	대동맥
arteri/o	artery	동맥
atri/o	atrium	방
cardi/o, coron/o	heart	심장
cyan/o	blue	청색, 파랑
phleb/o	vein	정맥
valv/o	valve	판막
ventricul/o	ventricle	실

2. 해부학적 용어

atrioventricular node	방실결절	pulmonic valve	폐동맥판
chorda tendineae	힘줄끈,건삭	semilunar valve	반월판
coronary artery	관상동맥	sino-atrial node	굴심방결절
diastole	확장	systole	수축기
foramen ovale	타원공	tricuspid valve	삼첨판
mitral valve	승모판	bicuspid valve	이첨판

3. 의학용어

협심증, 가슴조임증 angina pectoris

심장(heart)은 심장혈관에 의해 산소(oxygen)와 영양분(nutrients)을 받고 활동한다. 혈전증, 혈관의 수축, 동맥경화증 그리고 연축 등의 원인에 의해 관상동맥 중 어느 한

곳에서라도 급성 또는 만성으로 협착이 일어나는 경우, 심장의 전체 또는 일부분에 혈류 공급이 감소하면서 산소 및 영양 공급이 급격하게 감소하여 심장근육이 이차적으로 이상 증상에 빠지게 된다. 이러한 증상을 협심증이라고 한다.

심장혈관조영술 angiocardiography

혈관이나 심장 내에 조영제를 주입하여 시행하는 심장과 큰 혈관의 X선 촬영법이다.

혈관성형술 angioplasty

첨단 영상장비를 이용한 혈관 치료법으로서, 체외에서 카테터라는 가는 관을 환자의 혈관 안에 넣고 조영제를 주사하여 엑스선에서 혈관의 좁아진 부위를 찾고 이를 넓혀주는 시술이다. 넙다리 동맥 혹은 노동맥으로 삽입된 유도초를 통해 풍선 카테터를 삽입하여 좁아진 혈관 부위에 위치시킨 후 풍선확장술을 수행한다. 풍선확장술만으로 불충분한 경우에 스텐트라는 금속 그물망을 삽입하여 혈관의 내강을 유지하도록 한다.

대동맥판협착 aortic stenosis

심장의 대동맥 판막이 좁아지거나 또는 대동맥 자체가 좁아지는 것이다. 대동맥 협착은 협착의 위치에 따라 판막하부, 판막, 판막상부의 협착으로 나눈다. 대동맥축착은 대동맥 잘록의 협착으로 동맥관 주변이 국소적으로 좁아진 것이다.

부정맥 arrythmia

심장의 혈액 수입, 수출 활동은 심장의 확장과 수축의 반복적인 운동에 의해 이루어지며, 심장의 수축은 저절로 발생되는 것이 아니고 심장근육세포에 전기자극이 전달되어야 발생된다. 심장에는 이와같이 전기자극을 만들어내고 자극 생성 조직과 이를 심근세포에 전달해주는 자극 전도 조직이 있다. 심장의 자극 생성 조직에서 규칙적으로 즉 1분 동안 60~100회 정도의 전기 자극을 생성하고 이 자극이 심근세포에 규칙적으로 전달되면 심장의 수축과 확장이 운동이 반복되면 그 결과 신체 각 조직으로 필요한 혈액이 충분하게 공급이 된다.

특히 심장에서 전기신호의 자극이나 전달에 문제가 생기거나, 혹은 비정상적인 전기신호가 야기되는 경우, 정상적이고 규칙적인 수축이 계속되지 못하여 심장 박동이 비정상적으로 빨라지거나 늦어지거나 혹은 불규칙해질 수 있으며 이런 경우 일명 이를 부정맥이라고 한다.

인공호흡 artificial respiration

호흡이 정지된 사람이나 호흡 곤란을 겪는 사람에게 인위적으로 허파에 공기를 불어넣어 호흡을 할 수 있도록 하는 응급처치법이다. 입 대 입 인공호흡, 손 인공호흡, 기계적 인공호흡법 등이 있다.

심방세동, 심방잔떨림 atrial fibrillation

심방에서 발생하는 빠른맥의 형태로 불규칙한 맥박을 일으키는 부정맥 질환이다.

신방조동, 심방된떨림 atrial flutter

심방에서 발생한 비정상적인 전기적 신호가 1분당 250~350회로 나타나는 경우를 말한다. 심방잔떨림과 비슷한 부정맥이지만 발생빈도가 적다. 흔히 기질적 심장병에서 발작성으로 발현한다. 원인은 승모판협착증, 갑상샘항진증 등이다.

심방사이막결손, 심방중격결손 atrial septal defect

좌우 양 심방 사이의 중격에 구멍이 있는 경우를 말한다. 심방 중격 결손에는 위치에 따라 3가지 형태가 있는데, 1차공 결손, 2차공 결손, 정맥굴 결손이다. 그 외 심방 중격에 뚫려있는 난원공을 통한 좌우 단락을 난원공 개존증이라 한다.

블랄록-타우식수법 Blalock-Taussig operation

팔로 4징후를 가지고 태어난 영아에게 볼 수 있는 선천성 폐동맥판협착이나 심방중격결손의 치료를 위해 임시방편으로 시행하는 외과적 연결술이다. 빗장밑동맥과 폐동맥의 끝을 연결해 전신순환 혈액이 직접 허파로 들어가게 한다.

느린맥, 서맥 bradycardia

심장박동이 너무 느린 것을 의미하며 나이와 상황에 따라 차이가 있으나 정상 맥박을 60~100회로 보아 60회 미만인 상태를 서맥이라고 한다.

심장도관삽입, 심장카테터삽입 cardiac catheterization

팔, 다리 또는 목의 정맥을 통하여 심장에 작은 도관을 삽입하는 법으로 혈액표본채취, 심장내압측정, 심장이상검출에 사용한다.

심장천자 cardiocentesis

전흉벽을 통해서 직접 심장강내를 천자하는 방법이고 심정지가 생긴 경우의 심장소생법의 한 방법으로 되어있다. 가는 장침을 사용해 제4늑간(제3, 제5늑간에서도 가능) 흉골좌연에서 흉벽에 수직으로 찌른다. 또는 검상돌기와 좌늑골궁과의 우각부에서 45°위 후방에 침을 향해 찌른다. 심소생제를 주입하는 경우에는 심근내 주입을 피하기 위해 주사기내로 혈액이 역류하는 것을 확인한다.

심장비대 cardiomegaly

심장에 지나치게 부담이 가서 심근이 두꺼워지고 심장이 커진 상태이다. 선천성 심장기형, 심장판막증, 고혈압 등의 각종 심장병에 의한 것과 운동선수나 육체노동자에게 나타나는 건강한 것이 있다. 고혈압 환자에게는 대동맥의 높은 압력에 대항하여 심장이 비대되며 정상 무게인 350g에 비하여 700~800g까지 무거워질 수 있다.

심폐소생술, 심장허파소생술 cardiopulmonary resuscitation

심장이 정지된 상태에서 흉부 압박, 인공호흡, 제세동 등의 과정을 통하여 인위적으로 혈액을 순환시켜, 뇌의 손상을 지연시키고 심장이 정지 상태로부터 회복하는데 결정적인 도움을 주는 일련의 과정을 이야기한다.

대동맥축착 coarctation of the aorta

선천심장병의 하나로 대동맥의 일부가 목이 졸리듯 좁아지는 기형이다. 대동맥활부에 주로 생겨서 팔과 다리에서의 혈압이 차이가 난다. 이러한 축착이 어디에 생기는 것에 따라 증상과 치료가 다르다. 대동맥축착은 대동맥 협부의 협착으로 동맥관 주변이 국소적으로 좁아진 것이다.

울혈심장기능상실, 울혈심부전 congestive heart failure

심장에서 체내로 내보내는 혈액 펌프 기능이 저하되어 신체 각 조직에 충분한 혈액 및 산소를 공급하지 못하는 상태로 간, 폐, 말초 기관으로의 혈액 저류로 인한 부종을 동반하며, 이로 인하여 발생 할 수 있는 병태생리학적 상태를 총칭하는 질병이다.

관상동맥조영술, 심장동맥조영술 coronary ateriography

심장동맥에 조영제를 주입하여 행하는 촬영법이다. 좌심카테터법에 의하여 좌우 심장동맥을 선택에서 조영하는 방법으로 주로 X선 영화법이나 DSA 촬영을 한다. 협심증이나 근경색에 따른 심장동맥의 연축, 협착, 폐색 정도와 위치 결정한다. 경피적 관상동맥형성술이나 경치적 심장동맥혈전용해용법을 위한 조영검사법이다.

청색증 cyanosis

피부와 점막이 푸르스름한 색을 나타내는 것을 의미한다. 입술, 손톱, 귀, 광대 부위에 흔히 나타난다. 청색증은 점막과 피부 모두에서 청색증을 관찰할 수 있는 중심성 청색증과 점막을 제외한 말초부위 피부에서 주로 청색증을 관찰할 수 있는 말초성 청색증으로 나눌 수 있다.

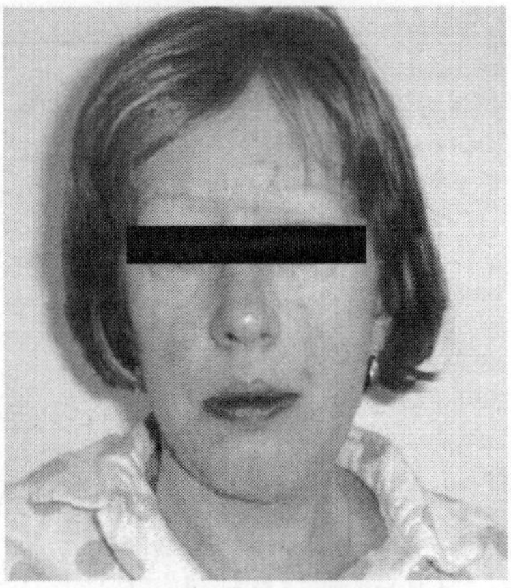

그림 4-4. 청색증

심장초음파검사, 심장초음파술 echocardiography

흉벽이나 식도, 기관 내의 더듬자로 부터 초음파를 발생시켜 심장, 대혈관의 형태, 동태를 기록하는 진단법이다. 비관혈적으로 실시간에 있어서의 심근의 기능, 펌프기능 등의 평가에 쓰인다. 측정방식에 A 모드, B 모드, M 모드가 있다. 거의 모든 심장병이 대상이 되며 판막, 심실벽, 대동맥 등의 움직임이 각각의 특징적인 형태로 나타난다.

심장내막염 endocarditis

심장의 내면을 싸고 있는 심내막의 염증으로 염증이 생긴 부위가 작은 결절의 덩어리를 이루며 솟아 있는 것이 특징적이다. 심장의 판막에 가장 많이 생기며 류마티스열, 세균, 매독 등이 원인이 된다. 숨이 차고 맥박이 빨라지는 증세를 보인다. 특징적으로 판막부를 호발 부위로 하고 있으며 심내막의 다른 부위에 발생한다면 장애를 야기하지 않을 정도의 병변도 고도의 심장애를 일으켜 환자의 생명에 위험을 초래하게 된다.

체외순환, 몸밖순환 extracorporeal circulation

혈관내에 삽입한 튜브를 통하여 혈액을 일단 체외로 내보내서, 펌프에 의하여 연속하여 재차 체내에 되돌라는 순환을 체외순환이라고 한다. 여러가지의 목적을 위하여 사용되며, 여러가지의 방식이 있다. 가장 널리 사용되고 기본으로 되어있는 것은, 인공심폐에 의한 체외순환으로 상·하대정맥에 삽입한 캐뉼라를 통하여, 심장으로 되돌아가는 정맥혈을 체외에 있는 산소가장치로 이끌어서 산소를 가한 후, 펌프에 의하여 동맥내로 보내는 방식으로 심장으로의 환류혈의 전부를 산소가장치로 이끄는 경우를 완전체외 순환, 일부분만을 이끄는 경우를 부분체외순환이라고 한다. 이 외에 좌심바이패스법, 우심바이패스법, 신체의 일부분만의 체외순환, 보조순환 등이 있다.

저체온요법 hypothermia therapy

감염 또는 신경학적 질병이나 드물지만 심장이나 뇌수술시 보조적인 마취로 유발되는 지속적인 고열을 억제하기 위한 환자의 체온을 저하시키는 것이다.

부전, 부족증, 기능부전 insufficiency

정해진 기능을 완수하기에 불완전하거나 부적당한 상태이다.

잡음 murmur

생리적 또는 병적인 청진음으로서 특히 심장 또는 혈관에 기인한 짧은 주기의 소리이다.

심근경색증 myocardial infarction

심장은 동맥혈관에 의하여 산소와 영양분을 공급 받아 활동한다. 관상동맥 중 어느 하나라도 혈전증이나 혈관의 급격한 수축 등이 급성적으로 멈추고 막히는 경우, 심장 전체 부위 또는 일부분에 산소와 영양 공급이 급격하게 줄어들어 심장 근육의 조직이나 세포가기능이 멈추는 경우를 심근경색증이라 한다.

심근경색증은 부위별로 전벽 심근경색증, 하벽 심근경색증, 또한 심한 정도 기준으로 통벽성 심근경색증, 심근내막에 국한된 심근경색증으로 분류하며, 심전도 검사 결과 기준으로는 ST절 상승 심근경색증, 비 ST절 상승 심근경색증 등으로 구분할 수 있다.

심근염 myocarditis

심근의 염증침윤과 근육세포의 괴사 또는 변성을 동반한 심장근육병이다. 나이와 상관없이 발생한다. 대부분은 바이러스에 의한 것이며 그 중 콕사키바이러스 A와 B 등이 흔한 원인이다. 심장이 비대하여 지고 맥박이 불규칙하게 뛰는 증상이 나타난다.

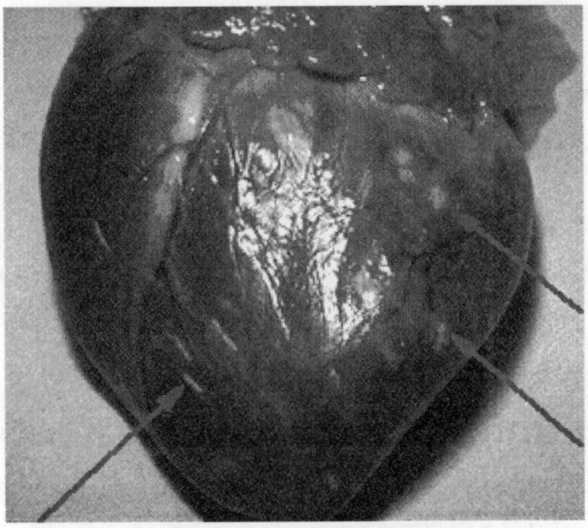

그림 4-5. 심근염

개심수술, 심장절개수술 open heart surgery

심장의 한 개 또는 그 이상의 방실을 절개하는 수술이다. 심방중격결손증, 심실중격결손증, 순수형 폐동맥판협착증, 팔로사증후 등이 적용이 된다. 이 수술을 위해서는 인공심폐장치가 필요하다.

두근거림 palpitation

불규칙하거나 빠른 심장 박동이 비정상적으로 느껴지는 증상을 말한다.

전층심장염,전층심염 pancarditis

심장막, 심근 및 심내막을 포함한 심장 전체의 광범성 염증이다.

동맥관열림증, 동맥관개존증 patent ductus arteriosus

태아에게는 태아 순환을 유지하기 위해 대동맥과 폐동맥 사이를 연결해주는 동맥관이라는 혈관이 있는데, 이는 출생 직후에 닫혀야 한다. 동맥관 개존증은 출생 후에도 동맥관이 정상적으로 닫히지 않고 지속적으로 열려 있는 경우를 말한다.

열린타원구멍, 난원공개존증 patent foramen ovale

태생 시에 심방중격에 존재하는 난원공은 점차로 협소해지며 생후에는 난원오목으로서 폐쇄한다. 그러나 생후에도 폐쇄하지 않은 상태를 난원공개존증이라고 한다. 이것은 정상인에게도 상당한 빈도로 나타나는데 보통 막과 같은 조직에 의해서 기계적으로는 폐쇄된 상태로 되어 있는 것 혹은 각종 크기나 형태의 구멍으로 남아 있는 것 등이 있으나 큰 장애는 초래하지 않고 임상상 문제가 되는 경우는 적다.

심장막절제술 pericardiectomy

심장막을 외과적으로 떼어내는 수술이다.

심장막염 pericarditis

심장막염 류머티스성 질환 및 결핵이 원인이 되며, 기타 여러 종류의 전염병이나 요독증 등과 합병되는 사례가 있다. 병리학적으로는 섬유소성·장액성·화농성 등으로 구분한다. 증세로는 전흉부의 동통, 호흡 곤란, 심계항진 등이 있고, 타각적으로 심첨박동의 감소 또는 소실, 심탁음계의 확장, 청진에 의한 특유의 심막염성 마찰음을 확인할 수 있다. 맥박은 약하고 혈압은 수축기압과 확장기압차가 거의 없어진다. 또한 간종대나 경정맥노장을 나타내기도 한다.

예후는 합병증에 따라 다르게 나타나지만 류머티스성은 대체로 양호하며, 요독증과 합병하거나 화농성인 경우는 경과가 좋지 않다. 치료는 절대 안정하고, 강심제·이뇨제·항생물질·부신피질홀몬의 투여 등, 심막천자·산소흡입 등을 이용한다.

명치동통 precordialgia

명치가슴부위의 통증이다. 심근경색증 등 의심한다.

폐동맥판협착 pulmonic stenosis

심장의 우심실에서 폐로 나가는 폐동맥판이 좁아진 것이다.

역류 regurgitation

아직 소화되지 않은 식물의 반추와 같이 정상방향의 반대로 흐르는 것이나 심장으로의 혈액의 역류이며 심장판막의 기능부족 시에 심실에서 볼 수 있다.

류마티스심장병 rheumatic heart disease

류마티스열의 중요한 징후로서 또한 후유증으로 판막장애가 생기는 증상이다. 감염에 반응하여 생산된 항체는 판막의 반흔을 형성하며 주로 승모관에 생긴다.

협착증 stenosis

관이 좁아진 지는 증상이다.

복장뼈절개술, 흉골절개술 sternotomy

복장뼈를 절개하는 수술법이다.

빠른맥, 빈맥 tachycardia

일반적으로 심장 박동수의 정상 범위는 분당 60(또는 50)회에서 100회까지로 정의한다. 부정맥으로 인해 심장 박동수가 분당 100회 이상으로 빨라지는 경우를 빈맥이라 한다.

판막절개술 valvotomy

심장판막을 절개하는 수술법이다.

심실사이막결손, 심실중격결손 ventricular septal defect

좌심실과 우심실 사이의 중간 벽에 구멍이 있는 질환이다. 가장 흔한 선천성 심장 질환으로 선천성 심장병의 약 25%를 차지한다. 결손은 심실 중격의 어디에서나 발생할 수 있으나 위치에 따라 크게 막양부 결손, 근성부 결손, 대혈관 판하 결손의 세 가지로 나눈다. 그 중 막양부 결손이 가장 흔하다.

팔로네증후군 tetralogy of Fallot

청색증을 동반하는 선천심장질환 중 가장 흔하며 심실중격결손, 폐동맥협착, 대동맥우방전위, 우심실 비후가 나타나며 우심실로부터 유출되는 상당부분이 대동맥으로 나간다. 따라서 정맥혈이 체순환에 섞이게 되어 청색증이 나타난다. 우심실비대는 다른 결손에 의한 반응성 변화이나 네 증후의 한 부분으로 간주된다.

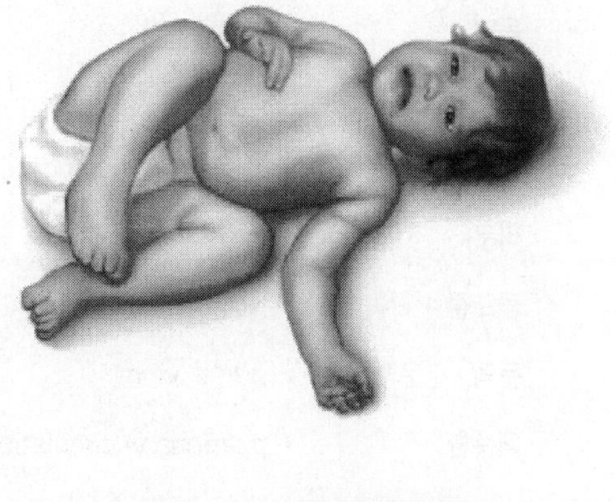

그림 4-6. 팔로네증후군

Ⅲ. 혈관

1. 어근

aneurysm/o	aneurysm	자루, 꽈리, 동맥류
angi/o , vas/o	vessel	혈관
arteri/o	artery	동맥
arteriol/o	small artery	작은 동맥(소동맥)
hemangi/o	blue vessel	청색 혈관
ox/o	oxygen	산소
phleb/o , ven/o	vein	정맥
sphygm/o	pluse	플러스
steth/o	chest	가슴, 흉부
valv/o , valvul/o	valve	판막
varic/o	swollen vein	부은 정맥
venul/o	small vein	작은 정맥

2. 해부학적 용어

대동맥	aorta	굴모양혈관, 굴맥관	sinusoid
세동맥	arteriole	지라, 비장	spleen
동맥	artery	온몸순환	systemic circulation
모세관, 모세혈관	capillary	가슴림프관	thoracic duct
대순환	greater circulation	바깥막	tunica externa
비문	hilus lienis	속막, 내막	tunica intima
림프절	lymph node	중간막, 중막	tunica media
문맥, 간문맥	portal vein	정맥	vein
폐순환	pulmonary circulation	대정맥	vena cava

그물내피세포	reticuloendothelial cell	세정맥	venule
우측 림프관	right lymphatic duct		

3. 의학용어

말단청색증 acrocyanosis

사지선단의 청색증과 한랭을 주로 호소하면서 발병하고 여성에게서 많이 볼 수 있다. 모세관에서 세정맥에 걸친 혈관의 심한 긴장을 볼 수 있고 특히 이 부위의 정맥계의 울체를 볼수 있는데 폐색은 없다. 궤양형성도 적다.

동맥류 aneurysm

동맥벽이 약해져 동맥의 일부가 풍선처럼 늘어나는 질병이다. 큰 동맥류는 파열의 위험이 있으므로 정확한 진단과 치료가 필수적이다.

동맥류는 그 모양에 따라 주머니 모양의 낭성 동맥류와 동맥이 전체적으로 늘어난 방추형 동맥류로 나눌 수 있다. 동맥류는 몸 전체의 어느 동맥에서라도 생길 수 있으나, 가장 흔한 것은 복부의 대동맥에서 발생하는 복부 대동맥류이다.

동맥자루절제술, 동맥류 절제술 aneurysmectomy

동맥류를 외과적으로 잘라내는 것이다. 동맥류를 수술적으로 터질 염려와 혈전증이 생길 위험성을 가지고 있기 때문에 이를 잘라내는 것이 필요하다.

혈관연축 angiospasm

혈관의 경련성 수축을 말한다.

세동맥염 arteriolitis

세동맥 벽의 염증을 말한다.

동맥경화증 arteriosclerosis

콜레스테롤이나 중성지방이 침착하여 혈관에 쌓이면 혈관의 탄력이 떨어지고, 혈전이 생기는 등 동맥이 좁아지는 현상을 말한다. 일종의 노화현상으로서 정도의 차이는 있지만 많은 노인에게서 발생된다.

원인은 지질대사이상 · 호르몬대사이상 · 유전적 이상 · 식생활 문제 · 운동 부족 등으로 알려져 있으며, 뇌혈관 뇌동맥경화증, 뇌출혈, 심장의 협심증, 신장의 신장경화증, 고혈압, 당뇨병 대동맥의 동맥류, 등이 동맥경화증을 유발하는 직접적인 원인으로 알려져 있으나 일반적으로 여러 원인 들이 겹쳐 발생되는 것으로 보고 있다. 동맥경화증이 발생되면 동맥이 좁아지므로, 혈액이 조직말단까지 충분하게 도달하지 못하기 때문에 조직이 괴사하며, 운동시 통증을 유발하고 무감각, 마비 등의 다양한 증상을 나타낸다.

동맥경화증 진단을 위해 혈압측정, 요검사, 심전도, 안저검사, 혈청지질 · 콜레스테롤 · 중성지방의 측정 등을 활용하여 진단한다. 스트레스와 규칙적인 생활을 하며,동물성 지방의 섭취를 제한하고 비타민 · 단백질의 공급을 충분히 하면서 과식을 않는 것이 동맥경화증을 예방하는 방법이다. 상당 부분 동맥경화증이 진전된 경우 혈청 콜레스테롤을 감소시키는 약을 복용하는 것이 효과적이다.

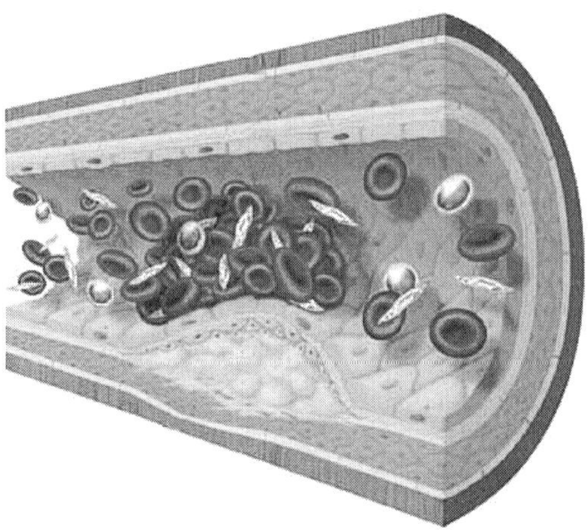

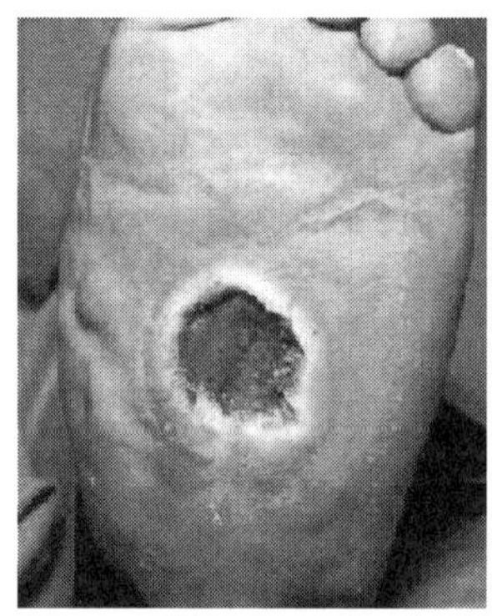

그림 4-7. 동맥경화증

동맥염 arteritis

동맥이나 동맥 주위의 염증이다. 염증의 발생부위에 따라 동맥내막염, 동맥중막염, 동맥외막염으로 구별하는데 내부에 혈전이 형성되는 것을 혈전성 동맥내막염, 폐쇄가 있는 것을 폐쇄성 동맥내막염, 동맥 주위에 결절을 형성하는 것을 결절성 동맥외막염이라고 한다.

죽경화증, 죽상경화증 atherosclerosis

대동맥 같은 탄력성 동맥의 내층에 지방과 콜레스테롤로 이루어진 죽종과 함께 섬유증이 동반되는 병적 상태이다. 이 죽종은 혈관의 내부로 돌출되어 내강을 좁아지게 한다.

가래톳 bubo

서혜부 림프선이 부어오른 것을 말하며 허벅다리 윗부분의 림프절이 부어 생긴 멍울을 의미한다.

색전제거술 embolectomy

혈관 속에 걸려 있는 물질을 외과적으로 제거하는 수술이다.

색전증 embolism

혈관 내에서 생긴 또는 혈관밖에서 유입한 유리물이, 혈류에 운반되어 가느다란 혈관에서 걸려 혈관내강을 폐색시키는 현상. 폐색 물을 색전이라고 한다. 전자의 예로서, 승모변질환 등일 때에, 좌방내에 생긴 혈전이 유리하여, 뇌의 동맥을 폐색시키는 뇌색전증이나, 하지의 정맥혈전이 벗겨져서 폐동맥에 막하는 폐색전증이 있고, 후자의 예로서 외상, 골절 등에 있어서, 혈중에 공기나 지방액이 유입하기 때문에 일어나는 공기색전이나 지방색전이 있다.

동맥내막 절제술 endarterectomy

동백벽이 비후되고 죽종이 있을 때 내막을 선택적으로 절제하는 것이다.

동맥내막염, 속막내막염 endarteritis

동맥의 내막에 국한된 염증이다.

호지킨병 Hodgkins disease

악성림프종의 하나이다. 원인은 불명하지만, 어떤 종류의 병원체에 의한 염증이라고도 보고 있다. 증상은 림프절 종대, 특히 경부의 림프절 종대가 현저하다. 그 밖에 액와·서혜부도 종대한다. 종대한 림프절은 무통성이고 서로 유착한다. 발열이 있고 발한이 심하며, 황달을 일으키는 수도 있다.

확실한 진단을 내리기 위해서는 림프절을 적출하여 조직검사를 한다. 치료는 코발트60 등의 동위원소나 X선조사 및 화학요법을 행한다. 부신피질호르몬이 유효할 때도 있다.

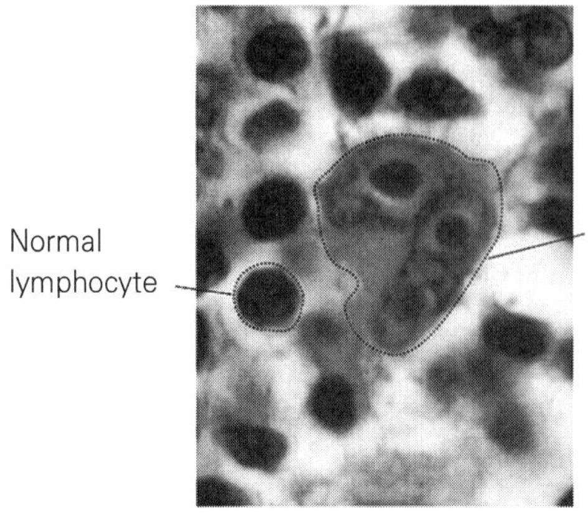

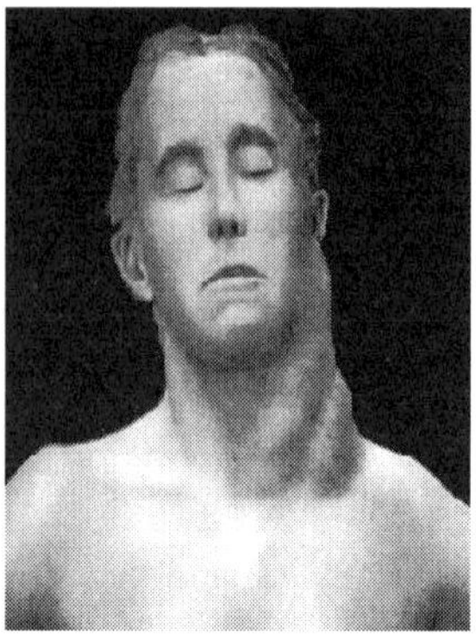

그림 4-8. 호지킨병

고혈압, 고혈압증 hypertension

고혈압은 혈압이 여러 원인으로 높아진 상태를 의미하며, 수축기혈압 140 mmHg 이상, 이완기혈압(확장기혈압) 90 mmHg 이상인 경우를 말한다.

경색증, 경색 infarction

동맥경화나 혈소판 등에 의해 동맥이 막히면 조직으로 혈액이 원활히 들어갈 수 없게 된다. 또 동맥이 종양 등에 의해 압박을 받게 되거나, 동맥 자체에 손상이 있는 경우에도 혈액 공급에 문제가 생긴다. 혈액을 공급받지 못한 조직은 산소 부족으로 괴사를 일으키게 되는데, 이를 경색이라고 한다. 경색은 심장을 비롯해 뇌, 폐, 이자, 정소 등의 기관에서 생길 수 있다.

래리시증후군 Leriche's syndrome

종말 대동맥이 점진적으로 폐쇄되는 혈관병이다. 즉 엉덩이, 허벅다리 또는 장딴지의 간헐성 파행, 넙다리동맥 박동의 결여, 다리의 청색증과 냉감, 발가락의 괴사 그리고 남자의 경우 발기부족 등이 나타난다. 이러한 증상은 병변 부위의 동맥관류가 부적절하여 생기는 만성적인 조직저산소증의 결과이다.

림프육종 lymphosarcoma

림프구계 세포의 악성종양으로 각 연령에서 나타난다. 경부 림프절종대가 처음 발생하며, 점차로 전신성 림프절 종대가 생긴다. 종대 림프절은 탄성연으로 선괴형성 경향이 있다. 병세의 진행과 함께 비장·간·골수·신장 등이 침범된다. 혈액에서 백혈상을 나타내는 경우도 있다. 림프성 백혈병과의 상위에 대해서 의논은 많지만 모두 림프 구계 종양성 증식으로 본질적으로 동일하다고 고려된다. 일반적으로 혈액에서 현저한 백혈병상을 나타내며, 제 장기를 침윤성으로 침범하는 것을 림프성 백혈병, 비백혈병성으로, 종류형성성 또는 육종성 파괴성 증식이 강한 것을 림프육종으로 하고 있다.

펠-에브스타인열 Pel-Ebstein's fever

반복적인 열이다. 며칠 또는 몇 주에 걸쳐 주기적으로 나타나는 발열 현상을 뜻하며 악성림프종 또는 육아종이 특징이다.

심장막염 pericarditis

심장막염은 흔히 심낭염이라 하며, 그 원인으로는 류머티스성 질ㅎ병 및 결핵이 많다. 그 밖에 여러 종류의 전염병이나 요독증 등과 합병되는 사례가 있다. 병리학적으로는 섬유소성·장액성·화농성 등으로 분류한다. 증세로는 전흉부의 통증, 호흡의 곤란, 치아노제, 심계항진 등이 있으며, 타각적으로는 심첨박동의 감약 또는 소실, 심탁음계의 확장, 청진에 의한 특유의 심막염성 마찰음을 확인할 수 있다. 맥박은 약하고 수축기압과 확장기압 차가 거의 없어진다. 그 외에 간종대나 경정맥노장을 확인할 수 있다.

합병증은 원인 질환에 따라 다르지만 류머티스성은 대체로 양호하며, 요독증과 합병하거나 화농성인 것은 예후가 좋지 않다. 치료는 절대 안정이 중요하며, 강심제·이뇨제·살리실산제·항생물질·부신피질호르몬의 투여 외에, 심막천자·산소흡입 등을 활용하면 효과적이다.

정맥확장, 정맥류 phlebectasia

정맥류모양 확장되는 것이다.

정맥염 phlebitis

정맥의 염증·정맥벽의 염증성 침윤이고 통상 혈전을 수반한다. 이환정맥은 붉은 색상(索狀)의 확장과 압통, 말초부에 부종·강직·통증을 가져온다. 정맥의 염증이 1차적으로 생기고 2차적으로 혈전을 수반하는 경우와 다른 원인으로 혈전이 생겨 2차적으로 염증을 수반하는 경우를 생각할 수 있는데 실제로는 구별하기 어려운 경우가 많다. 1차적인 정맥 염증은 혈전성 정맥염이라 하고, 감염으로 인해 오거나 또는 원인불명인 것도 적지않다.

정맥봉합술 phleborrhaphy

정맥을 꿰매는 수술이다.

정맥경화증 phlebosclerosis

정맥 내부에 초자성 병변, 석회화 및 지방침착이 생기고 더욱이 중막에 생리적·병리적 근위축, 외상, 염증 등에 의한 결합조직의 증식, 비후가 인정되는 상태를 말한다. 이들 병변은 국한성으로 문맥이나 폐정맥에 간경변이나 울혈이 있을 때 많이 인정된다.

정맥절개술 phlebotomy

정맥에서 혈액을 채취하는 과정. 대개 혈액검사를 위해 시행되며 적혈구증가증과 같이 적혈구가 너무 많이 증가했을 때에도 혈액을 일부 제거하여 혈액량을 줄이기 위해 시행된다.

여러동맥염, 다발동맥염 polyarteritis

여러 동맥을 동시에 침범하는 염증이다.

레이노현상 Raynaud's phenomenon

심리적 변화에 의한 한랭으로 손가락, 발가락 혈관의 연축(순간적인 자극으로 혈관이 수축했다가 다시 제 모습으로 이완되는 것)이 촉발되고 허혈 발작으로 피부 색이 창백, 청색증, 발적의 변화를 보이며, 통증, 손발 저림 등의 감각 변화가 동반되는 현상이 나타난다.

지라절제술, 비장절제술 splenectomy

비장의 절제 또는 적출술. 비장의 기본적 역할은 혈류 중의 이물입자 제거, 전신적으로 넓어진 항원물질에 대한 항체나 감작림프구의 생산, 노폐자기적혈구의 처리, 식작용 촉진에 작용하는 tuftsin 전구물질의 IgG에서의 생산, 태생기의 조혈장기 등이다. 성숙 후에 적패를하면 억제인자 T세포 제거 효과가 일과성으로 표면화되어 세포성 면역의 성립이 촉진된다.

혈전절제술, 혈전제거술 thrombectomy

혈관으로부터 혈전을 제거하는 수술이다.

혈전혈관염 thromboangiitis

혈전을 수반하는 혈관의 염증이다.

폐쇄혈전혈관염 thromboangiitis obliterans

팔 다리 특히 다리의 중간크기 동맥 또는 작은 동맥이나 정맥을 침범하는 급성 또는 만성 염증으로서 부분적인 혈전을 형성하는 병으로 심하면 조직의 허혈과 괴저에 이른다. 현재까지 이병은 예외 없이 담배를 많이 피우는 남자에게 오는 것으로 알려져 있으나 여성 흡연자의 증가로 여성에서도 발병한다. 대부분 35세 이전 때로는 20세 이전에 증상이 시작된다. 버거병이라고도 한다.

혈전정맥염 thrombophlebitis

혈전정맥염은 정맥에 생기는 염증성 질환을 말한다. 정맥혈관이 손상되거나 정맥류에 의해 기능을 상실하게 되면 발생되며, 드물게는 종양이나 섬유화 등에 의해 정맥이 외부에서 압박을 받는 경우 나타나기도 한다. 지속적으로 정맥주사를 투여하거나 출산 직후에 많이 발생한다. 정맥주사를 투여 시 주사를 맞은 부위 정맥에 혈전이 생겨서 정맥 부위가 붉게 붓고 경미한 통증을 느끼거나 응어리가 생기는 경우 이는 침이나 약물의 자극으로 정맥벽에 혈전이 발생되었기 때문이다. 출산 직후에는 골반 내 정맥에서 혈전이 발생되는 사례가 있으며, 그 이유로 말초부정맥에 울혈이 발생되어 발이 심하게 붓거나 보라색으로 변하고 통증이 야기되기도 한다.

혈전증 thrombosis

혈관 속에서 피가 굳어진 덩어리를 말하며, 혈전증이란 혈전에 의해 발생되는 질환을 말한다. 혈전증은 혈전색전증이라고 하기도 하며, 특히 혈전에 의하여 혈관이 막히며 발생하는 질환을 일컫는다. 우리 몸은 여러 가지 혈전형성인자와 조절인자가 균형을 이루고 있어서 정상 상태에서는 과도한 혈전이 만들어지지 않으나, 혈전형성억제에 관여하는 인자들의 균형이 깨지게 되면 혈전이 형성될 수 있다.

정맥류 varicose vein

정맥류는 확장되고 늘어난 정맥이 일반적으로 넙다리의 피하조직에서 발견할 수 있으며, 정맥판막의 손상을 수반한다. 정맥 내부에는 있는 판막(Valve)이 혈액의 흐름을 심장 쪽으로 일정하게 유지하게 만드는데, 정맥류는 오래 서 있거나, 하지 정맥의 압력이 높아지는 경우 정맥벽이 약해져서 판막이 손상 되어지면 심장으로 이동하는 혈액이 역류하여 늘어난 정맥이 피부 밖으로 노출되게 된다.

혈관수축 vasoconstriction

순환계는 압력이 높은 동맥과 압력이 낮은 모세혈관 및 정맥으로 구성되어 있고 그 사이에 세동맥의 수축상태를 혈관 수축이라고 한다. 즉 혈관의 지름이 감소하는 것으로 특히 세동맥의 연축을 의미한다.

혈관확장 vasodilatataion

혈관의 지름이 증가하는 것으로 수축성 신경을 억제하고 확장성 신경을 자극하여 일어난다. 특히 세동맥의 확장은 그 국소로 가는 혈류를 증가시킨다.

정맥절개술, 사혈 venesection

치료를 목적으로 환자의 혈액을 체외로 제거하는 것이다. 보통, 팔꿈치 정맥에 주사기를 찔러 넣어 200 ~ 500 mL을 서서히 흡인제거한다. 심장성천식, 폐수종 등의 응급 처치로 심장의 부담을 줄이는 효과가 있다.

정맥천자 venipuncture

정맥혈의 채취, 정맥주사, 정맥압의 측정 등을 위해 주사침을 사용해서 정맥을 직접 찌르는 것을 말한다. 팔꿈치 정맥을 이용하는 경우가 가장 많다.

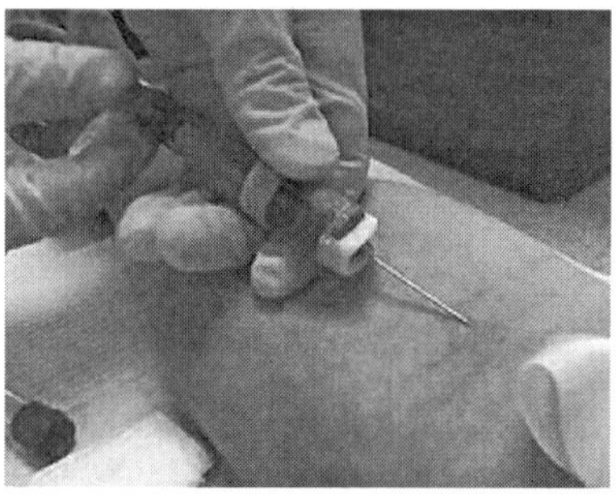

그림 4-10. 정맥천자

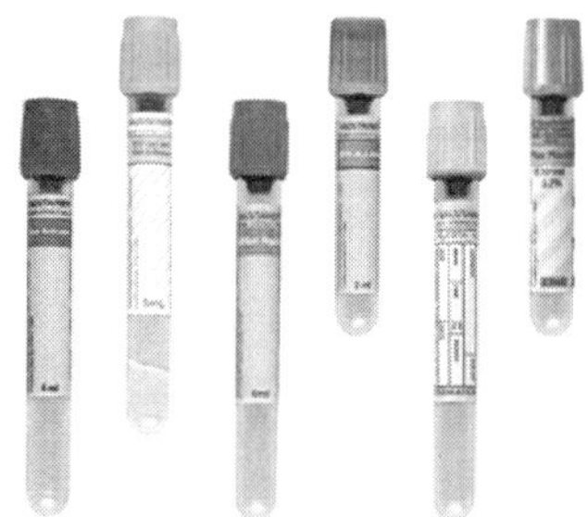

그림 4-11. 혈액튜브

Chapter 5
소화계통

[학습목표]

- 소화계통 관련 명칭을 알고 각각 기능에 대한 설명한다.
- 소화계통 접두어와 접미어를 이용하여 만든 용어를 설명한다.
- 소화계통 질환과 검사에 대한 용어를 설명한다.
- 소화계통 관련된 병리학적 상태를 설명한다.
- 소화계통 관련된 외과적 용어를 설명한다.

5장 ▎소화계통 Digestive System

Ⅰ. 해부생리학적 용어

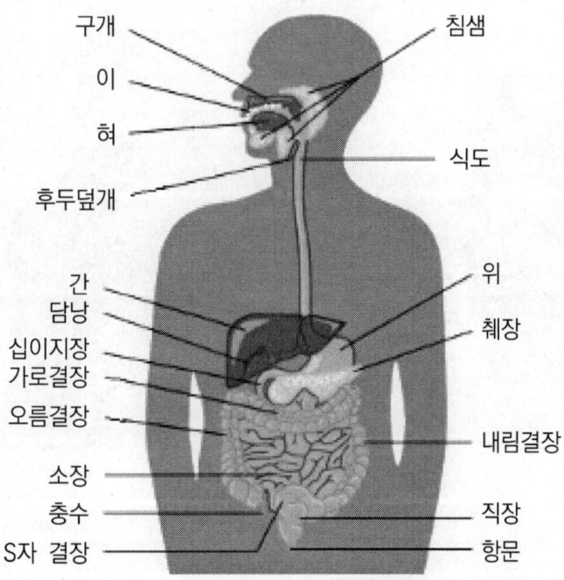

그림 5-1. Gastrointestinal organs

입안 oral cavity

입에서 목구멍에 이르는 입안의 빈 곳을 말한다. 음식물을 섭취 및 소화를 담당하며 발음 기관의 일부분이 되기도 한다. 입천장은 뼈로 이루어진 단단입천장과 그 뒤쪽의 연조직으로 이루어진 물렁입천장으로 나뉜다. 그 뒤쪽으로 양쪽에 편도가 있고 중앙에는 목젖이 있다.

인두 pharynx

인두는 입안과 식도 사이에 위치해 있으며, 목뼈 앞쪽을 위아래로 주행할 수 있는 짧은 관으로 소화관의 일부이다. 입과 인두의 경계는 입을 벌렸을 경우 보이는 입천장활과 목젖이며, 그 뒤에 있는 것이 인두이다. 인두는 보통 12 cm 정도이며, 코인두, 입인두, 후두인두 세 부위로 구분된다. 인두 상부는 코인두로 뇌 바닥과 접하고 있으며 하부인 하인두는 세번째 목뼈 높이에서 식도와 연결된다. 하인두는 식도와 수직으로 연결되어 있는데, 하인두의 앞쪽으로 후두가 있어 후두인두라 한다. 인두는 소화기계통과 호흡기계통을 서로 공유하고 있는 기관이며, 공기와 음식물이 섞이지 않고 각각 식도와 폐로 잘 넘어갈 수 있도록 분류하는 기능을 담당한다. 삼킨 음식물과 들이킨 공기는 인두부에서 교차되며, 후두의 입구에 있는 후두덮개는 음식물을 섭취 시 후두가 닫히도록 작용한다.

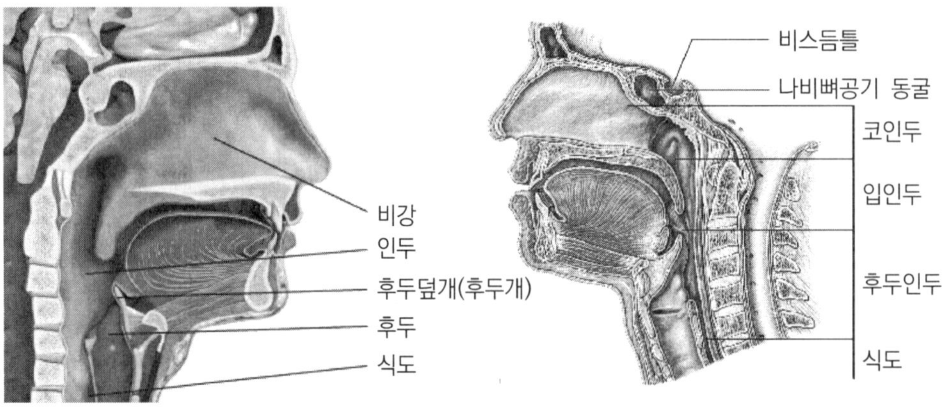

그림 5-2. Pharynx

식도 esophagus

인두에서 위에 이르는 근육성 관으로 대략 제6경추의 높이이며 위쪽은 인두에 계속되고 아래쪽은 제 11흉추의 높이에서 횡격막을 뚫고 위의 들문에 이어지는 길이 25cm 정도의 근육성막으로 점막, 근막, 외막으로 이루어져 있다.

위 stomach

위는 소화관의 일부분으로 식도와 샘창자를 연결해 주는, 속이 빈 주머니를 말한다. 구강과 식도를 통하여 내려오는 음식물을 저장하고 일부는 분해작용을 진행하여 소장으로 내려 보내는 기능을 한다.

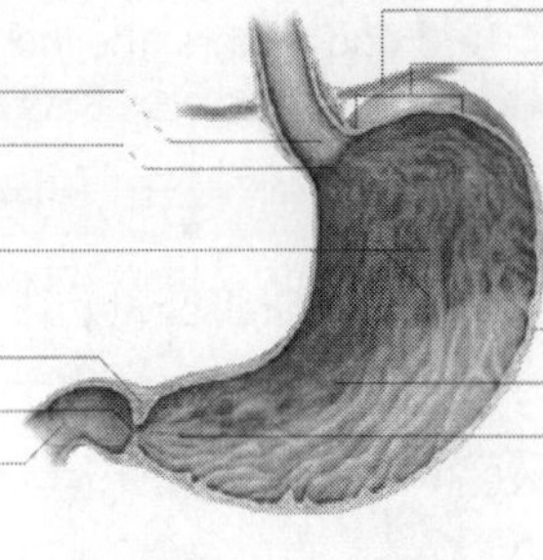

그림 5-3. Stomach

샘창자, 십이지장 duodenum

위에 이어서 소장이 시작되는 부위로써 길이가 손가락마디 12개를 늘어놓은 것과 같다고 하여 십이지장이라는 이름이 붙여졌다. 그러나 실제 길이는 약 25 cm 정도다. 상부 이하는 내림부, 가로부, 오름부로 이어진다. 샘창자의 내면은 상부를 제외한 전체 장관 내벽의 절반 정도의 옆주름이 잡혀 있는데 이를 켈크링주름이라고 한다. 샘창자 하행부에는 췌장관과 담관이 개구하고 있다.

빈창자, 공장 jejunum

작은 장자(소장)은 십이지장 · 빈창자 · 회장의 세 부분으로 되어 있다. 십이지장의 끝부분은 인체에서는 제2요추의 왼쪽에서 갑자기 앞으로 구부러지고 거기까지의 뒤쪽 복벽에 달라붙어 있던 장관이 빈창자로 되는 동시에, 복벽에서 떨어져 복강 내에서 자유롭게 움직일 수 있는 상태가 된다. 빈창자와 회장을 합하여 공회장 또는 장간막소장이라고 한다. 이 둘은 긴 장간막을 가지고 있어서 복강 내에서 잘 움직일 수 있다.

빈창자는 회장보다 약간 굵고 장벽이 두꺼우며 점막에 주름과 혈관이 많고 융모가 촘촘하게 나 있다. 사체에서의 빈창자가 내용물이 아주 적거나 거의 비어 있는 데서 이름이 붙여졌다.

돌창자, 회장 ileum

빈창자에 연결된 소장으로 기능은 빈창자와 유사하지만 빈창자에 비해서 주름의 수가 적고 벽이 얇고 직경이 작다. 소장의 먼 데로 빈창자에서 맹장 사이에 있는 부분이다. 소장의 약 3/5를 차지하며 복강의 오른쪽 아래에 있다. 점막의 윤상주름이 빈창자보다 드물고 20 ~ 30개의 집합림프소절이 산재하고 있다.

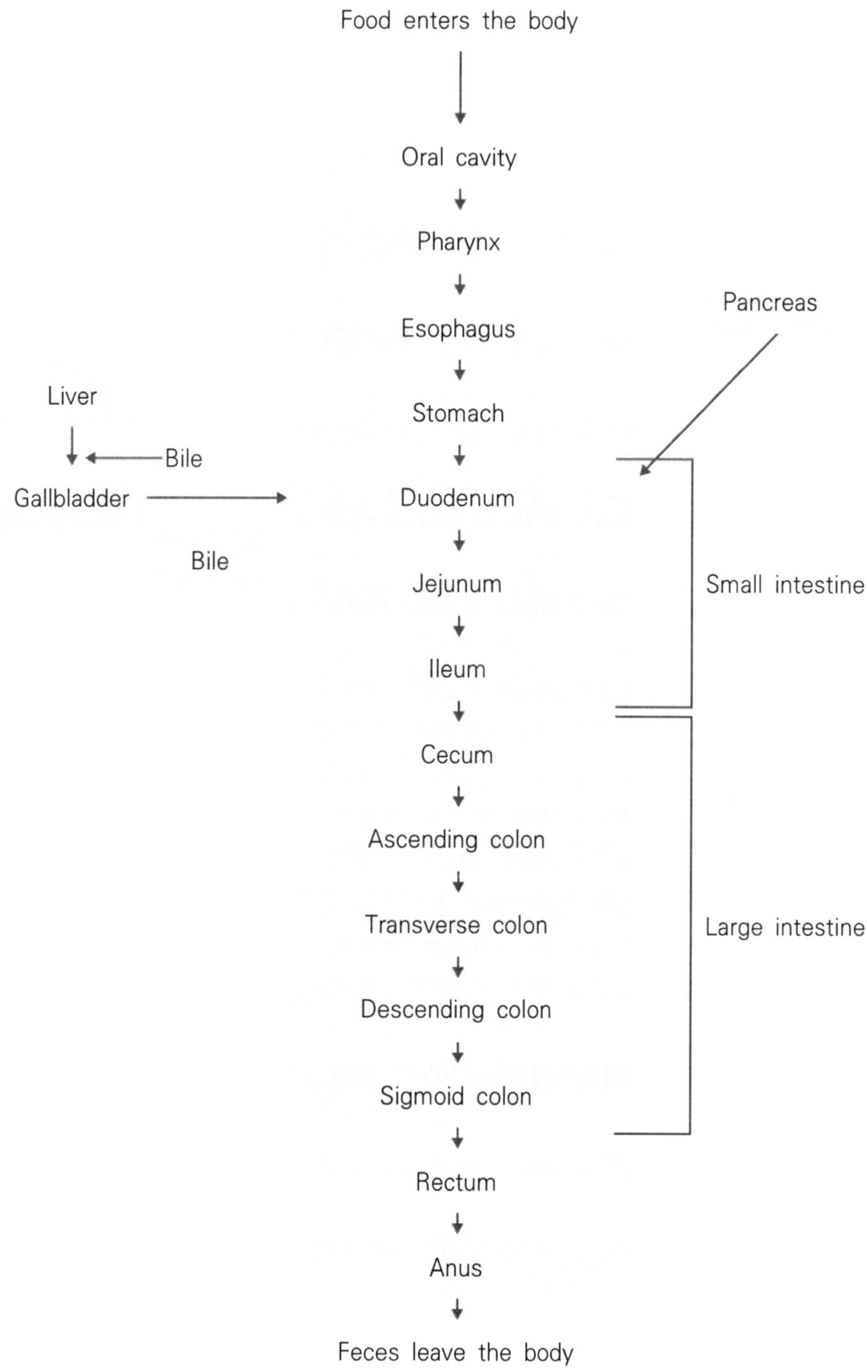

그림 5-4. Pathway of through the digestive tract

막창자, 맹장 cecum

대장의 첫 부분으로 돌막창자구멍보다 약간 아래쪽에 매달린 창자 부위를 말한다. 길이는 5 ~ 6 cm 이며, 대개 충수라는 작은 돌기와 같은 짧고 얇은 주머니를 가지고 있다.

오름잘록창자, 상행결장 ascending colon

오른쪽 복막 뒤에서 올라가는 대장의 부분으로 맹장에서 계속하여 위로 향하여 간 가까이에서 횡행결장에 이어진다.

가로잘록창자, 횡행결장 transverse colon

상행결장에서 하행결장으로 이어지는 결장의 일부이다. 횡행결장은 배를 가로로 가로지르며, 아래로 쳐진 아치형을 그리고 있다. 횡행결장의 윗면은 간과 쓸개, 위, 비장과 붙어 있고, 아랫면은 소장에 닿아 있다. 대장 중에서 가장 길고 많이 움직일 수 있는 부분으로, 위와 십이지장을 거쳐 소화된 음식물에서 수분과 염분을 빼내어 흡수하는 역할을 한다.

내림잘록창자, 하행결장 descending colon

비장의 아래쪽에서 왼결장굽이를 가지고 횡행결장에서 이행해 왼쪽의 후복벽을 내려가서 왼쪽골반오목에 달하는 결장의 일부이다.

구불(잘록)창자, 구불결장 sigmoid colon

개인에 따라 위치나 길이가 일정하지 않으나, 대개 좌대요근 전방에 있고 길이는 약 45 cm이며, 몸의 중앙부를 향해 대체로 S자 모양으로 만곡하여 직장으로 이행한다. 기다란 결장간막이 있어 가동성은 매우 크다. 대변이 잘 고이는 곳으로서 변비가 심해지면 s상 결장염이 발생해 단단한 분괴가 내부를 자극하면 좌하복부에서 통증이 생길 수 있다. 특히 길이와 이동성이 큰 것은 s상 결장과장증이라고 하는데, 이는 종종 s상 결장염전증의 원인이 되는 경우도 있기 때문에 수술을 통해 구불결장을 고정시켜야 한다.

곧창자, 직장 rectum

대장의 끝에서 항문에 이르는 곧은 부분을 말한다. 사람의 경우 길이가 15 ~ 20 cm이고 대변을 저장-배설하는 작용을 한다. 제3천추 전방에서 구불결장의 연장으로 시작되며 항문에서 끝난다. 항문 바로 위는 항문관이라 하고 그 위는 직장팽대라고 하며 길이는 약 12 cm이다. 직장팽대에는 직장가로주름이 있다. 한편 아래끝 쪽의 치대에서 점막의 주름이 세로로 뻗어 이를 항문기둥이라 하고 그 사이를 항문굴이라 한다.

항문 anus

항문은 소화계통의 마지막 기관으로써 직장에서 이어져 끝이 열려서 외부 출구를 이며, 불수의적인 조절을 받는 내항문괄약근과 수의적 조절이 가능한 골격근인 외항문괄약근으로 분류되며 배변 기능을 가지고 있다.

흡수 absorption

장-요세관과 같은 조직 안으로 혹은 조직을 통하여 물질을 흡수하는 것을 말한다.

배출 elimination

몸에서 어떤 물질을 배출하는 것을 말한다.

대사 metabolism

생물의 세포에서 생명을 유지하기 위해 일어나는 화학 반응으로, 효소에 의해 촉매된다. 생물체는 섭취한 영양물질을 분해하여 에너지를 얻어야하고, 세포 및 생명체를 구성하는 성분들을 합성해야 하며, 필요하지 않은 물질을 몸 밖으로 내보낸다. 이러한 세포 내의 물질과 에너지의 흐름을 관리하는 것을 총체적으로 물질대사라고 한다. 대사는 두 부류로 나눌 수 있다. 이화작용은 단백질, 탄수화물, 지방성분 들을 작은 분자들로 분해하는 과정과 세포 호흡을 통하여 유기 분자를 분해하고 에너지를 얻는 반응들이 포함된다. 동화작용은 에너지를 이용하여 작은 분자로부터 단백질이나 핵산과 같은 세포의 구성 성분을 합성하는 반응이다.

영양소 nutrients

신체의 기능을 조절하는 영양소로서 비타민-무기질-단백질-물을 들 수 있으며 이들은 조절소라고 한다. 또 생체가 요구하는 영양소의 양에 따라서 주영양소와 미량영양소로 구분되기도 하며 탄수화물-지방-단백질은 주영양소이고 미량을 요구하는 무기질과 비타민들은 미량영양소라고 한다. 무기질 중에서는 하루에 100mg 이상을 요구하는 칼슘-인-마그네슘-나트륨-칼륨-염소를 제외한 인체가 필요로 하는 대부분이 미량원소에 속한다.

이, 치아 teeth

소화기계통의 첫 부분인 위턱과 아래턱의 상하 보완적으로 좌우 대칭인 타원 모양(치열궁)으로 배열된 구조를 가진다. 입안 표면적의 약 18% 정도를 차지하며 위턱 치아의 표면적은 아래턱 치아의 표면적보다 넓고 위턱의 치아가 아래턱의 치아를 살짝 덮는 형태로 되어있다. 입 안에 드러나는 표면은 우리 몸에서 가장 단단한 조직인 사기질(법랑질)로 구성되어 있으며 입안에 흡입된 음식물을 잘게 씹고 부수어 저작운동을 하므로써 소화를 도와주는 기능을 가지고 있다. 치아는 턱뼈, 얼굴 형태, 교합력 등에 알맞은 형태를 가지고 적절한 위치에 배열되어 있으며, 정확한 발음과 말을 하는 데에도 도움을 준다.

혀 tongue

혀는 입안에 있는 길쭉한 모양의 근육을 말한다. 구강 바닥에서 입안으로 튀어나온 형태를 구성하고 맛을 느끼고, 음식물을 씹고 삼키는 소화 기능에 기여한다. 또한 언어의 발음에도 중요한 기능을 하는 신체기관이다. 표면은 점막으로 구성되어 있으며, 혀뿌리, 혀몸통, 혀끝 세 부분으로 구분된다.

침샘, 타액선 salivary glands

입안으로 소화액(침)을 분비하는 샘으로 타액선이라고도 한다. 침샘은 큰침샘인 귀밑샘(이하선), 턱밑샘(악하선), 혀밑샘(설하선)과 작은 침샘으로 구성되며, 각각의 분비관을 통해 입안으로 침을 분비한다.

큰침샘(주타액선)은 귀 밑에 있으면서 크기가 가장 큰 귀밑샘(이하선), 턱 밑에 있는 턱밑샘(악하선), 혀 밑에 있는 혀밑샘(설하선)이 있으며, 좌우 각각 한 쌍씩 존재한다.

작은 침샘(소타액선)은 비강, 볼 점막, 구개, 혀를 비롯하며 인두 및 기관지에까지 다양하게 퍼져 있다. 귀밑샘은 장액성 세포(효소를 분비함)만으로 구성되어 있고, 다른 두 침샘은 장액성 세포와 점액성 세포로 이루어진다. 샘 바닥에서 아밀라아제, 말타아제를 분비하며, 배출관 도중에서 염화 나트륨을 분비한다.

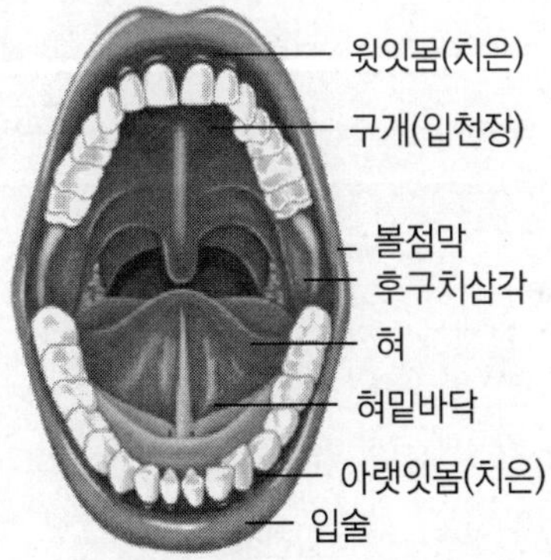

그림 5-5. Oral cavity

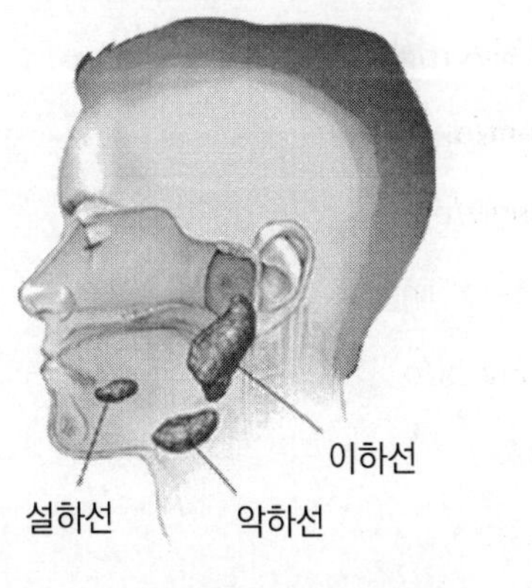

그림 5-6. Salivary glands

이자, 췌장 pancreas

위의 뒤쪽에 위치하며, 소화 효소 및 호르몬을 분비하는 기능을 가지고 있다.

간 liver

간은 가로막 아래 우상복부에 위치한 적갈색의 장기를 말한다. 반구형으로 융기된 윗부분은 오른쪽 가로막 밑에 밀접하게 부착되어 있으며, 간동맥 및 문맥으로부터 혈액을 공급 받는다. 간은 미세한 소엽(간소엽)으로 이루어져 있으며, 기능으로 탄수화물대사, 지방 대사, 아미노산 및 단백질 대사, 담즙산 및 빌리루빈 대사, 무기질 대사 및 비타민, 호르몬 대사, 살균 및 해독 작용 등의 대사작용을 한다.

쓸개(주머니), 담낭 gallbladder

길이 약 7 ~ 10 cm 정도 되는, 간 아래쪽에 붙어 있는 주머니이다. 간에서 분비된 쓸개즙을 농축하고 저장하는 일을 한다.

Ⅱ. 구강 Oral cavity

1. 어근

alveol/o	alveolar	치조의
bucc/o	cheek	볼
cheil/o, labi/o	lip	입술
dent/o, odont/o	tooth	치아
gingiv/o	gum	잇몸
loss/o, lingu/o	tongue	혀
mandibl/o	lower jaw	아래턱
or/o	mouth	입
palat/o	palate	입천장
parotid/o	beside the ear	이하선
pharyng/o	throat	인두
ptyal/o, sial/o	saliva	침

sialaden/o		salivaly gland	침샘
tonsill/o		tonsil	편도
uvul/o, staphyl/o		uvula	목젖

2. 해부학적 용어

alveolus	치조	gingiva	잇몸
buccal cavity	입속, 구강	labium	입술
cement	견고한	palate	입천장
cervix dentis	자궁경관	pulp	속질
corona dentis	코로나	radix dentis	뿌리
dentin	상아질	tongue, linguae	혀
enamel	에나멜	uvula	목젖
fauces	목구멍	velum palatinum	피막천장
frenulum linguae	혀소대		

Bartholin's duct	바르톨린관	saliva	침
glandulae buccales	본샘	Stensen's duct	스텐센관
glandulae labiales	구순선	sublingual gland	설하선
glandulae palatinae	구개선	submandibular gland	하악선
lingual gland	혀샘	Wharton's duct	와튼관
parotid gland	이하선		

3. 의학용어

혀유착증, 설소대단축증 ankyloglossia

선천적으로 설소대가 짧은 증상으로 설소대 절개술로 치료한다.

아프타 aphtha

구강, 인두, 후두의 점막면에 생기는 백색 내지 회백색의 위막성 반점이고, 주위에 붉은색이 나타나며 통증이 뚜렷하다. 급성인 것은 2주 이내에 치유되는 것이 많은데 재발성인 것은 치료가 곤란하다. 치료법은 환부를 안정시키고 청결하게 유지한다. 부신피질호르몬 등의 국소도포가 효과적이다. 전신적으로는 안정하고 영양상태를 개선함과 동시에 비타민(A, B군, C등)을 복용한다.

박리 avulsion

조직의 일부를 찢어 벌리는 것 또는 치아가 이틀오목으로부터 완전히 이탈된 것을 말한다. 이들로부터 완전히 분리되어 있는 상태로 급격한 외상으로 야기되는 치아의 손상을 말한다.

칸디다증 candidiasis

칸디다(Candida)라는 곰팡이(진균)가 일으키는 다양한 감염 질환이다. 칸디다증은 침범 부위에 따라 피부점막 칸디다증과 심부 칸디다증으로 구분한다. 피부점막 칸디다증에는 아구창, 식도 칸디다증, 질 칸디다증 등이 속하고 심부 칸디다증에는 칸디다 진균혈증, 칸디다 내안구염, 칸디다 복막염, 칸디다 골관절염, 칸디다 척추염, 간비장 칸디다증 등이 속한다.

카리에스, 부식, 우식 caries

만성골염으로 뼈가 썩어서 파괴되는 병이다. 뼈질이 석회염분을 잃고 유기성분을 액화하여 뼈가 손상되고 고름이 나게 된다. 거의 결핵균에 의하여 갈비뼈, 척추뼈 등에서 일어난다. 치아경조직이 세균이 내는 산으로 파괴되는 것이다.

입술염 cheilitis

입술에 생긴 피부염으로 박탈구순염, 접촉구순염, 광선구순염, 구각구순염, 선구순염, 육아종구순염 등을 포함한다.

입술성형술 cheiloplasty

입술의 기형 및 결함을 외과적으로 성형하는 수술을 말한다.

입술봉합술 cheilorrhaphy

입술의 봉합수술 특히 선천성 입술갈림증을 외과적으로 꿰매는 것을 말한다.

입술입성형술 cheilostomatoplasty

입술과 입의 외과적 복구수술이다. 예컨대 외상 또는 암의 제거 후에 행해지는 입술과 입의 재건술을 말한다.

입천장갈림증, 구개열 cleft palate

안면 봉합선의 유합부전 때문인데, 연구개에만 국한되는 것과 경구개까지 걸치는 것이 있으며, 또 구순열이 따르는 것도 있다. 주로 편측성이나 양측인 경우도 있다.

원인으로는 유전, 태생기 모체의 질병, 기계적 자극 등을 들 수 있는데, 확정적인 것은 없다. 각종 기형 중 발생빈도가 높은 편이다. 증세는 파열에 의한 기능장애 이외에 유아기에는 흡유력 부전, 성장 후에는 언어장애가 가장 심하다. 언어장애는 파열 때문에 비강과 구강을 차단할 수가 없어서 기류가 코로 새고, 또 이상한 구음벽이 생겨서 일어난다.

치료는 2세 이내에 폐쇄수술을 하는 것이 좋다. 수술방법은 파열을 닫고, 또 가동성이 풍부한 연구개를 형성하여 비인강 폐쇄가 잘 되도록 하는 방법이 고안되어 있다.

무치아증, 무치증 edentia

가장 흔한 치아 발육장애 중 하나로, 총 치아 수의 감소가 특징지을 수 있으며 제3대구치(사랑니)를 제외하였을 때는 약 3 ~ 10%, 제3대구치를 포함하였을 때는 약 20%의 확률로 발생한다. 유치의 결손은 약 1% 이하에서 관찰된다. 남성보다 여성에서 1.5배 가량 더 자주 발생하는 것으로 알려져 있다. 1개 이상의 치아가 없는 경우는 부분적 무치증(hypodontia), 모든 치아가 발생하지 않는 경우는 완전무치증(anodontia)이라고 부른다.

설소대절단술 frenotomy

설소대라고 하는 혀와 입 바닥부분을 잡아주는 인대가 강하거나 부정확하게 나면 발음이 부정확해지는데 이럴 경우에 설소대 절단술이란 시술을 받는다.

잇몸염, 치은염 gingivitis

잇몸의 염증을 말한다. 잇몸은 구강점막의 일부이므로 같은 병터가 잇몸과 구강점막의 다른 부위에 동시에 존재하는 경우는 구내염이라고 하고 잇몸 가장자리에 생기는 염증은 잇몸염이라고 한다. 주된 증세를 중심으로 분류하면 단순성 잇몸염, 궤양성 잇몸염, 괴저성 잇몸염, 비대성 잇몸염으로 대별된다.

혀절제술 glossectomy

혀의 일부 또는 병터를 외과적으로 절제해 내는 술식을 말한다.

혀염, 설염 glossitis

혀에 생긴 염증을 말한다. 점막에 국한된 천재성 설염과 깊숙한 곳까지 염증이 존재하는 심재성 설염으로 분류된다. 천재성 설염은 구내염과 원인 및 치료가 유사하다. 혀에 염증이 생기면 혀가 붓고 색이 변하며, 유두가 없어지면서 원래 오돌토돌한 표면이 매끈해지기도 한다. 또한 혀에 통증이나 불편감이 있을 수도 있다.

혀탈출 glossocele

혀가 종창되고 입 밖으로 튀어나온 것을 말한다.

혀통증, 설통 glossodynia

혀끝부, 혀모서리부, 혀뿌리부가 화끈거리고 따끔따끔한 느낌이나 둔하게 압박받는 것 같은 통증 등 다양한 표현으로 혀에 국한된 지속성 동통을 호소하는 것을 말한다.

혀성형술 glossoplasty

혀의 성형수술을 말한다.

혀꿰맴술, 혀봉합술 glossorrhaphy

혀 상처의 꿰맴술을 말한다.

입냄새, 구취 halitosis

입 안의 박테리아가 단백질을 분해하면서 생기는 휘발성 황화합물(volatile sulfur compound)로 인해 입에서 불쾌한 냄새가 나는 증상이다. 혀의 안쪽에 서식하는 많은 양의 박테리아가 입 안에 남아있는 음식물 찌꺼기, 죽은 세포, 콧물 등을 부패시키는 과정에서 썩은 달걀 냄새를 발생시키게 된다.

입술갈림증, 구순열, 토순 harelip

윗 입술의 형성 부진으로 인하여 한쪽 또는 양쪽으로 갈라져 있는 형태의 질병을 의미한다. 입천장갈림증을 합병한 사례도 있다. 한쪽성과 양쪽성이 있으며 입술갈림증의 정도에 따라 코구멍바닥까지 갈라진 것을 완전입술턱입천장갈림증 이라고 하며, 코구멍바닥까지는 미치지 않은 것을 불완전 입술턱입천장갈림증이라 한다. 입천장갈림증과 함께 외표기형의 빈도가 가장 높은 질병이다.

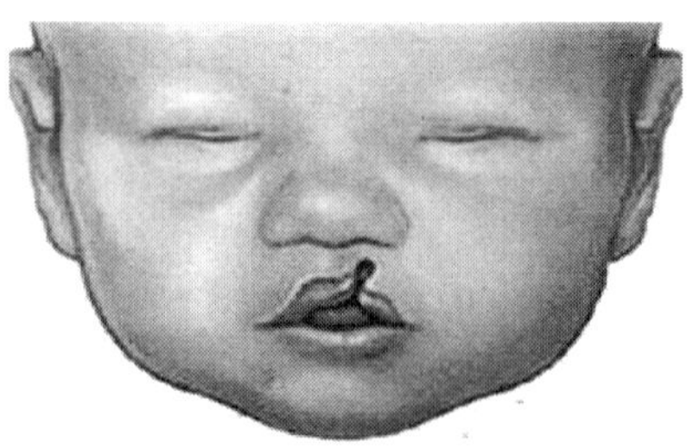

그림 5-7. harelip (한쪽)

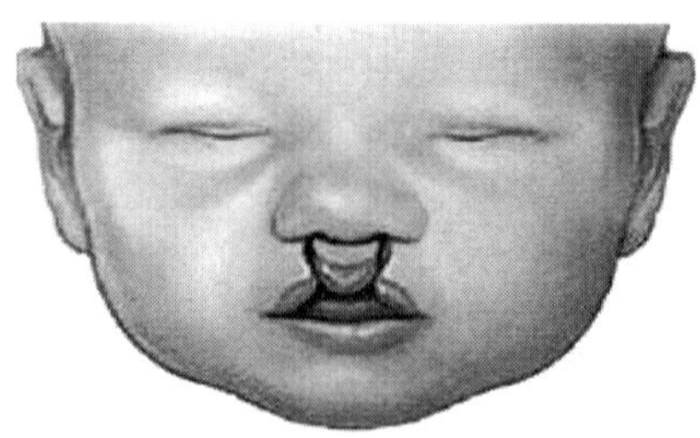

그림 5-8. harelip (양쪽)

백(색)판증, 백반 leukoplakia

볼 또는 뺨, 잇몸 또는 혀의 점막 또는 여성의 외음부 점막에 비벼서 떨어지지 않는 때로는 갈라지는 경향을 나타내는 희고 두꺼운 반점을 특징으로 하는 병으로 조직학적으로는 편평상피세포의 증식과 함께 이상각화증을 나타내는 전암성 병터이다. 담배, 알코올, 불량 보철물 등에 의한 국소적인 만성자극 등이 원인이라고 생각된다.

루드비히앙기나 Ludwigs angina

연쇄상구균과 포도상구균의 혼합감염에 의한 하악구강 기저부의 염증으로 악취가 심한 고름이 입 안의 바닥에 괴는 병이다.

모닐리아증 moniliasis

진균류에 속하는 칸디다 알비칸스 라고 하는 곰팡이의 증식으로 일어나는 병의 옛 이름을 말한다.

볼거리, 유행귀밑샘염, 유행성이하선염 mumps

바이러스(paramyxovirus)에 의한 감염으로 발생하는 급성 유행성 전염병으로, 이하선이 비대해지고 동통을 특징적인 소견으로 한다. 예방 접종이 보편화되면서 발생 빈도가 급격히 감소하였으며 늦겨울이나 봄에 잘 발생한다.

치통 odontalgia

단 음식, 또는 아주 차갑거나 뜨거운 음식 등을 먹을 때 치아에 통증이 오는 것을 말하는데, 보통 씹을 때 통증이 발생하며, 잇몸이 붓고 역한 냄새의 분비물이 나온다.

치아절제술, 발치 odontectomy

미맹출치 또는 매복치를 임의로 분할하여 발치하는 술식을 말한다.

치아종 odontoma

이의 경조직을 주체로 하는 종양상증식물. 복잡형과 집합형으로 나뉘는데, 집합형의 경우 수백이라는 소치아양석회화물을 함유할 경우가 있다. 대부분은 과오종에 속하는 것으로, 경조직의 형성이 어느정도까지 진행되면 그 이상은 그렇게 증대하지 않는다. 10 ~ 20세대에 발견되는 일이 많고, 치육의 무통성의 단만한 종양을 주로 호소하는 일이 많다. X-선상으로는 주위의 골절과 분리된 덩어리모양의 불투과상으로서 나타난다. 치료는 전적출한다.

입천장꿰맴술, 구개봉합술 palatorrhaphy

물렁입천장 및 단단입천장을 덮은 연부조직을 포함한 입천장갈림증의 외과적 봉합교정술을 말한다.

귀밑샘절제술 parotidectomy

귀밑샘의 절제술을 말한다.

귀밑샘염, 이하선염 parotitis, paritiditis

유행성이하선염 바이러스(Mumps virus)에 의한 이하선염으로 이하선(Parotid gland)이 붓는 가장 흔한 원인이다. 85%가 15세 이하에서 발생하며 전염성이 높고 계절적으로는 봄, 가을에 많으나, 백신의 사용으로 발생빈도가 감소하고 있다. 최근에는 소아 당뇨병과의 중요한 연관성도 보고되고 있다. 바이러스는 타액, 비루, 소변을 통해 공기 전염된다.

인두통증 pharyngalgia

인두나 후두에 질병이 있을 때 나타나는 통증으로 흔히 목이 아프며 급성과 만성으로 나뉜다.

인두절제술 pharyngectomy

인두의 외과적 제거를 말한다.

인두염 pharyngitis

인두의 점막이나, 림프조직의 염증이다. 원인으로는 세균감염, 바이러스감염 외에 자극 가스, 먼지 등의 만성자극이나 코, 부비강으로부터의 염증파급 등이 있다. 일반적으로 급성인두염과 만성인두염으로 분류되는데 특수한 염증으로 인두결핵, 인두매독, 인두디프테리아 등이 있다 치료로는 화학요법에 추가해서 자극의 회피가 필요하고 함수나 흡입요법도 효과적이다.

침과다증 ptyalism

침이 비정상적으로 많이 분비되는 것으로 만성 수은중독 등에서 나타난다.

침샘염, 타액선염 sialoadenitis

침샘(이하선, 악하선, 설하선)에 나타나는 염증성, 감염성 질환이다.

침샘(관)조영술, 타액선조영술 sialography

X선 조사에 비투과성인 물질을 주사해서 침샘관을 X선 촬영하는 방법을 말한다.

침돌증, 타석증 sialolithiasis

침을 생산하는 기관인 침샘(타액선)이나 침샘으로부터 입안으로 연결된 부위(침샘관, 타액선관)에 석회물질(돌, 타석)이 생겨 침의 통로가 막혀서 생기는 질환이다. 침이 나오는 통로가 막히기 때문에 막힌 부위의 안쪽인 침샘 부위가 붓고 아픈 증상을 유발한다. 악하선(턱밑샘)에 80% 정도로 가장 많이 생긴다.

침돌절개술, 타석절개술 sialolithotomy

돌을 제거하기 위한 침샘 또는 침샘관을 절개하는 것을 말한다.

궤양 sore

피부나 점막의 표면이 손상되는 병변. 피부에서는 표피, 소화관점막에서는 적어도 점막하근판의 결손이 있는 것을 말한다. 그 부분에서는 결합조직 등의 간질이 직접 외계와 접하게 된다. 궤양이 생긴 부분에서는 이것을 복구하기 위해 신체는 육아를 만들고 또 생체측의 재생능력이 우세하면 손상된 부분은 재생한 조직에서 완전히 복구된다.

입안염, 구내염 stomatitis

감염에 의하거나 혹은 비감염성 원인에 의하여 입 안 점막(치아 주위 잇몸, 볼이나 입술 안쪽 점막, 입천정의 구개점막, 혀와 주변 점막)에 염증이 생겨 발생되는 질환이다.

원인으로는 바이러스 감염이 원인인 단순포진(herpes 구내염), 진균(곰팡이균)감염이 원인인 구강 캔디다증 등의 감염성 구강점막 질환과 자가면역이나 알레르기 반응에 인한 것으로 알려진 재발성 아프타성 구내궤양, 유천포창, 편평태선, 천포창 등의 비감염성 구강점막 질환으로 구분한다.

입안출혈, 구내출혈 stomatorrhagia

입에서의 출혈을 말한다.

입안성형술, 구내성형술 stomatoplasty

구강 또는 자궁구의 성형외과적 복구수술이다.

아구창, 구강칸디다증 thrush

장내 정상균총인Candida albicans에 의해 구강이 감염되는 질병으로, 면역력이 약하거나 다른 질병으로 약화된 환자들에게서 주로 일어난다.

편도절제술 tonsillectomy

편도를 외과적으로 떼어 내는 것을 말한다.

편도염 tonsillitis

편도의 염증으로 일반적으 로는 구개편도의 염증을 말한다. 급성편도염과 만성편도염으로 구별된다. 급성편도염에는 다른 질환에서 병발한 경우가 있다. 급성전염병에서는 성홍열성, 혈액질환에 유래하는 백혈병성, 과립감소성 편도염 등이 있다. 만성염증이 존재하는 편도는 병소가 신염, 관절염, 심내막염을 발병시키기 때문에 충분히 고려해야 한다.

편도결석, 편도돌 tonsillolith

편도 혹은 편도선에 있는 작은 구멍들에 음식물 찌꺼기와 세균이 뭉쳐서 생기는 쌀알 크기의 작고 노란 알갱이를 말한다. 이름에 결석이라고 붙어 있지만 대부분 돌처럼 딱딱하지는 않다. 치아와 혀의 상태가 깨끗한데도 입 냄새가 나며, 양치질하면서 구역질을 심하게 할 때 쌀알 같은 것이 튀어나오는 경우 의심할 수 있다.

목젖염, 구개수염 uvulitis

목젖의 염증이다.

뱅상앙기나 Vincent's angina

양끝이 뾰족한 방추상균과 나선상균 즉 일종의 간균과 스피로헤타에 의해 일어나는 구내염이다. 1894년 플로가 1998년 H.뱅상이 각각 따로 기재 보고하여 플로-뱅상구내염이라고도 한다. 궤양성 앙기나로서 성인에게 많고 장기간의 여행 등으로 구강 내의 불결한 상태가 오래 계속되었을 때 볼 수 있다. 구개편도의 표면에 궤양이 생기거나 디프테리아 모양의 흰 가막이 생긴다. 미열 이외에도 가벼운 연하통이 있는 정도이고 항생물질을 주사하지만 특별한 조치를 않더라도 보통 2주 정도 지나면 낫는다.

입안마름증, 구강건조증 xerostomia

건강한 성인은 하루에 1~1.5L의 침이 분비되는데, 이보다 적게 침이 나오면 입이 마른다고 느끼게 된다. 또는 입으로 숨을 쉬면서 입 안의 수분이 증발되면 주관적으로 구강 건조함을 느낄 수 있다.

Ⅲ. 식도와 위

1. 어근

cardi/o	cardia	들문, 분문
esophag/o	esophagus	식도
gastr/o	stomach	위

muc/o	mucus	점액
pylor/o	pylorus	날문, 유문
-ectasis	dilatation	확장
-emesis	vomiting	구토
pepsia	digestion	소화
phagia	swallow	삼키다
-prandial	meal	식사
stenosis	narrowing	협착
-tresis	perforation	천공

2. 해부학적 용어

angular incisure	절흔각	fundus	바닥, 기저
pharynx	뼈의 동공	greater cuvature	큰굽이, 대만곡
diaphragm	횡격막	lesser cuvature	작은굽이, 소만곡
esophagus	식도	stomach	위
omentum	장막	rugae	추벽, 주름
cardia	들문	pylorus	날문

3. 의학용어

이완불능증, 이완못함증 achalasia

식도의 운동 장애로 하부 식도 괄약근이 삼킬 때 충분이 이완되지 않고 식도의 연동 운동도 소실되어 음식물이 내려가지 못하고 정체되어 여러가지 증상을 야기하는 질환이다.

위산없음증, 무위산증 achlorhydria

위액이 분비되도록 최대의 자극을 한 뒤에 나오는 위분비액 중에 유리염산이 거의 없는 상태를 말하며 위점막의 위축 결과로 일어난다.

식욕부진, 입맛없음 anorexia

음식물을 먹고자 하는 욕구가 떨어지거나 없어진 상태를 말하며, 실제로 평소에 먹던 양보다 음식물 섭취량이 줄거나 전혀 먹지 못하는 수도 있다.

못삼킴증, 연하불능증 aphagia

음식물을 삼키지 못하는 것을 말한다.

폭식증 bulimia

단시간 내에(약 2시간 이내) 일반인들이 먹을 수 있는 양보다 명백히 많은 양을 먹고, 음식을 먹는 동안 음식 섭취에 대해 통제력을 잃는다. 또한 체중 증가를 막기 위해 음식물을 토해내거나 설사약, 이뇨제를 남용하거나, 과도한 운동을 하기도 하며, 자신의 체중과 체형에 대하여 과도하게 집착하는 증상이 반복적으로 나타나는 상태를 폭식증이라고 한다.

크론병 Crohn's disease

원인불명인 위장계통의 만성 육아종성 염증성 병을 말한다. 특히 하부 돌창자 벽의 비후를 특징으로 한다. 종종 장폐색 혹은 고름집 형성을 일으키게 되고 재발이 빈번하며 궤양성 대장염과 더불어 중요한 염증성 창자병의 하나이다.

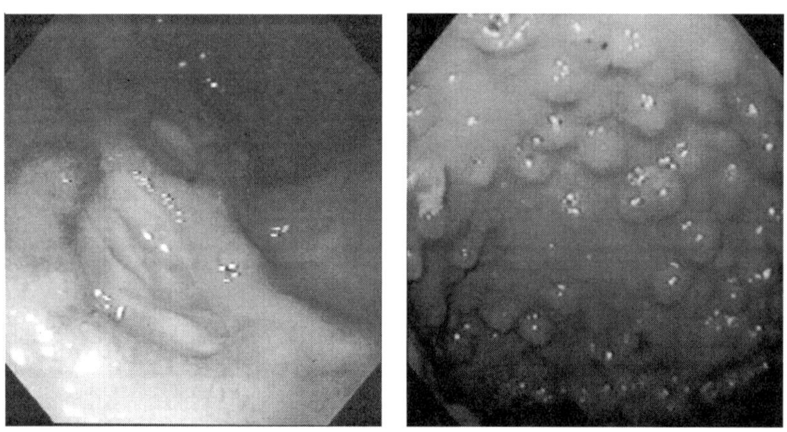

그림 5-9. Crohn's disease

곁주머니염, 게실염 diverticulitis

식도나 장관이 국한성으로 확대해 낭상이 되고 그 안에 내용물이 저류해 염증을 일으키는 것이다.

곁주머니증, 게실증 diverticulosis

곁주머니가 두 개 이상 즉 다발성으로 나타나는 것으로 구불창자에 흔하나 곧창자에서는 드물며 크기는 3 mm부터 3 cm 이상까지 다양하다.

소화불량 dyspepsia

소화기관의 기능장애와 관련하여 주로 상복부 중앙에 소화 장애 증세가 있는 경우를 말한다. 한 가지 증상만 일컫는 것이 아니며, 식후 포만감, 조기 만복감, 상복부 팽만감, 구역 (또는 오심), 명치 통증, 속쓰림 등의 여러 증상을 포함한다.

삼킴곤란, 연하곤란 dysphagia

일반적으로 음식을 삼키거나 물을 넘길 때 정상적으로는 아무런 느낌없이 입에서부터 위장까지 편하게 삼킨다. 그러나 음식이 지나가는 감각이 이상하거나 음식이 식도 내에서 내려가다가 지체되어 중간에 걸려서 더 이상 내려가지 않는 증상을 연하곤란이라 한다. 연하곤란은 인두로부터 식도를 거쳐 위 분문부(입구부위)에 이르기까지 기계적인 협착이나 운동성 장애가 있는경우에 발생하기도 한다.

흔히 연하곤란과 연하통은 보통 같이 생기는데, 식도에 염증이나 궤양이 생긴 부위를 음식이 통과할 때 쓰리거나 통증 증상이 느껴지는 경우를 연하통이라 한다. 먹을 때는 아무런 불편감이 없지만, 평상시에 인두에 무언가 걸려 있는 듯한 이질감, 음식을 먹고 난 후 음식이 위장에 그대로 머물러 있는 듯한 상복부 불편감 등의 증상과는 차이가 있다.

명치통증 epigastric pain

복부 가운데 명치부분의 통증이다.

트림 eructation

음식과 함께 공기를 들이마시면 식후에 트림이 나오는데 이것은 생리적인 것이다. 건강한 사람이 트림을 자주 하는 것은 식습관과 관련이 있다. 기름기가 많은 음식, 탄산음료, 거품이 많은 맥주 등은 트림을 생기게 하는 음식이다. 또 음식을 급하게 먹으면 입과 위 안으로 공기가 많이 들어가 트림을 자주 하게 된다. 유문협착이나 위신경증의 경우에 많이 나오고, 또 위염 · 위암 · 위아토니 등의 경우에도 많이 나온다. 또한 유아에게서 트림을 자주 볼 수 있는 이유은 유아의 위는 호리병 모양으로 서 있어서 트림이 나오기 쉬운 형태를 하고 있기 때문이다. 우유를 먹인 후에 유아의 등을 가볍게 두드려서 트림을 하게 하는 것이 좋다.

식도절제술 esophagectomy

식도의 일부를 절제 하는 수술법이다.

식도염 esophagitis

식도염은 식도 점막이 염증을 유발하여 발생되는 질환으로, 감염이나 산, 알칼리의 자극, 약물 등에 의해 야기될 수 있으며 통증이나 출혈 등의 증상이 수반될 수 있다.

식도위절제술 esophagogastrostomy

보통 위 전체와 식도 말단부를 절제하는 것이다.

식도경검사법 esophagoscopy

내시경으로 식도를 검사하는 것이다.

위절제술 gastrectomy

위의 일부 또는 전부를 절제하는 수술법인데 통상은 위부분절제의 의미로 사용하는 경우가 많고 위를 전부 절제하는 것은 위전적출술이라고 한다. 절제하는 부위에 따라서 유문측 위절제술, 분문측 위절제술 등으로 표현하는 수가 있다. 재건방법으로서는 나머지 위와 십이지장의 끝과 끝을 문합하는 빌로트I 법과 위와 공장의 끝을 문합하는 빌로트II법이 널리 사용되고 있다. 위십이지장궤양, 위암, 그밖의 위병변에 대한 수술에 사용된다.

위궤양 gastric ulcer

위산과 펩신의 공격으로 위장 점막의 결손이 발생하는 것으로, 조직학적으로 괴사된 점막의 결손이 점막하층 이하까지 발생하는 경우를 위궤양이라고 한다. 일반적으로 소화성 궤양과 유사한 의미로 사용되며, 소화성 궤양은 점막을 보호하는 방어인자와 점막 손상을 발생시키는 공격인자의 균형이 어긋나면서 발생되는 궤양을 말하며 대개 재발과 자연적 치유를 반복하는 특징을 보인다. 십이지장 궤양과 달리 위궤양은 악성종양에서 나타나는 경우도 있으므로 위궤양을 단순 소화성 궤양으로 일반화하기에는 문제가 있다.

위염 gastritis

위점막의 염증성 질환의 총칭으로 그 본태는 아직 불명이지만 진단법의 진보와 함께 위염의 개념은 변화하고 있다. 근래까지는 특수한 예를 제외하고는 내과적으로 관찰되었을 뿐이고 조직학적으로는 추구되지 않았으나 위내시경이나 위생검에 의한 위염진단의 진보와 함께 그 개념이 급속히 바뀌고 있다. 위염은 원발성 위염과 속발성 위염으로 구별한다. 속발성 위염은 급성위염에 뒤따라 일어나는 것도 있고 다른 위장질환에 따른 증세로 오는 것 또는 다른 질환의 결과로 인하여 생긴다. 위염의 임상상은 막연하며 특유한 것이 없다.

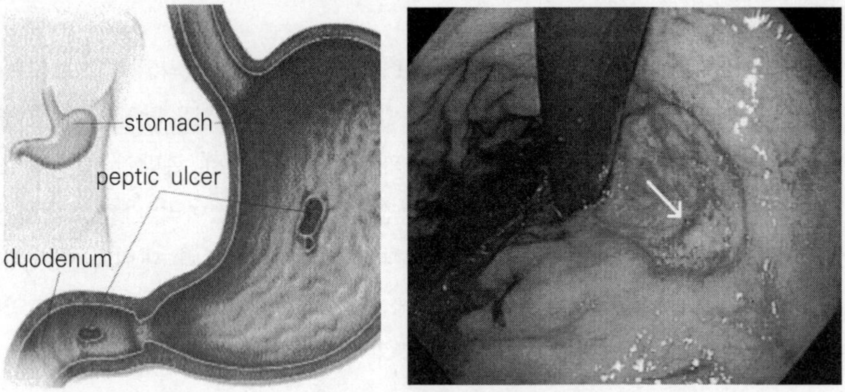

그림 5-10. gastritis

위세척 gastrolavage

위내의 약물 음식찌꺼기를 제거하기 위해 행한다. 독물의 오음이나 자살목적의 섭취, 위의 운동장애, 분비과다, 급성위확장, 위내용축적의 경우에 행한다. 약물은 섭취 3시간 이내에는 유효한데 그 이후에는 무효하다. 강한 산, 알칼리 등의 부식독, 상부소화관에 협착, 궤양, 종양이 있는 경우, 키니네 등의 경련독, 호흡억제가 심한 경우, 전신쇠약, 순환 장애가 심할 때도 금기이다.

위고정술 gastropexy

위의 위치가 잘못되어 있는 것을 바로잡기 위하여 위를 외과적으로 복벽 또는 다른 조직에 고정하는 것이다.

위내시경검사법, 위보개검사법 gastroscopy

위경으로 위 내부를 검사하는 것이다.

위관영양법 gavage

생물체가 외부에서 물질을 섭취하여 소화, 호흡, 순환, 배설을 함으로써 생활 기능을 유지하는 작용이다.

토혈, 혈액구토 hematemesis

소화관 내에서 대량의 출혈이 발생하여 피를 토하는 경우를 말하며, 주로 식도, 위, 십이지장 등 상부위장관 출혈을 암시하는 증상이다. 많은 경우가 위에서의 출혈이 원인이 되며, 때로는 식도, 십이지장의 출혈이 원인인 경우도 있다.

탈장, 탈출 hernia

신체의 장기가 제 위치에 있지 않고 다른 조직을 통과해 돌출되고 빠져나오는 증상을 의미한다. 신체 어느 부위에서나 발생할 수 있으며, 일반적으로 탈장은 복벽에 발생한다. 복벽 탈장은 복강을 둘러싸고 있는 근육과 근막 사이에서 복막이 주머니 모양으로 돌출된 비정상적인 형태를 보인다. 탈장은 생긴 부위에 따라 여러 가지로 구분된다. 일반적인 형태는 사타구니 부위에 생기는 서혜부 탈장이며, 그 외 대퇴와 아랫배가 접하는 부위에 생긴 대퇴 탈장, 수술 상처 부위에 생긴 반흔 탈장, 배꼽 부위의 약해진 부분을 통해 발생되는 제대 탈장 등으로 구분한다.

위산과다증 hyperacidity, hyperchylia

위액검사에 의해 최고 자극을 주었을 때(통상은 테트라 가스트린 4㎍/㎏ 또는 펜타가스트린 6㎍/㎏)자극 후 1시간 분비 위액산도가 이상하게 높은 것을 말한다. 일반적으로 자극 후 1시간의 최대자극 산 분비량(MAO)가 15mEq/시간이상을 과산으로 하고 십이지장 궤양 환자에게 대단히 많다.

위산저하증 hypochlorhydria

위의 pH는 보통 1-2 정도로 유지가 되며, 3 이하에서 살균 작용이 나타난다고 알려져 있다. 그래서 위의 pH가 3 이하로 떨어지지 않고 3 ~ 5 정도로 유지가 되면 위산저하증, 5 이하로 떨어지지 않으면 무산증이라고 부르게 된다.

씻어냄, 세척 lavage

위나 창자를 씻어내는 것같이 어느 장기를 씻어내는 것이다.

욕지기, 구역 nausea

일반적으로 상복부와 인후에 발생하는 이상감각. 구토에 선행하거나 동시에 나타나지만 구역질만으로 끝나는 경우도 있다. 또한 구토 중에는 구역질을 하지 않는 경우도 있다. 구역질의 발생기작은 불분명하지만 소장 상부의 역연동, 위벽의 긴장 저하, 위액의 분비 과소, 위벽의 빈혈 등의 관련이나, 연수에 있는 구토중추의 자극을 생각할 수 있다. 정신적 요인도 강하여 타인의 구토물을 보거나 정신적 불쾌함이 구토를 촉발하기도 한다.

소화성궤양 peptic ulcer

산성 위액의 작용에 의해서 식도, 위 또는 샘창자 점막이 파괴되어 결손부가 생기는 것으로 위벽이 허는 것인데 그 원인이 산성위액에 의하였을 때 한하여 소화궤양이라 한다. 소화궤양의 발생메커니즘은 기본으로 위-샘창자의 보호 메커니즘과 손상요인의 불균형으로 발생한다. 소화궤양은 대개 긴지름 0.6 cm 이상인 경우가 많고 절반이상은 긴지름이 2 cm 이상이다. 전통적으로 소화궤양은 둥근 모양에 경계가 분명하며 궤양의 벽은 반듯하다.

날문협착증, 유문협착증 pyloric stenosis

노인에게서 흔히 볼 수 있으며, 보통 위궤양 · 십이지장궤양이 원인이 된다. 유문부 윤상근의 경련성 수축에 의한 것, 유문부의 반흔성 수축에 의한 것, 유문부 종양에 의한 것으로 대별된다. 경련에 의한 것은 유아에서 볼 수 있는 유문연축증이다. 반흔성 수축은 궤양에 의한 것이며, 종양은 암종에 의한 경우가 많다.

주요 증세는 구토 · 위확장 · 연동불온 · 위강직 등이고, X선 검사로 협착이 확인된다. 잘 토하며, 음식물의 소화가 잘 되지 않으며, 영양상태가 나빠져서 체중의 감소와 빈혈 증세를 일으킨다. 또한 상복부가 붓고 위가 무지근한 느낌이 든다. 유문연축증은 아트로핀 등의 내복으로 유문괄약근의 경련을 방지하면 회복된다. 그래도 구토가 멎지 않거나, 암 · 육종 등 악성종양이 원인인 경우에는 수술해야 한다.

날문성형술, 유문성형술 pyloroplasty

날문협착의 치료, 위 내용물의 수송촉진을 위한 성형수술이다.

가슴쓰림, 작열감 pyrosis

식도, 위의 타는 것 같은 감각으로서 산성의 트림을 동반한다.

궤양 ulcer

피부나 점막의 표면이 손상되는 병변. 피부에서는 표피, 소화관점막에서는 적어도 점막하근판의 결손이 있는 것을 말한다. 그 부분에서는 결합조직 등의 간질이 직접 외계와 접하게 된다. 궤양이 생긴 부분에서는 이것을 복구하기 위해 신체는 육아를 만들고 또 생체측의 재생능력이 우세하면 손상된 부분은 재생한 조직에서 완전히 복구된다.

역류 regurgitation

아직 소화되지 않은 식물의 반추와 같이 정상방향의 반대로 흐르는 것이나 심장으로의 혈액의 역류. 심장판막의 기능이 부족할 때 심실에서 볼 수 있다.

구토 vomiting

장관과 흉벽 및 복벽 근육 수축으로 인해 상부 위장관 내용물이 강제로 입을 통해 배출되는 것, 즉 소화관의 내용물을 입으로 강하게 배출하는 것을 말하며, 반추증(되새김질) 또는 헛구역질과는 구분되어야 한다. 반추증이란 식도하부괄약근의 압력이 약화되어 나타나는 현상으로 식사 후에 위가 수축운동을 할 때 음식물이 구강 내로 다시 올라와 되새김되는 것을 말한다. 헛구역질은 호흡근과 복근의 심하고 규칙적인 수축에 의해 나타나는 증상이다.

졸링거엘리슨증후군 Zollinger-Ellison syndrome

과다염산으로 인한 소화궤양과 이자섬의 비베타 세포종양으로 때때로 가족성 다발내분비샘종증과 연관되어 있다.

Ⅳ. 작은창자와 큰창자

1. 어근

aer/o	air	공기
an/o	anus	항문
append/o, appendic/o	appendix	맹장
cec/o	cecum	막창자
celi/o, lapar/o	abdomen	복부
col/o, colon/o	colon	결장
copr/o	feces, stool	변
diverticul/o	diverticulum	게실
duoden/o	duodenum	샘창자, 샘창자
enter/o	small intestine	작은창자
epipl/o	omentum	장막
ile/o	ileum	돌창자, 돌창자
jejun/o	jejunum	빈창자, 빈창자
omphal/o	umbilicus	배꼽
proct/o	anus and rectum	항문, 직장
rect/o	rectum	직장
sigmoid/o	sigmoid colon	구불창자

2. 해부학적 용어

anus	항문	jejunum	빈창자, 빈창자
appendix	충수	large intestine	대장
cecum	맹장	rectum	직장
colon	결장	small intestine	소장
diverticulum	곁주머니	umbilicus	배꼽
duodenum	샘창자, 샘창자	ileum	돌창자, 돌창자

3. 의학용어

항문열창 anal fissure

항문에 생기는 병터로서 항문피부에 궤양이 생기거나 찢어진 상처이며 몹시 아프다.

항문샛길, 치루 anal fistula

항문 주변의 만성적인 농양이나 항문선의 염증으로 시작하여 고름이 배출되고 나면 항문선의 안쪽과 항문 바깥쪽 피부 사이에 터널이 생겨 바깥쪽 구멍을 통해 분비물이 나오는 현상을 말한다.

항문협착 anal stenosis

수축 및 이완 작용을 통해 대변을 배출하는 역할을 하는 항문 괄약근과 항문상피가 다양한 원인으로 인해 손상을 입고, 흉터 조직 형성 과정을 거쳐 결과적으로 항문관이 좁아진 것을 의미한다.

항문성형술 anoplasty

항문을 만들어 주거나 항문역할을 하도록 하여 주는 외과적 처치술이다.

충수절제술, 막창자꼬리절제술, 맹장꼬리절제술 appendectomy

충수염의 외과적 치료법으로 병적충수를 그의 기저부에서 절제하는 수술을 말한다. 급성충수염, 간결기충수염, 만성충수염 등, 특히 급성충수염의 치료에 행하는 수술이다. 농양 또는 종류를 형성한 경우에는, 충수절제는 반드시 용이한 것은 아니고, 병소를 확대 또는 합병증의 원인으로도 되기 때문에, 항생물질투여로 종류 축소 내지는 소실후, 또는 범복막염으로 이행할 우려가 있다.

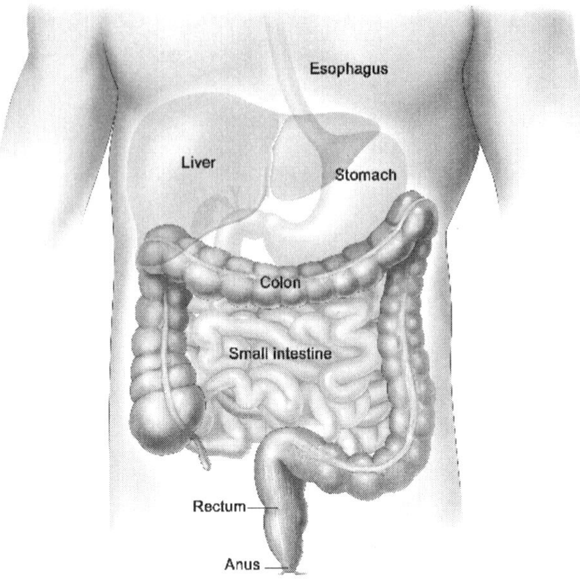

그림 5-11. 소화기계의 구조

충수염, 막창자꼬리염 ppendicitis

맹장 끝에 6 ~ 9 cm 길이로 달린 충수돌기에 염증이 발생하는 것을 말한다. 흔히 맹장염이라고 불리는데, 이것은 잘못된 명칭이다. 충수염은 진행된 정도에 따라 조기 충수염, 화농성 충수염, 괴저성 충수염, 천공된 충수염 등으로 분류되며, 최근에는 항생제와 수액 치료가 발달함에 따라 만성 충수염도 발생하고 있다.

창자가스소리 borborygmus

장관내의 가스와 액체 등의 내용물이 창자꿈틀운동에 의해서 혼합되어서 생기는 꾸럭꾸럭하는 소리이다. 창자관운동감소를 일으키는 마비성 장폐색, 복막염등의 병에서 창자가스소리는 감소 내지 소실하며 반대로 창자관운동항진을 초래하는 기계적 장폐색 등의 병에서는 항진해서 고음의 금속성음을 나타내며 감별진단에도 쓰인다.

막장절제술, 맹장절제술 cecectomy

막창자꼬리를 절제하는 수술이다.

결장절제술, 잘록창자절제술 colectomy

잘록창자의 일부 혹은 전부를 절제하는 것이다.

급통증, 산통 colic

산통의 원인은 여러가지가 있으며, 위 · 장 등의 소화기, 또는 담도 · 신우 · 요관 등의 관상기관의 벽으로 되어 있는 평활근의 경련과 수축, 만성화된 충수염이나 여러 가지 결석 등도 산통과 같이 고통을 주는 일이 있다.

발작적 · 주기적인 동시에 체위 · 체동에 영향을 주어 환자는 거의가 그 때마다 동통부에 손을 대고 환부의 긴장을 늦추는 자세를 취한다. 위산통이 가장 많고 담도산통이 다음으로 많다. 치료는 원인의 제거가 바람직하지만 응급대책으로서는 대개의 경우 국소를 따뜻하게 해주면 효과가 있다. 그러나 충수염의 경우는 다르다.

잘록창자염, 결장대장염 colitis

세균감염이나 장 내용물의 병적 발효 등으로 인한 대장의 염증으로 좁은 의미로는 잘록창자 즉 오름, 가로, 내림 그리고 구불창자의 염증을 가리키지만 넓게 또 흔히 큰창자전체 즉 잘록창자에 막창자와 곧창자를 포함한 큰창자의 염증을 가리킨다. 병터는 급성-만성의 카타르염, 위막성, 화농성 등이 있으며 특수한 것으로는 세균성이질-아메바이질이 국한적으로 나타나고 결핵-방선균병-매독-장티푸스-콜레라 등이 이곳에 파급된다. 폭음-폭식이나 부적당한 식품-음료수가 원인이 된다. 증세는 물 같은 설사가 특징인데 하루 10회에서 수십 회에 달하며 점액이나 소화 안된 음식물의 찌꺼기나 때로는 피가 섞이는 일도 있다. 그리고 대개의 경우에는 복통이 따르는데 복통은 급통증이 일어나는 경우가 많다. 병의 원인에 따라서는 발열도 있고 메스꺼움-구토가 일어나기도 한다. 설사가 심하면 어린이나 노인은 탈수상태가 되어 경련-기면 등 위독한 증세를 나타내기도 한다. 치료는 복부를 따뜻하게 하고 식사는 유동식으로 하며 탈수상태가 있으면 포도당액-링거액 등을 점적 주사한다.

잘록창자고정술, 결장고정술 colopexy

외과적 수법에의한 잘록창자를 고정하는 것이다.

잘록창자창냄술, 결장창냄술, 대장창냄술 colostomy

대변 또는 대장 분비물들이 항문이 아니라 복벽으로 배출되도록 하는 수술이다. 일반적인 인공 항문의 한 종류이다. 결장조루(술), 잘록창자창냄(술)이라고 한다. 복벽으로 나오는 인공 항문을 대장창(대장조루, colostomy)이라고도 한다.

변비 constipation

배변 시 무리한 힘이 필요하거나 대변이 과도하게 딱딱하게 굳은 경우, 불완전 배변감(후중감) 또는 항문직장의 폐쇄감이 있는 경우, 원활한 배변을 위하여 부가적인 처치가 필요한 경우, 일주일에 배변 횟수가 3번 미만인 경우 등을 말하며, 기질적(이차성) 원인이 없는 원인 미상(특발성)의 혹은 기능성 변비가 대부분을 차지한다.

탈수 dehydration

체내의 수분이 어떤 원인으로 상실되어, 체수분의 부족을 초래한 상태를 말한다. 전해질의 상실을 반드시 보이는데, 혈장전해질의 농도가 상승하였을 때는 고장성탈수라고 하며, 저하하였을 때에 저장성탈수라고 한다. 고장성인가 저장성인가는 임상적으로 판단하는 것은 반드시 용이한 것은 아니나, 급성설사증에서 어린이에게 불안, 흥분이 있고 피부건조와, 신경학적으로 병적반사 건반사항진이 출현할 때에는 고장성, 만성설사증에서 어린이가 무욕상피부가 습윤하고 있을 때에는 저장성이다.

설사 diarrhea

비정상적으로 묽은 변이 배출되는 것으로 평상시보다 묽은 변이 하루에 200 g이상 배출되거나 배출의 빈도가 하루 3회 이상을 초과하는 경우로 정의하고 있다. 이러한 설사는 세균이나 박테리아에 의한 급성 염증으로 발생할 수도 있으나 염증성 장질환 등 만성염증에 의해서도 발생하며, 항암치료, 방사선 치료 후에도 발생할 수 있고, 유당 불내증이나 식사요인에 의해서도 발생할 수 있다.

곁주머니염, 게실염 diverticulitis

식도나 장관이 국한성으로 확대해 남상이 되고 그 안에 내용물이 저류해 염증을 일으키는 것이다.

샘창자절제술, 샘창자절제술 duodenectomy

샘창자를 외과적으로 잘라내는 것이다.

샘창자염, 샘창자염 duodenitis

샘창자를 침범하는 모든 종류의 염증이다. 위염에 뒤따라 발생하거나 다른 창자염과 함께 발생한다. 원인으로는 소화성인 것, 자극성인 것, 신경성인 것, 인접 장기의 염증에 따른 것 등이 있다.

샘빈창자연술, 샘창자빈창자연술 duodenojejunostomy

샘창자와 빈창자 사이에 연결통로를 외과적으로 만드는 것이다.

이질 dysentery

유행성 또는 급성으로 발병하는 소화기계통의 전염성 병이다. 혈액이 섞인 설사를 일으키는 병으로서 세균이질과 아메바이질이 있다. 그러나 근년에 와서 아메바이질은 거의 볼 수 없으므로 이질이라면 보통 세균이질을 가리킨다. 병원체는 이질균이고 환자 또는 보균자의 대변 속에 배출되며 이것이 손가락에 묻거나 파리나 바퀴벌레 등에 매개되어 음식물이나 물에 들어가면 경구적으로 감염된다. 이때 위창자가 약해져 있으면 2~7일의 잠복기를 거쳐 발병한다. 증세는 갑자기 38~39℃의 열이 나고 하복부가 아프면서 설사가 시작된다. 설사는 가벼운 것은 1일 수회이지만 심한 경우는 1일 30회 이상일 때도 있다. 증세의 경중은 환자 몸의 저항력과 감염된 이질균의 독력에 좌우된다. 균의 독력은 디젠테리 균군이 가장 강하고 나타나는 증세도 일반적으로 격심하다. 그 다음이 플렉시너균군이고 존네균군의 독력이 가장 약하고 증세도 가벼울 때가 많다. 근년의 이질은 80%전후가 존네균의 감염에 의한 것이므로 몇 번의 가벼운 설사만으로 이질인 줄도 모르는 사이에 치유되는 일이 많다.

창자절제술, 장절제술 enterectomy

창자 특히 작은창자의 일부를 잘라내는 수술이다.

창자염, 장염, 소장염 enteritis

세균, 바이러스, 원충, 알레르기, 화학성독물, 약제 등에 의해 일어나는 장의 염증. 원인균으로는 포도상구균, 장염비브리오, 살모넬라 등이 잘 나타난다. 국한성 장염은 주로 청년기에 잘 나타나고 원인은 잘 알려져 있지 않으나 회장 말단에 염증이 생기는 만성 염증성 육아종성 질환이다. 지양성 대장염은 점혈 설사를 주요 증상으로, 관해와 재연을 반복하며 직장과 결장을 광범하게 침범하는 원인불명의 질환이다. 부신피질 스테로이드나 사라조피린이 유효하다. 위막성 대장염은 항균제의 투여 후 장내 미생물상이 변화하여 Clostridium difficile에서 균체외 독소가 대량으로 생산되어 발병한다.

소장소장연결술 enteroenterostomy

창자, 특히 작은창자의 두 개 부분을 외과적으로 연결하는 것이다.

창자돌, 장결석 enterolith

장관내에 생기는 결석을 말한다. 성인으로서는 염증의 존재나 관강의 굴곡, 폐색 등에서 내용(분변, 점액 등)의 정체, 경화에 석회염이 침착하여 생긴다. 대부분은 충수내에 볼 수 있다. 또 Meckel 게실내에서 볼 수 있는 일이 있다. 먹은 것이 장관에 멈추고 소화되지 않는 것(과일의 씨나 때로는 모발)을 핵으로하여 결석이 생기는 일도 있다.

창자박리술, 장유착박리술 enterolysis

창자의 부분사이 또는 장과 복벽 사이의 유착을 떼어 놓는 수술이다.

창자고정술, 장고정술 enteropexy

창자를 창자벽의 앞 또는 뒤쪽으로 또는 창자나 창자의 일부를 다른 부분에 외과적으로 고정하는 것이다.

창자꿰맴술, 장봉합술 enterorrhaphy

창자의 상처를 꿰매는 것이다.

대변실금, 대변새기, 변실금 fecal incontinence

4세 이상의 연령에서 반복적으로 딱딱한 변, 물 변, 가스 등의 배변을 자신의 의지대로 조절할 수 없는 상태가 3개월 이상 지속되는 경우를 변실금으로 정의할 수 있다. 변실금은 환자들이 병원을 찾아 치료를 받으려고 하지 않기 때문에 정확한 발병률을 알기는 어려우나, 대개는 65세 이상에서 발생하며, 3분의 2는 여성에서 발생하는 것으로 알려져 있다. 변실금의 위험인자로는 여성, 고령, 전신 건강 불량, 신체 활동의 제약 등이다.

대변돌 fecalith

대변을 중심으로 형성된 창자돌이다.

샛길, 루, 누공 fistula

조직에 존재하는 특정 크기와 깊이를 갖는 관모양 통로. 발생과정에서 원래 폐쇄되어야 할 것이 그대로 남아 있는 기형상태의 것과 염증이나 외상 등의 결과로 생긴 것으로 크게 구별된다.

치핵 hemorrhoid

항문관 내에는 배변에 대한 충격완화를 위해 혈관, 결합조직이 모인 점막하 근육으로 불리는 쿠션이 있으며, 이것은 변실금을 방지하는데 도움을 주며, 주로 우측 전방외측, 후방외측 그리고 좌측외측에 위치한다. 반복되는 배변과 힘주어 변을 보는 습관 등으로 인해 생긴 복압과 변 덩어리 등은 점막 하 조직을 압박하며 울혈되게 하고, 항문주위 조직이 변성되어 항문관 주위 조직의 탄력도를 감소시키고, 항문관 주변에서 덩어리를 이루게 한다. 변을 볼 때 이러한 덩어리의 상처로 출혈이 유발되며, 점차 밑으로 내려오면서 커져 항문이 빠지는 증세를 보이게 된다.

치핵절제술 hemorrhoidectomy

치핵(치질)은 항문점막 아래 상하 직장 정맥총이 울혈 되고, 장기간 동안 배변과 점막이 아래쪽으로 이동하는 것이 반복되면서 항문점막을 지지하는 조직이 탄력을 잃고 이완되어 발생한다. 따라서 치핵을 근치적으로 제거하기 위해서는 혈관을 묶어주고(결찰), 혈관과 주변 결체 조직을 절제하는 수술을 시행하는데, 이것이 바로 치핵 절제술이다.

히르슈슈프룽병 Hirschsprung's disease

큰창자 말단부의 근육층신경절세포의 선천적 결여의 의한 병으로 그 결과로 나타나는 운동기능 결손은 몸쪽부분의 정상잘록창자의 심한 비대성 확장을 일으킨다. 신경절 결여부는 일반적으로 좁아져 있으나 이차적으로 확장되는 수도 있다. 출생 후 바로 발생되며 남성에게 잘 발생하고 극심한 변비, 복부팽만 때로는 구토를 일으키며 심하면 발육지연을 일으킨다.

호지킨병 Hodgkin's disease

악성림프종의 하나이다. 원인은 불명하지만, 어떤 종류의 병원체에 의한 염증이라고도 보고 있다. 증상은 림프절 종대, 특히 경부의 림프절 종대가 현저하다. 그 밖에 액와·서혜부도 종대한다. 종대한 림프절은 무통성이고 서로 유착한다. 발열이 있고 발한이 심하며, 황달을 일으키는 수도 있다.

확실한 진단을 내리기 위해서는 림프절을 적출하여 조직검사를 한다. 치료는 코발트60 등의 동위원소나 X선조사 및 화학요법을 행한다. 부신피질호르몬이 유효할 때도 있다.

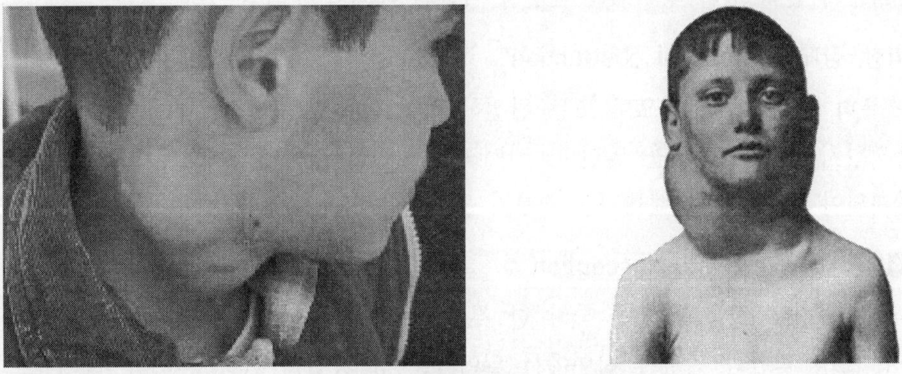

그림 5-12. Hodgkin's disease

돌창자염, 돌창자염 ileitis

작은창자의 한 부분인 돌창자에 생기는 염증으로 창자 속에 있는 세균이 원인이며 알레르기와 밀접한 관련이 있다. 발작적인 복통이 있고 물 같은 설사와 구토, 경련이 자주 일어나며 식욕과 체중이 준다.

항문막힘증 imperforate anus

항문막이 그대로 존속해서 항문이 닫혀 있는 것으로 이 기형은 반드시 완전히 막히는 것은 아니므로 때로는 창자의 내용물이 겨우 통과할 정도로 좁은 구멍일 수도 있다. 완전히 항문이 닫혀 있을 경우에는 곧창자 말단의 폐쇄를 수반할 수도 있다

돌창자염, 돌창자염 ileitis

작은창자의 한 부분인 돌창자에 생기는 염증으로 창자 속에 있는 세균이 원인이며 알레르기와 밀접한 관련이 있다. 발작적인 복통이 있고 물 같은 설사와 구토, 경련이 자주 일어나며 식욕과 체중이 준다.

돌창자창냄술, 돌창자조루술 ileostomy

회장의 일부분이 제거된 후, 장내 분비물이나 변이 몸 밖으로 나올 수 있도록 새로운 배출 통로를 만드는 수술. 또 다른 의미로 그러한 수술로 이루어진 몸 밖으로 배출되는 회장의 입구(회장창, 회장루), 즉 인공 항문을 말하기도 한다.

항문막힘증 imperforate anus

항문막이 그대로 존속해서 항문이 닫혀 있는 것으로 이 기형은 반드시 완전히 막히는 것은 아니므로 때로는 창자의 내용물이 겨우 통과할 정도로 좁은 구멍일 수도 있다. 완전히 항문이 닫혀 있을 경우에는 곧창자 말단의 폐쇄를 수반할 수도 있다

창자막힘, 장폐쇄 intestinal obstruction

장, 특히 소장이 부분적으로 또는 완전히 막혀 음식물, 소화액, 가스 등의 장 내용물이 통과하지 못하는 질환을 말한다. 기계적인 원인으로 장이 막히는 경우와 장의 운동이 중지되어 기능적으로 폐쇄되는 경우가 있다.

창자겹침증, 장중첩증 intussusception

마치 망원경을 접을 때처럼 장의 한 부분이 장의 안쪽(내강)으로 말려 들어간 것을 말한다. 소장 말단과 막창자 사이에서 일어나는 장 중첩이 가장 흔하며, 소장-소장 때로는 대장-대장끼리 일어나기도 한다. 장 중첩을 일으키는 뚜렷한 원인이 있는 경우도 있지만 별다른 원인이 없이 일어나는 경우가 대부분이다.

크라스케수술 Kraske's operation

직장암에 대한 수술로 꼬리뼈 및 엉치뼈의 일부를 절제하여 곧창자에 이르는 방법이다.

흑색변 melena

자장면 소스나 타르처럼 검정색을 띠는 변을 보는 것을 말한다. 상부위장관 출혈이

있는 경우, 혈액의 적혈구에 있는 헤모글로빈(hemoglobin)이 위에서 분비되는 위산과 반응하여 헤마틴(hematin)으로 변하면서 어두운 색을 띠게 된다. 이 경우 대변에 헤마틴이 섞여 나오므로 변의 색깔이 까맣게 된다. 그러나 상부위장관 출혈이라고 해도 출혈량이 너무 많거나 출혈이 급속히 일어날 경우에는 혈액이 위산과 섞일 시간이 없기 때문에 변의 색깔이 검은 빛을 띠지 않고 밝은 적색의 혈변을 배설하기도 한다. 보통 상부위장관 출혈이 발생하면 구토나 현기증, 어지러움, 창백, 쇠약감, 발한, 동통 등의 증상을 동반하는 경우가 많다.

마일즈 수술 Mile's operation

구불창자 하부암 및 곧창자암에서의 복회음식수술로서 영구적 잘록창자창냄술을 만들고 골반부잘록창자, 잘록창자간막 및 인접림프절을 제거하고 또 회음으로부터 곧창자와 항문 등 광범위한 절제를 행하는 방법을 말한다.

된변비 obstipation

정상적으로 배변이 이루어지지 않는 증상이다. 변비는 건강할 때에 비하여 변이 굳고 건조하며 배변의 횟수와 변의 양이 감소되어 불쾌감이나 생리적 장애를 수반하는 증상이 있는 경우를 말한다. 2, 3일 또는 1주일 동안 한 번밖에 통변이 없어도 본인이 고통을 느끼지 않을 때는 변비라고 할 수 없다.

모발둥지낭, 털뭉치낭 pilonidal cyst

주로 엉치뼈의 중앙부위에 발생하는 낭성종양으로 밖은 막으로 둘러사여 있고 안은 액체가 들어차 있으며 머리카락도 있다.

폴립 polyp

표피, 점막, 장막등의 면에 돌출한 종류를 총칭한다. 유경성의 것과 무경성의 것으로 구별한다.

폴립절제술 polypectomy

폴립을 외과적으로 절제 하는 것이다.

직장절제술, 곧창자절제술 proctectomy

곧창자의 외과적으로 절제하는 것이다.

직장염, 곧창자염 proctitis

직장점막에 일어나는 염증으로, 세균감염, 이물, 손상, 약제에 의한 자극, 관장 또는 하제의 장기사용, 고위장관이나 인접장기로부터의 염증의 파급 등에 의하여 일어난다. 증상은 무지근한 배, 점혈변(농성) 등이지만 만성염증에서는 무증상인 것도 있다. 염증의 결과로 직장협착을 초래하는 일도 있다. 감염성인 것으로는 결핵, 매독, 제4성병, 이질아메바 등의 특이적인 것도 있다. 또 궤양성대장염, 크론병의 직장병변에서도 나타나는 일이 있다.

직장고정술, 곧창자고정술 proctopexy

직장탈장에 대하여 행하는 수술적 요법이다. 직장고정이 불충분한 것을 복막외에서 거상고정하거나, 복강내에서 직장 또는 S상결장을 후복막에 봉합, 고정한다.

직장성형술 proctoplasty

항문과 곧창자에 시행하는 성형수술이다.

직장경검사, 곧창자보개검사 proctoscopy

곧창자보개를 사용하여 곧창자를 검사하는 것이다.

직장창냄술, 곧창자창냄술 proctostomy

신체표면으로부터 곧창자에 계속되는 영속적인 인공개구부를 외과적으로 만드는 수술이다.

직장탈 prolapse of the rectum

직장의 일부나 점막 부분이 항문 밖으로 나온 것이다. 심한 경우는 항문 밖에 붉은 덩어리로 보이는 직장으로 직장탈을 쉽게 진단할 수 있지만, 그렇지 않은 경우 비디오 배변조영술 등의 방법으로 진단한다.

연령과 성별에 구분 없이 생길 수 있으나 나이가 많을 수록 잘 발생하고 남자보다 여자에게 많이 생기는 편이다. 선천적으로 직장과 결장이 긴 경우, 심한 변비가 있거나 항문 수술을 한 경우 등 직장탈이 생기는 원인은 다영하다.

직장탈은 특별한 증상이 없는 경우도 있지만 병세가 심해지면 항문 주위에 점액이 묻어 있거나, 항문 출혈, 배변시 불편함 등의 증상을 보인다. 직장탈을 그대로 방치하면 항문을 움츠리는 힘이 약해져 변실금이 오기도 한다.

직장탈을 치료할 수 있는 약물은 없다. 수술로 직장탈을 치료하는데, 항문축소법 · 직장고정법 · 절제술 등이 있다.

항문소양증 pruritus ani

항문이나 항문 주변에는 신경이 많이 분포하고 있어 매우 예민한 부위이다. 이러한 항문 주변이 불쾌하게 가렵거나 타는 듯이 화끈거리는 질환을 한데 묶어 항문소양증이라고 한다. 원인이 확실하지 않은 특발성 항문소양증과 어떠한 원인으로 나타나는 속발성 항문소양증이 있다. 40세 이상의 남성에서 많이 발생한다.

직장탈출, 곧창자탈출증 rectocele

항문조임근을 통해 직장 전벽이 탈출된 상태를 말한다. 이 질병에 대한 기록은 고대 이집트 파피루스에도 남아 있다고 하나, 대장의 중첩증에 의한 질병이라고 이해된 것은 18세기부터다. 흔히 말하는 탈항은 항문 밖으로 점막이 나온 경우와 치핵, 직장 전층이 나온 경우 모두를 포함하는 것이고, 점막만 탈출된 경우를 부분 탈출증 또는 점막 탈출증이라 한다. 완전 탈출증은 근육층을 포함한 직장 전층이 밀려 나온 상태로 점막 탈출증이나 치핵과 구분되어야 한다. 완전 탈출증은 밖에서 보면 직장이 뒤집어져 튀어나와 두꺼운 동심성 과녁모양의 주름을 이루고 있다. 성인에게 직장 탈출증은 부분 탈출증보다 완전 탈출증이 더 흔하고 환자의 85%가 여자로 여자가 흔하다. 여자의 경우, 50대 이후에 가장 흔하며, 50% 이상이 70세 이상에서 나타나는 반면, 남자는 전 연령층에 균등하게 분포되어 있고 오히려 20~30대에 흔하다. 소아는 생후 첫 1년 내 가장 빈발하고, 보통 3년 내에 발생한다. 분만 후 직장 탈출증이 더 잘 발생하는지에 대해서는 아직 밝혀지지 않았다.

지방변증 steatorrhea

지방의 소화·흡수장애 때문에 대변중에 다량의 수산화지방산이 남고 거기에 따라서 생기는 설사를 말한다. 만성췌염 등에 의한 췌액분비장애, 폐색성 황달 등의 무담즙변이 생기는 것과 같은 간담도질환, Whipple 병이나 소장절제 등에 의한 소장 질환에서 나타난다.

뒤무직 tenesmus

대변을 보고 나서도 또 대변을 보고 싶은 느낌으로 배변하기 전에는 배가 아프고 급하여 참기 어려우며 일단 배변을 하더라도 시원하게 되지 않고 뒤가 묵직한 느낌이 있다.

창자꼬임, 장염전 volvulus

장의 통과장애와 순환장애를 일으킨다. 날 때부터 비정상적으로 장간막이 길기 때문에 장관의 이동성이 큰 경우에 일어나기 쉽다. 또 전에 이환되었던 복막염 때문에 복강장기에 유착이 있는 경우에도 일어난다. 변비·연동항진 등이 유인이 되어 일어난다. S상결장에 호발하지만, 맹장·소장에도 일어난다. 갑작스러운 복부의 격통이 주증세이다. 초기에는 이상연동항진으로 인하여 주기적인 동통이 있으나, 점차 지속되는 복통으로 변한다. 이어서 빈번한 구토 등의 장폐색 증세가 나타난다. 복부팽만을 나타내는 경우가 많다.

치료는 고압관장이나 항문 부지 등을 시도해 보고 효과가 없으면 수술로 개복하여 정복 또는 장절제 등을 하고, 통과장애·순환장애를 제거한다.

V. 간, 췌장 및 담도계

어근

bilirubin/o	bilirubin	빌리루빈
celi/o	abdomen	배, 복부
cholangi/o	bile vessel	담관, 담도
chol/e, chol/o, bil/i	bile	담즙
cholecyst/o	gallbladder	담낭
choledoch/o	common bile duct	총담관
cirrh/o	hardening	경막처리
glyc/o, glue/o	glucose	포도당
hepat/o	liver	간
lapar/o	abdominal wall	복벽
lip/o, steat/o	fat	지방
pancreat	pancreas	췌장
peritone/o	peritoneum	복막

2. 해부학적 용어

ampulla of vater	화터팽대부	mesocolon	결장간막
common bile duct	총담관	mesoappendix	충수간막
cystic duct	담낭관	omentum	장막
gallbladder	담낭	pancreas	췌장
hepatic duct	간문맥	pancreatic duct	췌장관
islets of Langerhans	랑게르한스섬	peritoneum	복막
liver	간	sphincter of Oddi	오디괄약근
mesentery	장간막		

3. 의학용어

복수 ascites

혈액 속의 액체성분이 혈관 벽 밖으로 나와 복강 안에 고인 것을 복수라고 한다. 염증성 삼출액은 제외된다. 대부분 간경화증이 복수의 원인이다. 그 밖에도 암, 심부전증, 결핵성복막염, 신증후군 등도 복수를 발생시킨다.

배가 부풀어 오르는 것이 복수의 증상이다. 배가 많이 나오면 호흡곤란이 오기도 하고 복압이 상승되어 탈장이 생길 수도 있다. 또 소변의 양이 줄어들기도 한다.

복수가 차면 배가 많이 부풀어 오르기 때문에 육안으로도 진단이 가능하며, 복수의 양이 적은 경우에는 초음파를 이용해 진단할 수도 있다.

몸속에 나트륨이 쌓이는 것이 복수를 유발하므로 염분의 섭취를 제한해야 한다. 또 이뇨제를 복용해 치료할 수 있으며, 이밖에 주사로 복수를 뽑아내는 복수천자를 하기도 한다.

개복술 celiotomy

복강내의 처치를 목적으로 복벽을 절개하는 수술법이다. 그 목적에 따라서 정중절개, 사절개, 횡절개, 방정중절개, 직복근절개 등 많은 절개법이 있다.

쓸개관조영술, 담관조영술 cholangiography

조영제의 투여 또는 주사 후에 행하는 담관의 X선 촬영법이다.

쓸개관염, 담관염 cholangitis

간에서 만들어진 담즙을 십이지장으로 보내는 관을 담관이라고 하는데, 이 담관에 염증이 생기는 질환을 담관염이라고 한다. 대부분 담석으로 인해 나타나며, 쓸개에 염증이 생기는 질환인 담낭염과 함께 발생한다. 담석이 생기면 담즙이 정체되는데 여기에 대장균, 크렙시엘라 같은 세균이 침입하게 되면 담즙에 있는 풍부한 영양으로 인해 세균은 매우 빠르게 번식할 수 있다. 이로 인해 염증이 나타나는 것이다. 담석 외에도 드물지만 췌장염이 있거나 당뇨병이 있는 경우, 담관암이 있거나 간디스토마 등의 기생충이 담관을 막은 경우 등에서도 담관염이 일어날 수 있다.

쓸개절제술, 담낭절제술 cholecystectomy

쓸개돌증과 쓸개염의 치료를 위해 쓸개를 외과적으로 제거하는 것이다. 전신마취 하에서 쓸개를 절개하고 쓸개관을 결찰하며 온쓸개관을 찾아 돌을 제거한다.

쓸개염, 담낭염 cholecystitis

담석, 수술 후 협착, 종양 등의 원인으로 인해 완전 혹은 불완전한 협착(관이나 통로 등이 좁아지는 것)이 발생하여 혈류나 담관을 통해 장내 세균이 담즙 내에서 증식하면서 담낭(쓸개)에 염증을 일으키는 질환을 급성 담낭염이라고 한다. 담석이 지속적으로 담낭벽을 자극할 경우 만성 담낭염이 생길 수 있다. 급성 담낭염이 반복되어 만성 담낭염으로 변하는 경우도 있지만, 만성 담낭염 환자의 대부분은 급성 담낭염의 병력이 없고 비특이적 통증만 나타나거나 무증상이다.

쓸개조영술, 담낭조영술 cholecystography

간에서 담관계로 배설되는 조영제를 사용하여 담관계를 경구적으로 투여하는 경우(텔라파크, 비로푸틴 등이 사용된다)와 정맥내에 투여하는 경우(빌리그라핀 등), 직접담관계에 조영제를 주입하는 경우(경피경간담관조영, 내시경적역행성담관조영) 등이 있다.

경구적이든 비경구적이든 간장애가 있을 때에는 조영제의 간장흡수가 나쁘기 때문에 담관계의 충분한 조영이 불가능한 경우가 많다.

경구법은 테레백 등이 사용되며, 소화관에서 흡수되어 담도에 배출되고 담낭에서 농축되어 상을 나타낸다. 경정맥법 에서는 빌리글리핀 등이 사용되며, 도관의 현출에 적당하다. 경피담관조영은 담즙이 누출된다든가 출혈이 있다든가 하는 위험이 수반되기 때문에, 긴급수술이 필요할 수 있다. 조영제는 유로그라핀 등을 사용한다. 직접담관조영은 수술시에 행해지며, 수술후 총담관 또는 총간관과 담관에 T형튜브를 넣어 담즙배농을 실시한다.

쓸개고정술, 담낭고정술 cholecystopexy

외과적 방법에 의해서 쓸개를 고정하거나 매다는 수술이다.

쓸개창냄술, 담낭조루술 cholecystostomy

담낭의 내용을 외부로 이끌기 위한 수술이며, 체외로 이끄는 외루술과 위장관내로 이끄는 내루술이 있다. 그러나 후자는 본질적으로 위장관과의 문합술에 속하기 때문에, 전자를 일반적으로 담낭조루술이라고 한다. 이 수술은 1차적담낭적출술이 불가능한 경우, 또는 고도의 폐색성황달의 경우에 응급수술로서 황달의 경감과 전신상태의 개선을 도모하기 위해 행해진다. 따라서 2차적으로 본격적인 담낭적출술이 시행되지 않으면 안된다.

쓸개절개술, 담낭절개술 cholecystotomy

담낭을 절제치 않고 시험절개하든가 또는 절개하여 그 내용(결석)만을 적출하고, 그대로 담낭을 폐쇄하는 방법으로, 절개후에 담낭조루술을 행하는 일이 있다. 이 방법은 현재에는 그다지 행하여지고 있지 않다.

온쓸개관염, 총담관염 choledochitis

온쓸개관에 생기는 염증이다.

온쓸개관돌증, 총담관결석증 choledocholithiasis

총담관에 들어 있는 결석을 말하며, 색소계석 콜레스테롤석으로 대별된다. 총담관팽대부 등에 감돈결과, 이동하는 부유담석이 있다. 결석수는 1개 이상이 많다. 감돈담석에서는 총담관은 일반적으로 확장된 담즙유출장애를 가져오며 담도내압은 상승한다. 이 때문에 폐색성황달이나 복통이 출현하고, 염증을 수반하면 발열한다. 부유담석에서는 총담관의 확장은 반드시 현저하지는 않다. 일반적으로 담도계효소의 상승을 볼 수 있고, 초음파, CT 역행성내시경담관조영, 경피경간담관조영 진단 등으로 한다. 치료는 수술요법, 내시경적담석적출술 등이 있다.

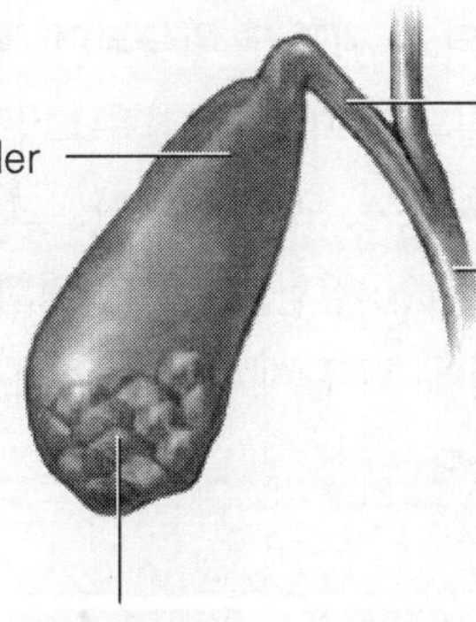

그림 5-13. choledocholithiasis

온쓸개관절개술, 총담관절개술 choledochotomy

총담관의 확장, 이물(결석, 기생충 등)이나 염증이 있을 때에 총담관을 절개하여, 원인을 제거하는 것이다. 적응으로서 (1) 결석의 촉지, (2) 담관염을 수반하는 황달, (3) 담도조영에 의한 결석의 확인, 12 mm이상의 총담관의 확장이 있으면 절대적 적응이다. 절개 장소는 병변부위에 따라 다르다. 보통 절개술을 행한 후에는 T튜브 및 카테터를 삽입하여야할 것이나, 안이하게 행할 수술은 아니다. 합병증으로서 총담관의 협착이나, 담즙누출에 의한 농양형성 등이 있다.

쓸개돌증, 담석증 cholelithiasis

쓸개관이나 쓸개에 돌처럼 단단한 물질이 생겨 몹시 아프며 열이 나고 황달과 구토 증상을 보이는 것을 말한다. 담석 발생의 위험인자로는 여성, 비만, 노령, 북아메리카 인디언, 서구식 식단, 가족력 등이 있다. 대부분 오랫동안 증상 없이 지내다가 지속적이며 점진적인 통증과 함께 구토와 열이 보통 동반된다.

쓸개돌부숨술, 담석쇄석술 cholelithotripsy

쓸갯돌을 부수는 수술이다.

쓸개즙정체, 담즙정체 cholestasis

종양, 결석, 협착, 선천 형성부전 등 여러 원인으로 간내 또는 간외 담관이 기계적으로 막히거나 바이러스 감염, 약물 등에 의해 담즙 분비의 감소로 담즙 배출이 방해된 상태. 담즙 정체가 되면 혈청 빌리루빈과 알칼리 인산분해효소의 수치가 증가한다.

경화증 cirrhosis

섬유성 또는 결절성 강직으로 생기는 병이다. 어떤 장기가 만성적 자극에 의하여 그 간질의 결합조직이 증식하여 반흔화되고 세포가 위축되어 딱딱하게 축소되는 병증이다. 정상적인 간세포의 많은 부분이 소실되고 대신에 섬유조직으로 대치된다. 간경화의 원인으로는 간세포의 많은 손상을 가져오는 모든 것이다. 그러나 대부분 간경화 원인은 간염과 술에 의한 간 손상이다. 대표적인 질환으로는 간경화증과 위축콩팥이 있는데 다만 콩팥의 결합조직은 간의 결합조직에 비해 재생력이 약해서 간경화증에서 볼 수 있는 것과 같은 대형결절은 생성되지 않는다.

혼수 coma

의식을 잃고 인사불성이 되는 상태로 의식 장애 가운데 가장 심한 것으로 부르거나 뒤흔들어 깨워도 정신을 차릴 수 없고 외계의 자극에 대한 반응이나 반사 작용도 거의 없다.

당뇨병 diabetes mellitus

혈당 수치가 높은 상태에서 인슐린 분비 또는 작용에서의 문제로 인해 높은 혈당이 계속 유지되어 발생하는 대사질환을 말한다. 다른 질병들에 비해 상대적으로 흔히 발생한다고 알려져 있다. 대게 비정상적인 당 대사를 보이는데, 이는 당뇨의 전조증상으로 진단에 사용되기도 한다. 대표적으로 당부하 검사가 있다.

고름집 empyema

몸속의 공간에 고름이 차는 경우이며 대개 가슴공간 속이나 코결굴에 고름이 차있는 경우에 사용되며 가슴공간에 고름이 괴는 병은 허파의 염증 및 다른 장기의 화농성 병터에서 혈행성으로 속발된다.

내시경검사, 내시경술 endoscopy

광학계를 함께 조작할 수 있는 관을 장기에 삽입하고 기체 또는 액체로 내강을 부풀게 하면서 조진이나 사진촬영을 한다. 시진뿐만 아니라 생검겸자를 써서 직시하에 생검이나 내강을 세정하여 세포진찰도 한다. 이와 같이 검사에 쓰이는 기구들을 사용하여 이물의 적제, 약제주입을 하는 데도 응용되는 등 검사 · 진단 · 치료상의 가치가 높다. 근래에는 유리섬유의 도입에 의해 지금까지 도달할 수 없었던 부위에까지 내시경을 삽입할 수 있게 되었고, 또한 시야도 밝아지는 등 내시경 자체의 기능개량과 함께 내시경검사법도 한층 더 진보되었다. 내시경검사 영역은 주로 기관지 · 식도 · 위 · 복강 · 흉강 · 요도 · 방광 · 대장 · 직장 · 자궁 · 관절 등이며, 근래에는 심장 · 담도 · 십이지장 · 종격동 등의 검사에 필요한 내시경도 개발되어, 그 방면의 내시경검사도 활발해지고 있다.

당뇨 glycosuria

요중에 당이 배설되는 것을 말한다. 당뇨병의 경우에 양성으로 되지만, 당뇨병 이외에도 당뇨가 나타나는 경우가 있다. 당은 신장의 사구체로 여과되어 요세관으로 재흡수되지만, 포도당의 요세관의 재흡수능력은 300 ~ 400 mg/분(포도당재흡수 극량 TmG로 나타낸다)으로 사구체의 여과량이 이 이상으로 되면, 요중에 당이 검출된다.

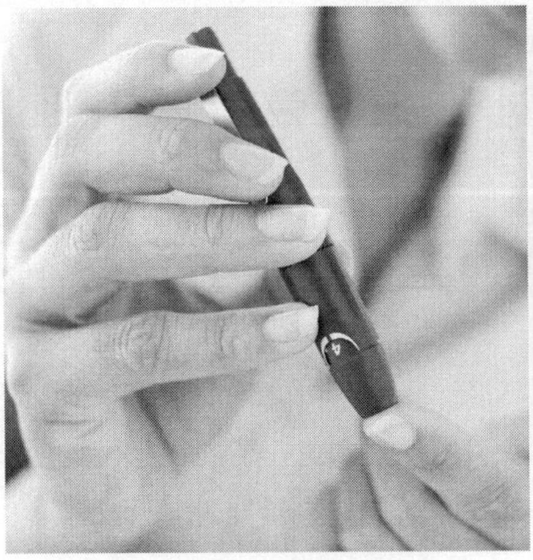

그림 5-14. 혈당검사

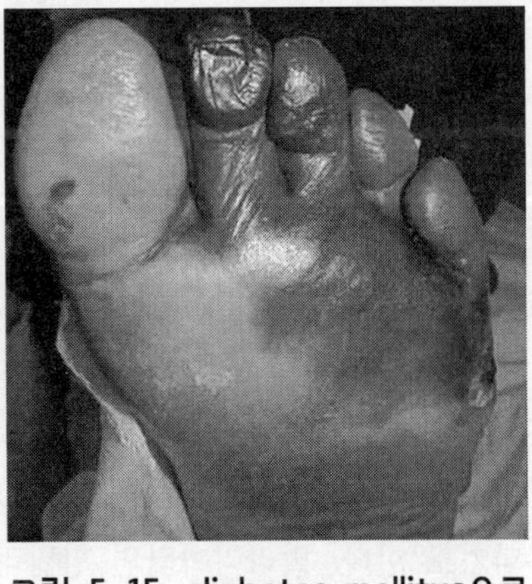

그림 5-15. diabetes mellitus으로 인한 염증

혈액복막, 혈액복강 hemoperitoneum

복강내에 혈액이 저류되어 있는 것이다.

간절제술 hepatectomy

간은 해부학적으로는 간겸상간막에 의해 좌우엽으로 갈라진다. 우엽은 미상엽과 방형엽으로 갈라진다. 이 밖에 외과해부에서는 간정맥계에 따라서 우, 중, 좌의 각 엽으로 분할된다. 간엽을 절제하는 것을 간엽절제, 간엽의 일부를 절제하는 것을 간부분 절제라고 한다. 간장은 저류혈로 혈류량이 풍부한 장기이기 때문에 간절제술에 있어서도 출혈이 문제이다. 계통적 간엽 절제시에는 간구역혈관 주지의 결찰이 이루어진다. 양성종양에서는 부분절제로도 되지만 악성종양의 경우에는 가능한 한 간엽절제를 해야 한다. 간은 재생능이 왕성한 장기이고 70~75%까지 절제가 가능하다고 한다.

간성혼수 hepatic coma

급-만성 간병의 광범위한 간 손상으로 인한 신경정신 의학적인 증상이다. 뇌의 내인성이나 외인성의 노폐물이 혈액의 말초 순환으로 되돌아가기 전에 간에서 중화가 되지 않거나 뇌 기능에 필요한 물질이 간에서 합성되지 않는다. 주로 단백 대사의 부산물인 암모니아가 간에 의해 요소로 전환되지 않아 뇌의 독성 물질이 된다. 졸음, 혼미, 혼수를 포함한 다양한 의식 상태, 손의 떨림, 인격 변화, 기억상실, 반사항진, 과호흡이 나타난다.

간돌, 간결석 hepatolith

간실질내의 담관속에서 생긴 돌이다.

간비대 hepatomegaly

간의 일부 또는 전부가 어떤 원인으로 인해 정상보다 커지는 상태를 의미한다. 간염이나 간독소, 간의 종양에 의해 간 조직이 파괴되어 이로 인해 감퇴된 기능을 보상하기 위해 간비대가 나타날 수 있으며, 울혈이나 특정 대사성 질환에 의해 발생하기도 한다. 복부 촉진을 통해 간비대를 확인할 수 있고, 간 초음파나 복부 CT를 통해서 간의 커진 정도를 측정할 수 있다.

간비대의 원인에 따른 치료가 필요하다. 예를 들면 바이러스성 간염에 의한 간비대는 시간이 지나면 감염이 호전되면서 저절로 좋아지기도 하며 경우에 따라서 항바이러스제가 사용되기도 한다. 말라리아라면 항말라리아 약물을 투여한다.

헤르니아, 탈장, 탈출 hernia

신체의 장기가 제자리에 있지 않고 다른 조직을 통해 돌출되거나 빠져 나오는 증상을 말한다. 신체 어느 곳에나 생길 수 있지만 대부분의 탈장은 복벽에 발생하는데, 복벽탈장은 복강을 둘러싼 근육과 근막 사이에 복막이 주머니 모양으로 돌출되어 비정상적인 형태를 이루는 상태다. 주머니 속에 복강 내 장기가 포함되기도 한다. 탈장은 생긴 부위에 따라 여러 가지로 분류된다. 가장 흔한 형태가 사타구니 부위에 생기는 서혜부 탈장이고, 그 외에 대퇴와 아랫배가 만나는 부위에 생기는 대퇴 탈장, 수술 상처 부위에 생기는 반흔 탈장, 배꼽 부위의 약해진 부분을 통해 발생하는 제대 탈장 등이 있다.

간염 hepatitis

간세포 및 간 조직의 염증을 의미한다. 간염의 주요 원인으로는 바이러스, 알코올, 여러 가지 약물들 및 자가 면역 등이 있다. 간염은 지속 기간에 따라 급성과 만성으로 구분하며, 간염이 6개월 이상 낫지 않고 진행하는 경우를 만성 간염이라고 한다. 간경변증은 만성 간염에 의하여 장기간에 걸쳐 간세포가 파괴되고 재생하는 과정이 반복되는 과정에서 간에 섬유조직과 재생 결절이 증가하여 유발되며, 일단 발생한 간경변증은 점차 간부전으로 진행하게 된다.

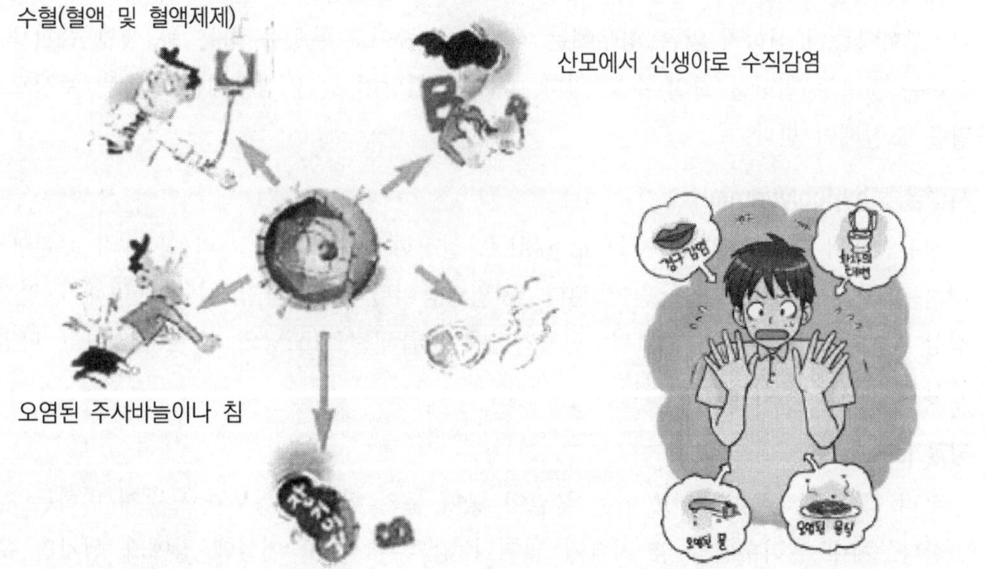
수혈(혈액 및 혈액제제)
산모에서 신생아로 수직감염
오염된 주사바늘이나 침

그림 5-16. 간염 (B형과 A형 간염의 전파경로)

탈장꿰맴술, 탈장봉합술 herniorrhaphy

탈장의 외과학적 수술로 국소 또는 전신마취 후 행한다. 광섬유 복강경을 사용할 수도 있다.

고혈당증 hyperglycemia

우리 몸은 혈액 속의 포도당 농도인 혈당을 조절하는 능력을 가지고 있다. 따라서 보통 식후 1시간이 지났을 때 혈당은 70 ~ 100 mg/dL 정도로 유지되며, 이 수치보다 높더라도 40 mg/dL를 초과하는 경우는 매우 드물다. 또 식후 2시간이 되면 혈당은 식사하기 전 수준으로 돌아간다. 하지만 당뇨병이나 다른 질환으로 인해 혈당을 조절하는 능력에 문제가 생기면 혈당이 높아져도 낮추지 못하게 된다. 이런 경우 혈당은 140 mg/dL 이상으로 올라가게 되는데, 이를 고혈당증이라고 한다.

고혈당증인 경우 자주 허기가 지고 목이 마르며, 소변을 보는 횟수가 늘어난다. 또 시야가 흐려지기도 하고 피로하며 체중이 줄어드는 경우도 있다. 이밖에도 입안과 피부가 건조해지고 몸의 상처가 더디게 낫는 것을 볼 수 있다. 고혈당증이 진행되고 만성화되면 다른 기관에도 영향을 미치게 되어 신장과 신경, 심혈관계, 망막 등에 손상이 일어난다. 또 의식을 잃기도 한다.

고혈당증을 치료하기 위해서는 우선 당뇨병 등 고혈당증의 원인 질환을 치료해야 한다. 고혈당증이 심하지 않은 경우에는 식사량을 줄이고 운동을 하는 등 생활 습관을 개선하는 것으로 혈당을 줄일 수도 있다. 하지만 혈당이 높은 경우에는 인슐린 주사로 혈당을 조절해야 한다.

저혈당증 hypoglycemia

정상인에서 혈당은 약 80 ~ 150mg/dL로 일정하게 유지되며 우리 몸의 각 부분에 보내지는 에너지의 주요 공급원이 된다. 저혈당증이란 여러 가지 원인에 의해서 혈당이 정상 수치 이하로 감소함으로써, 신체기관에 공급되는 포도당의 양이 감소하고 다양한 증상을 나타내는 상태를 뜻한다.

황달 jaundice

우리 몸에 빌리루빈이라고 하는 물질이 쌓여 눈의 흰자와 피부가 노랗게 변하는 것을 말한다. 체내 빌리루빈의 양 자체가 많거나 간의 대사 및 배설에 장애가 생기면 우리 몸에 빌리루빈이 쌓이게 되어 황달이 발생한다.

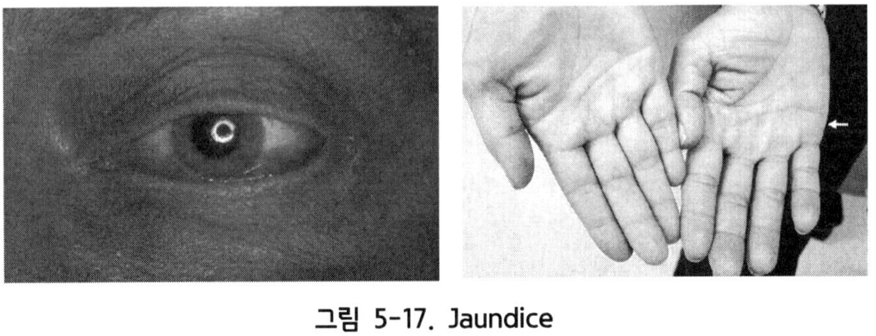

그림 5-17. Jaundice

복강경, 배안보개 laparoscopy

복강과 복강 안의 장기를 검사하기 위한 내시경으로 복벽에 작은 구멍을 뚫고 삽입하여 공기를 넣어 복강 속을 보기 쉽게 하여 쓸개-복막-간-소화관의 외측 따위를 검사하며 복강 내부를 들여다보면서 작은 수술이나 검체 채취를 하기도 한다.

개복술, 배벽절개술 laparotomy

복강내의 처치를 목적으로 복벽을 절개하는 수술법이다. 그 목적에 따라서 정중절개, 사절개, 횡절개, 방정중절개, 직복근절개 등 많은 절개법이 있다.

폐쇄황달 obstructive jaundice

간세포로부터 샘창자로 담즙이 유출되는 과정이 장애되어 발생하는 것이다.

이자절제술, 췌장절제술 pancreatectomy

암이 췌장에 국한된 경우, 췌장의 일부분이나 전체를 절제(잘라 제거)하고, 상황에 따라 주변 조직도 함께 제거하는 수술법. 췌장암이 머리쪽에 있을 때 휘플수술(Whipple's operation)을 시행하고, 꼬리쪽에 있을 때는 먼쪽 췌장절제술(distal pancreatectomy)을 수행한다. 췌장 전체를 다 절제할 경우를 전체 췌장절제술(total pancreatectomy)이라고 한다. 휘플수술은 다른 말로 췌장샘창자절제술(pancreatoduodenectomy)이라고도 한다.

이자거짓낭, 이자거짓주머니, 췌장거짓낭 pancreatic pseudocyst

췌장조직의 괴사출현 혹은 파열에 의하여 이차적으로 주머니가 생긴 것이다.

이자염, 췌장염 pancreatitis

소화기관이면서 내분비기관인 췌장(이자)에 염증이 생긴 것을 말하며, 급성과 만성으로 나눠진다. 급성 췌장염인 경우 췌장의 구조나 기능이 완전히 회복될 것을 기대할 수 있으나, 만성 췌장염은 췌장의 구조와 기능이 영구적으로 손상된다. 췌장염은 과도한 알코올의 섭취나 외상, 담석에 의한 췌장관 폐쇄에 의해서 유발되며, 췌장의 염증은 췌장의 소화효소가 췌장 주위 조직 속으로 유리되면서 발생한다. 유리된 췌장의 효소는 췌장의 주변조직을 파괴하여 부종과 충혈을 일으키고, 심한 경우에는 감염이나 출혈, 농의 형성, 췌장의 괴사가 발생할 수 있다.

복막천자, 배막천자 peritoneocentesis

복수를 채취하기 위해 주사기로 복막(배막)을 찌르는 시술. 복수내에 포함되어 있는 세포나 성분 확인을 통해 진단 목적으로 시행할 뿐 아니라 복수가 많이 차 있을 경우 복수를 빼내기 위해 시술하기도 한다.

복막염, 배막염 peritonitis

복강 및 복강 내 장기를 덮고 있는 얇은 막인 복막에 발생한 염증 혹은 자극 증상으로, 국소적 혹은 복강 전반에 걸쳐 나타날 수 있으며 경과에 따라 급성과 만성으로 나눈다. 급성인 것은 중독 증세를 나타낼 때가 많으며, 위궤양-샘창자궤양의 천공, 막창자꼬리염-장티프스에 의한 장의 천공, 자궁 외 임신의 파열 등이 원인이 된다. 천공 때는 순간적으로 심한 복통이 일어나고, 쇼크 증세를 나타날 수 있다. 만성인 것은 결핵과 암에 기인하는 일이 많으며, 간경화의 말기에도 많이 발생한다. 대표적인 것이 결핵성 복막염이고, 그 밖에 암성 복막염도 흔히 볼 수 있다.

거짓낭, 거짓주머니 pseudocyst

진성낭포와 유사하지만 상피세포로 피복되지 않은 비정상적으로 확장된 공동이며 벽이 이자나 그 주위 장기로 이루어진 액체나 괴사찌꺼기의 낭성축적으로서 급성 이자염의 합병증으로 발생하며 자연적으로 쇠퇴되거나 이차적 감염에 의하여 농양을 형성하는 수도 있다.

가스팽만 tympanites

복막염이나 장티푸스의 경우와 같이 장관 내 또는 복강 내에 가스나 공기가 차서 복부가 팽창되어 있는 것이다.

바이러스간염 viral hepatitis

바이러스감염에 따른 간염에는 2종류가 있고 A형 바이러스간염 또는 유행성 간염과 B형 바이러스 간염 또는 혈청 간염으로 제각기 기인하는 바이러스의 실체가 확실하지 않은채 불려지고 있다. 최근 면역혈청학적으로 A형 및 B형 간염바이러스의 동정으로 진단이 가능해졌다. 그러나 그 이외의 바이러스감염에 의한 간염도 있고 그 실체는 수종의 바이러스에 의한 것으로 생각되어 C형 간염으로 칭하고 바이러스를 non A, non B형 간염 바이러스로 부르고 있다.

Chapter 6
호흡계통

[학습목표]

- 호흡계통 관련 명칭을 알고 각각 기능에 대한 설명한다.
- 호흡계통 접두어와 접미어를 이용하여 만든 용어를 설명한다.
- 호흡계통 질환과 검사에 대한 용어를 설명한다.
- 호흡계통 관련 병리학적 상태를 설명한다.
- 호흡계통 관련 외과적 용어를 설명한다.

6장 | 호흡계통 Respiratory System

Ⅰ. 해부생리학적 용어

1. 기관 Organs

코안, 비강 nasal cavity

코안(비강)은 비중격에 의해 좌우로 구분되는 콧 속의 공간을 지칭하며 앞쪽의 입구를 앞 콧구멍(전비공) 혹은 콧구멍(외비공)이라 하고 뒤쪽 코인두(비인두)로 통하는 부위를 뒤 콧구멍(후비공)이라고 한다.

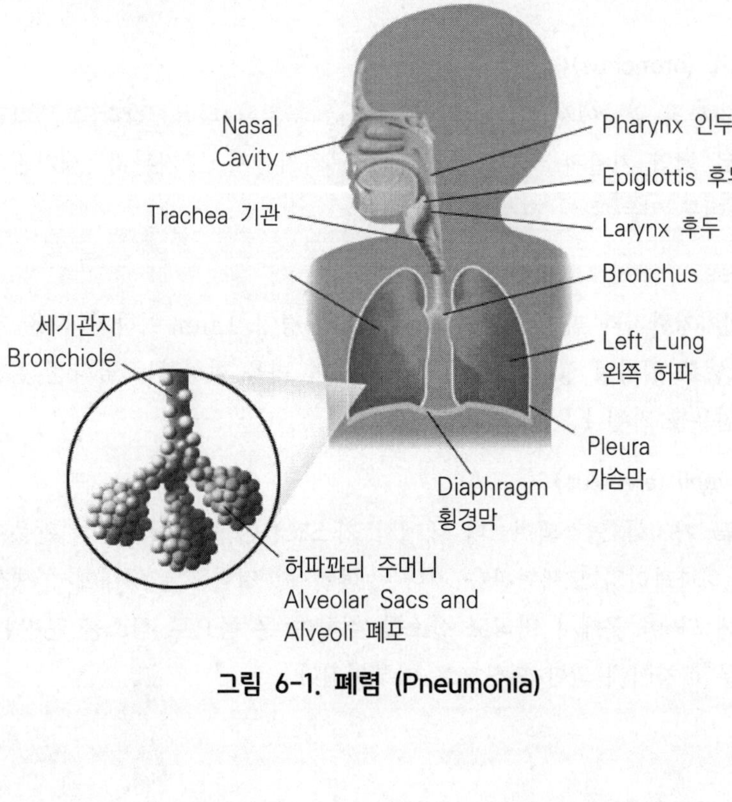

그림 6-1. 폐렴 (Pneumonia)

인두 pharynx

혀 뒷부분부터 후두와 식도 앞까지를 말한다. 따라서 인두는 음식이 넘어가는 통로이기도 하고 호흡을 위한 공기가 넘어가는 통로이기도 하다. 크게 세 부분으로 나뉘며 코인두 (비강 뒤쪽에 존재한다), 입인두 (입의 뒤쪽에 해당된다), 후두인두 (후두로 바로 넘어가기 전)로 되어있다.

후두 larynx

말을 하고 숨을 쉬는 데 가장 중요한 기능을 담당하는데, 인두(pharynx) 와 기관(trachea) 사이에서 공기의 통로 역할을 하는 단단하고 짧은 관구조이며, 후두 벽은 여러 연골들이 인대로 서로 연결되어 있어서 공기의 통로를 열려 있는 상태로 유지시킬 뿐만 아니라, 목소리를 내는 성대(vocal cord)를 포함한다.

기관 trachea

숨 쉴 때 공기가 드나들며 후두에서 폐로 이어진 관모양의 숨길을 말한다. 기관은 굵기가 엄지손가락 정도이며 길이는 약 10.5 cm이다. 기관 벽에는 말의 발굽 모양으로 된 16 ~ 20개의 연골이 고리를 포개어 놓은 모양을 하고 있고 연골과 연골은 윤상인대로 이어져 있다. 내면의 점막은 섬모상피로 되어 있고 점막 밑에는 기관선과 림프소절이 분포되어 있다. 이 기관선의 작용으로 기관 안에 들어온 공기는 적당한 습도로 유지된다.

기관지 bronchi (bronchus)

기관지는 기관의 말단에서 오른, 왼 주관지로 분지한 다음, 각각의 주기관지가 나뭇가지 모양으로 폐엽 기관지, 구역 기관지, 아구역기관지, 소기관지, 세기관지로 갈라져 폐와 기관 사이를 잇는 공기 흐름의 통로이다.

지 bronchioles

폐 내의 이차기관지가 다시 가지를 쳐서 그 직경이 1mm 이하의 작은 가지로서 벽에 연골판이 없고 입방형 상피세포로 되어 있으며 벽을 형성하는 콜라겐 결합조직에 평활근과 탄력섬유를 가진다.

꽈리, 폐포 alveoli (alveolus)

세기관지 끝 가지와 연결되며, 폐 내에서 가스교환이 이루어지는 기관을 말한다. 쉽게 말하자면 허파꽈리의 모세혈관을 지나는 혈액 속 적혈구는 체내에서 생산된 이산화탄소를 운반해 와 이 곳에서 버리고 산소를 취하여 온 몸으로 산소를 운반한다. 이러한 가스교환은 분압 차이에 의한 확산으로 이루어진다.

폐, 허파 lungs

가슴에 위치하고 있으며 두 개로 구성되어 있으며 그 사이에 심장이 위치한다. 코로 넘어온 공기는 인두, 후두, 기관을 거쳐 폐로 내려오게 되는데 정작 산소 교환은 폐포에서 일어난다. 크게 우폐, 좌폐로 나누고 다시 우폐는 세 개의 엽으로 나뉘고 좌폐는 두 개의 엽으로 나뉜다. 각 폐엽은 결합조직중격에 의하여 분리되는 2~6개의 폐기관지 구역으로 세분된다. 각각의 폐엽은 외측의 장막폐흉막, 장막하조직 및 폐실질로 이루어져있다. 폐실질은 폐소엽으로 이루어져 있으며 이것들은 결합조직에 의하여 결합되었다. 일차소엽은 종말세기관지, 호흡세기관지 및 폐포관으로 이루어져 있으나 폐포관은 다수의 폐포와 교통하고 있다. 개개의 폐포는 모세혈관망에 의하여 둘러싸여 있다.

호흡 respiration

산소를 들이마시고 이산화탄소를 내보내는 가스교환을 통하여 생물들이 유기물을 분해하여 생활에 필요한 에너지를 만드는 작용을 말한다.

가로막, 횡경막 diaphragm

흉강과 복강을 구획하는 근육성의 막으로 포유류에만 있다. 인체의 횡격막은 원형의 근육판으로 가슴하부를 형성하는 흉추, 늑골, 흉골로 부터 근육질로 시작되며 중앙부는 힘줄막으로 되어 있어 힘줄심이라 불리며 여기에 근육섬유가 집합하여 부착한다. 숨을 들이마실 때 횡경막을 아래로 내려서 흉강 내 압력을 낮추고 정맥피가 심장으로 돌아오는 것을 도와준다.

2. 부속기관

유스타키오관 eustachian tubes

코의 뒤쪽 부분인 비인강과 가운데귀(중이)를 연결하는 관으로서 연골 부위와 골 부위로 이루어져 있다. 가운데귀의 환기를 담당하고, 가운데귀의 압력이 바깥귀의 압력과 같게 조정해주는 기능을 한다.

후두덮개, 후두개 epiglottis

공기와 음식은 처음에는 함께 입으로 들어와서 하나는 소화기인 식도로 들어가고 하나는 호흡기인 폐로 들어가게 된다. 후두란 식도와 경계를 이루는 호흡기의 부분으로 인두와 기관을 연결하는 곳이다. 혀 즉 방패의 윗부분에 돌출한 부분이다.

갈비사이근, 늑간근 inter costal muscles

갈비뼈 사이를 연결하고 있는 근육들로써 외늑간근, 내늑간근, 측내늑간근 그리고 이보다 안쪽에 흉횡근, 늑거근이 있다.

두 쌍의 늑간근인 내늑간근과 외늑간근은 12쌍의 늑골을 연결하고 늑골을 움직여 호흡을 도와준다.

코곁굴, 부비동 paranasal sinuses

두개골 내의 콧구멍과 통하며 점막으로 덮어진 공기로 채워진 공간이다. 호흡 시 공기를 데워주는 기능 및 소리를 낼 때 공명을 시켜주는 기능을 한다. 전두동, 사골동, 상악동, 접형동으로 구성된다.

가슴막, 흉막 pleura

폐의 표면 및 흉부의 내면을 뒤덮는 장막을 말하는 것이다. 흉막은 그 뒤덮는 부위에 따라서 폐를 뒤덮는 폐흉막과 흉막을 뒤덮는 벽측 흉막으로 나누는데 후자는 더욱, 종격을 뒤덮는 종격흉막, 흉벽의 내면을 뒤덮는 늑골흉막, 횡격막을 뒤덮는 횡격흉막으로 나눈다. 따라서 흉막은 폐를 중심으로 해서 흉막내에서 이중으로 감싸고 있는 것이 되고 이들사이를 흉막강이라고 한다.

편도와 아데노이드 tonsils and adenoids

사람의 입속 양쪽 구석에 퍼져 있는 림프 소절의 집합체이다. 혀 편도, 입천장 편도, 목구멍 편도, 이관 편도로 나눈다. 면역기능에 관여하는 것으로 알려져 있다. 인두 편도가 커진 것으로 코가 깊숙한 안쪽상인두의 후상벽에 있다. 3 ~ 4세경부터 나타나서 어느 정도의 크기가 되지만 14 ~ 15세가 되면 없어진다. 증세는 코가 막혀서 입으로 호흡을 하게 되고 말이 분명하지 못한다.

목젖, 구개수 uvula

구강 연구개의 중앙 아래에 늘어진 모양으로 현옹수라고도 한다. 구강의 천장을 이루고 있는 구개는 앞쪽의 경구개와 뒤쪽의 연구개로 구별한다. 구개수는 구강과 인두의 경계에 해당하지만 무엇을 마실 때에는 인두의 후벽에 붙는다.

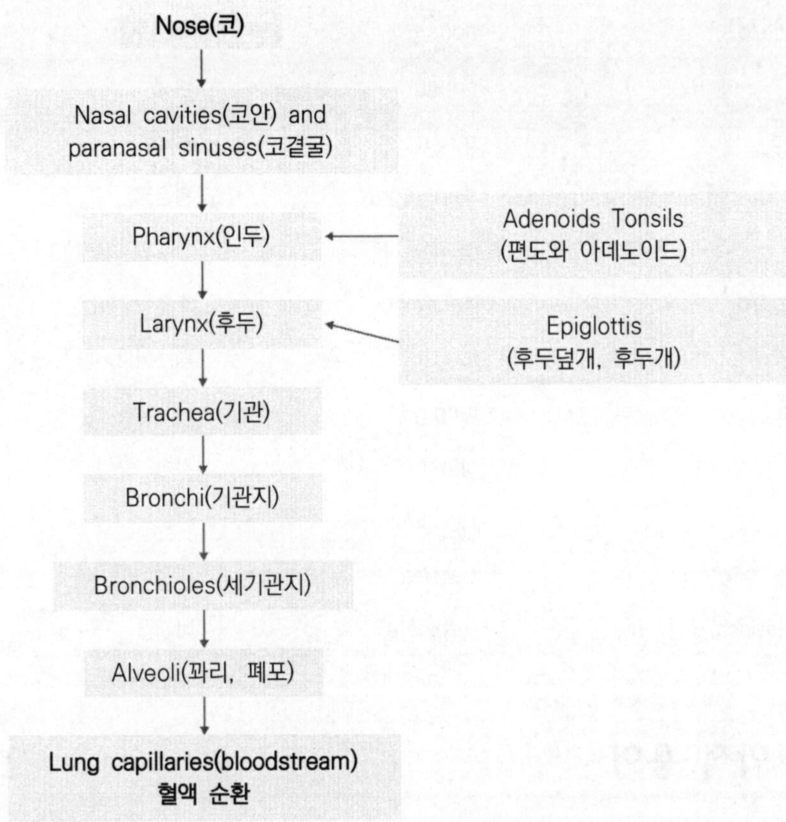

그림 6-2. 코에서 폐 모세관까지의 경로

II. 전문용어

1. 어근

alveol/o	alveolus	허파꽈리, 공기주머니
antr/o, sin/o	antrum	공동, 부비강
bronch/o, bronchi/o	bronchial tube	기관지
bronchiol/o	bronchiole	세기관지
laryng/o	larynx	후두

nas/o, rhin/o	nose	코
osm/o	smell	냄새
pharyng/o	throat	목구멍
phren/o	diaphragm	횡경막
pleur/o	pleura	가슴막, 흉막
pne/o, spir/o	breathing	호흡
pneumon/o, pnenum/o	lung	폐, 허파, 공기
pulmon/o	lung	폐, 허파
thorac/o, steth/o	chest	가슴, 흉부
tonsill/o	tonsils	편도
trache/o	trachea	기관
turbin/o, conch/o	turbinate	비개골

2. 해부학적 용어

(1) 코 Nose

choana	뒤콧구멍	maxillary sinus	상악동
conchapl, conchae	외이	meatus	길, 도
ethmoid sinus	사골동	septum	중격, 격막
external naris	외비공	sphenoidal sinus	앞가쪽, 숫구멍
frontal sinus	전두동	turbinate	비개골

(2) 코 Pharynx

arytenoid cartilage	모뿔연골	hyoid bone	설골
auditary canal, Eustachian tube	유스타키오관	laryngopharynx	후두인두
corniculate cartilage	잔뿔연골	lingual tonsil	혀편도

cricoid cartilage	윤상연골	nasopharynx	비인두
crypt	움, 막힌틈	oropharynx	인두 중앙부
epiglottic cartilage	후두덮개연골	palatine tonsil	구개 편도
epiglottis	후두개	pharynx	인두
fauces	목구멍	thyroid cartilage	갑상연골
glottis	성문		

(3) 코 Trachea

apex pulmonis	폐첨	lobe	엽
alveolus	허파꽈리	mediastinum	종격막
base of lung	허파바닥	parenchyma	조직
bifurcation	분기	segment	부분
bronchiole	세기관지	thorax	흉곽, 흉부
bronchus	기관지	trachea	기관, 기도
hilus	문		

3. 의학용어

바퀴살균증, 방선균증 actinomycosis

구강 내에 기생하는 비항산성, 무산소성의 방성균인 Actinomyces israelii에 의하여 사람에게 일어나는 감염증으로 만성화농성 염증을 일으킨다. 입, 목, 가슴장기, 복부장기를 침범하여 흔히 고름집을 만든다.

아데노이드염 adenoiditis

아데노이드의 급성 및 만성염증을 말한다.

아데노이드 adenoids

인두편도 또는 그 비대를 말한다. 아데노이드는 6~7세에 최대가 되고 그 뒤 퇴축되어 간다. 급·만성 인두 편도염으로 이관염을 일으키고 급·만성 중이염, 이관 협착증,

침출성 중이염을 가져와 소아 난청의 한 원인이 된다. 코막힘, 코고는 소리, 구강호흡 등의 증상으로 독특한 얼굴모습(아데노이드 얼굴모습)을 나타내는 수도 있다. 아데노이드 절제술은 코막힘, 자주 되풀이 되는 급성 상기도감염, 만성 부비강염, 중이염 등의 경우에 시행한다.

알레르기코염, 알레르기비염 allergic rhinitis

코 점막이 특정 물질에 대하여 과민반응을 나타내는 것이다.

알레르기를 일으키는 원인 물질(항원)이 코 점막에 노출된 후 자극 부위로 비반세포, 호산구를 비롯한 여러 종류의 IgE 항체를 매개로 하는 염증세포가 몰려들어 이들이 분비하는 다양한 매개물질에 의하여 염증반응이 발생한다.

연속적으로 일어나는 발작적인 재채기, 맑은 콧물, 코막힘, 가려움증의 네 가지 주요 증상을 특징으로 한다. 특징적인 증상 외에도 눈 주위 가려움, 눈 충혈, 두통, 후각 감퇴 등의 증상이 동반될 수 있으며 합병증으로 결막염, 중이염, 부비동염, 인후두염 등이 동반될 수 있다.

환자에 따라서 특정 계절에만 발생하기도 하고 일 년 내내 증상이 있는 경우도 있는데, 계절성 알레르기성 비염은 식물의 꽃가루 시즌이나 온도 변화에 민감한 경우가 많고, 계절과 관련 없이 통년성으로 발생하는 비염의 경우 집먼지 진드기에 알레르기를 가진 경우가 많다.

후각상실증 anosmia

냄새를 맡는 기능이 없어지는 것으로 후각신경자체의 장애, 뇌바닥부와 앞머리부의 병변 등이 원인인데 히스테리에서도 볼 수 있다. 코 점막에 병이 있을 때도 냄새를 못 맡을 수 있다.

석탄가루증, 탄분증 anthracosis

진폐증의 일종으로 대기중의 매, 진(塵) 등이 폐로 흡입되어, 폐조직에 침착하여 육안적으로 흑색조를 띤다. 대기오염, 흡연에 관계가 있고, 고도의 대기오염지대의 주민은 탄분의 폐로의 침착이 강하게 인정되고 호흡기 감염증의 원인이 된다. 침착된 탄분은 폐포상피에 의하여 탐식되고 또한 림프관으로부터 림프절에도 운반된다. 특히 폐문부림프절에 강하게 침착한다.

위턱굴창냄술, 상악동절개술 antrotomy

액체배출을 목적으로 위턱굴을 절개하는 수술이다.

발성불능증, 소리못냄증 aphonia

후두가 원인이 되는 것에는 감기가 들거나 음성을 너무 많이 썼을 때의 급성후두카타르가 있다. 후두질환의 원인은 디프테리아 · 결핵 · 매독 · 암 등이 있으며, 성대에 탈이 나면 목청이 쉬거나 소리를 내지 못한다.

후두 이외의 원인에는 갑상선종이나 대동맥암과 같이 덩어리가 후두의 신경을 압박하거나 뇌의 장애로 후두근이 경련 또는 마비되었을 때 일어난다. 히스테리성 무성증과 같은 심인성에서 오는 것도 있다.

무호흡 apnea

호흡의 정지를 말한다.

질식 asphyxia

생체에서 이산화탄소와 산소의 가스교환이 되지 못하는 상태를 말하는데 외계와 폐의 교통이 두절되어 폐의 호흡작용이 장애되는 것(외질식)과 가스나 약제에 의해 생체내 조직의 가스교환이 방해를 받는 것(내질식)이 있으며 일반적으로 외질식을 가리킨다. 그 원인으로서는 코나 입 등 호흡입구의 폐색, 음식물이나 이물에 의한 기도폐색, 경부의 교액, 익수 때의 물 또는 토물 · 분비물 등의 기도의 오음 등을 들 수 있다.

천식 asthma

여러 가지 자극에 대해서 기관지가 과민한 반응을 일으켜 생기는 기관지의 가역적인 경련성 막힘을 말한다. 정상인에게서는 반응이 일어나지 않는 자극에 대해서도 이 환자에서는 기관지가 경련을 일으켜 좁아지고 그 자극이 없어지면 기관지 폐쇄가 없어진다. 발작성 호흡곤란을 되풀이하는 것을 특징으로 하며 기관지의 경련성 수축에 의한다.

무기폐, 폐확장부전 atelectasis

어떠한 이유에 의해서 폐의 일부가 팽창된 상태를 유지하지 못하고, 부피가 줄어 쭈그러든 상태이다. 무기폐는 질환이라기보다는 다양한 병(폐렴, 기관지염과 같이 분비물이 많이 생성되는 모든 폐 질환, 혹은 기관지 내에 생긴 결핵이나 폐암과 같이 물리적으로 기관지가 막혀 하부의 폐조직이 허탈되는 질환 등)이나 수술 후 통증, 혹은 장기간의 침상 안정에 의해 깊은 숨을 쉬지 못하여 호흡기 분비물에 의해 기관지가 폐쇄되어 하부의 폐조직이 허탈되는 경우 등 여러 상황에서 발생하는 상태다.

따라서 무기폐에 대한 진단, 치료 등은 원인 질환에 따라 아주 상이하다. 이를테면 수술 후 호흡을 깊게 하지 못해 생긴 무기폐라면 통증조절을 하고 심호흡, 기침을 하여 분비물을 잘 뱉도록 하는 것이 치료일 것이다. 만약 기관지에 생긴 폐암이나 기관지결핵과 같은 병으로 기도가 막힌 경우라면 해당 질환에 대한 전신적인 치료가 곧 무기폐의 치료이다.

후비공 폐쇄증 atresia of choana

신생아는 생후 약 3~4주가 지나야 구호흡이 가능하므로 양측성 후비공 폐쇄의 경우 조기에 진단하여 기도확보를 해야 한다.

위축코염, 위축비염 atrophic rhinitis

비점막이나 뼈에 위축성이 생기는 만성질환을 가리키고 그 주요증상의 하나인 악취의 유무에 따라서 악취성 위축성비염과 단순성 위축성비염로 나누는 경우도 있다. 사춘기에 발증하는 경우가 많고 여자에게 많다. 악취, 점막위축, 가피형성(痂皮形成)이 3가지 주요 징후이고 비강용적은 넓은데도 커다란 가피가 붙어 도리어 호흡이 곤란해진다. 원인은 여러 설이 있는데 아직 밝혀지지 않고 있다.

청진 auscultation

청진기로 순환기, 호흡기에 일어나는 각종 음향, 예를 들면 심장의 심음, 심장 잡음, 혈관음, 폐장의 폐포음, 기관지음 등을 청취하고 그 성상을 판단하여 각 장기에 있어서의 이상 여부를 탐지하는 방법이다.

호흡완만, 느린호흡 bradypnea, slow respiration

호흡이 비정상적으로 느린 것이다.

기관지확장증 bronchiectasis

기관지가 본래의 상태로 돌아갈 수 없을 정도로 영구적으로 늘어나 있는 상태를 의미한다. 이러한 증상 부위는 부분적으로 나타날 수도 있고 폐 전체에 걸쳐 광범위하게 나타날 수도 있는데, 이 때 침범된 기도는 염증, 점막 부종, 궤양, 기관지 세동맥의 신생혈관 형성, 반흔 또는 반복적인 감염에 의한 폐쇄로 기관지 비틀림 같은 다양한 변화를 보인다. 기도 분비물에 의한 기관지 폐쇄는 폐렴을 유발할 수 있고, 이것은 다시 일시적 또는 영구적으로 폐 실질의 손상을 일으킬 수 있다.

세기관지확장증 bronchiolectasis

세기관지를 침범한 기관지확장증이다.

세기관지염 bronchiolitis

폐의 기관지는 폐실질내에서 가늘게 분기해서 세기관지가 되고, 다시 호흡 세기관지가 되어 폐포낭에 도달한다. 세기관지의 결막은 단층의 입방선모상피와 얇은 결합세포

조직층으로 되어 있다. 이 부분은 기능상으로 봐서, 바이러스, 세균, 진균의 감염, 분진, 유독가스의 흡입으로 인해 염증을 일으키기 쉬운 부위이다. 세기관지염은 삼출물의 성상에 따라 카타르성, 섬유소성으로 분류된다. 또 병형에 따라 미만성범세기관지염이라 불리는 것이 있다.

기관지염 bronchitis

기관지에 생기는 급성 및 만성의 염증성 질환. 원인별로는 알레르기성 · 감염성 · 외상성 등이 있고, 병리학적으로는 카타르성 · 화농성 · 폐색성 · 궤양성 · 침윤성 등이 있다. 급성기관지염은 기계적 또는 화학적 자극, 감기, 각종 질환의 경과 중에 나타나서 흉통, 기침, 객담 등을 호소하지만, 예후는 양호하다. 만성기관지염은 기침, 객담이 2년 이상에 걸쳐 계속되는 만성폐질환이다. 원인은 단순하지 않고 성별, 가령, 외분비기능, 알레르기 소인, 호흡기계 소인 등이다. 외적 요인으로는 대기오염, 흡연, 감염 등이 상호 관련되어 있다.

이 증세를 진단하기 위해서는 다른 심폐질환의 제외 진단이 중요하다. 극한 만성의 경과를 거쳐 기도감염을 반복하기 때문에 감염증상이 출현하면 조속하고 적절한 치료를 해야 한다. 미만성 범세기관지염은 청년에 발증하여 기침, 객담, 노작성 헐떡임(천식)을 호소하고, 때때로 천명을 수반하며, 흉부X선상 양쪽 폐에 미만성 소립상 음영이 나타난다. 폐기능 장애를 수반하고 원인 불명이며 예후가 좋지 않다.

기관지유래암종 bronchogenic carcinoma

허파의 기관지 세포에서 기원하는 악성 종양으로 폐암의 종류에서 가장 흔한 형태로 담배 흡연이 주요 원인이 되어 발생하고 있다. 현미경적 소견에 따라 편평세포암종, 샘암종, 큰세포암종, 작은세포암종의 네 가지로 나누는데 이중에서 편평세포암종이 가장 흔한 형태이다.

기관지조영술 bronchography

기관지에 조영제를 넣고 호흡기의 공기 통로의 모양을 촬영하는 영상 기법이다. 컴퓨터 단층촬영(CT)과 기관지경의 발달로 더 이상 사용하지 않는다.

기관지결석증, 기관지돌증 broncholithiasis

기관지의 공간 내에 돌이 생기는 병적 상태를 말한다.

기관지경술, 기관지보개술 bronchoscopy

기관지 내면을 직접 볼 수 있는 기구를 통하여 기관지를 검사하는 것이다. 기관지경으로 상부 기도와 기관지를 직접 눈으로 관찰, 호흡기 분비물과 세포를 채집하여 기도,

폐, 종격 등의 조직 검사를 할 수 있다.

기관지협착증 bronchostenosis

기관지의 내강이 이물 또는 반흔조직에 의하여 좁아지는 것이다. 일반적으로 주기관지가 협착하는 것을 의미한다. 기관지 안에 이물이나 육아조직, 암조직 등이 차 있는 경우, 기관지에 생긴 궤양이나 각종 폐질환으로 죄어지거나 구부러진 경우, 폐암과 폐문 림프절의 종창이나 세로칸종양에 눌린 경우 등의 원인으로 발생한다.

기관지절개술 bronchotomy

기관지를 외과적으로 절개하는 것이다.

콜드웰뤼크수술, 위턱굴근치수술 Caldwell-Luc operation

위턱소구치 상방송곳니오목에 절개를 가하여 상악동에 구멍을 만들고 상악동염을 치료하는 수술을 말한다.

단순흉부방사선사진, 단순가슴방사선사진 chest radiography

흉막강에 음성조영제를 주입시켜 검사하는 방법으로 흉막강 유착의 유무와 그 범위, 병터가 폐 안 혹은 밖에 있는지를 감별할 때 촬영한다.

체인-스토크스호흡 Cheyne-Stokes respiration

주기성 호흡형의 하나이다. 호흡이 일어나기 시작할 때에는 우선 극히 적은 호흡이 나타나고, 차츰 진폭이 늘어서 최대에 이르고 그후 차츰 진폭을 줄여서 마침내 호흡정지의 시기로 이행된다. 이것을 되풀이 하여, 호흡의 기간과 호흡 정지의 기간은 대략 수초에서 수십초정도 호흡중추의 기능 저하, 특히 CO_2에 대한 감수성의 감퇴가 일어나고 있을 때에 나타나, 요독증, 두개내압이 높을 때, 마취제의 중독시 등에서 볼 수 있다. 건강인에 있어서도, 높은 산에 올랐을 때나, 수분간 빨리 심호흡을 반복한 후 등에서 보는 일이 있다.

울혈, 충혈 congestion

몸 안의 장기나 조직에 정맥의 피가 몰려 있는 증상으로 즉, 정맥혈이 수동적으로 정맥 및 모세혈관에 괴어 있는 상태이다. 혈관 안의 이물이나 혈전 따위로 국소적으로 일어나는 경우와 우심기능상실이나 심장막염 따위로 전신적으로 일어나는 경우가 있다. 일반적으로 만성적인 혈액의 정체로 일어나므로 만성 수동성 울혈이라고도 한다.

성대절개술, 척수절개술 cordectomy

성대의 절단과 같은 대와 삭의 적출하는 수술을 말한다.

코감기 coryza

급성 카타르성 염증상태로 코가 맵고 콧물이 나오는 가벼운 증상의 감기이다.

크루프, 상기도막힘증 croup

인두부가가 협착 또는 폐색하여, 그 때문에 흡기성천명, 견폐 유사 기침, 사성을 내는 질환이다. 감염, 알레르기, 칼슘경직(tetany) 등으로 인두부에 경련 또는 부종이 생기기 때문에 발생한다. 디프테리아균에 의해 위막이 생겨서 협착이 생겨 발생하는 것을 진성 상기도막힘증이라고 하여 구별하는 경우도 하고 있지만 디프테리아에 의한 것은 최근에는 나타나지 않고 있다. 파라인플루엔자형 Ⅰ과 Ⅱ형, 아데노바이러스, 세균에서는 백일해균 type B에 의한 것이 많다.

디프테리아 diphtheria

디프테리아균(Corynebacterium diphtheriae)의 외독소에 의한 급성 감염 질환이다. 위막을 형성하는 비인두염 및 후두기관지염으로 발현되는 호흡기 디프테리아 및 피부 디프테리아가 있다. 외독소는 세포 내에서의 단백 합성을 억제하여 심근염(myocarditis), 급성 신괴사(acute tubular necrosis) 및 말초신경병증 등의 치명적인 합병증이 발생할 수 있다. 현재 법정감염병 1급에 속한다.

삼킴곤란, 연하곤란 dysphagia

보통 음식을 삼키거나 물을 마실 때 정상적으로는 아무런 감각이나 저항 없이 입에서부터 위장까지 쉽게 통과하는데, 음식이 지나가는 감각이 느껴지거나 음식이 식도 내에서 내려가다가 지체되거나 중간에 걸려서 더 이상 내려가지 않는 것을 연하곤란이라고 한다. 연하곤란은 인두로부터 식도를 거쳐 위 분문부(입구부위)에 이르기까지 기계적인 협착이나 운동성 장애가 있을 때 발생할 수 있다.

흔히 연하통과 연하곤란은 같이 생기는데, 식도에 염증이나 궤양이 생긴 부위를 음식이 지나갈 때 쓰리거나 뻐근한 증상이 느껴지는 경우를 연하통이라고 한다. 먹을 때는 아무런 지장이 없지만, 평상시에 인두에 무엇인가 걸려 있는 듯한 이물감, 음식을 먹고 난 후 음식이 위장에 그대로 머물러 있는 듯한 상복부 불편감 등의 증상과는 구별해야 한다.

비중격 만곡증 deviated nasal septum

코의 중앙에 수직으로 위치하여 콧구멍을 둘로 나누는 벽인 비중격이 휘어져 코와 관련된 증상을 일으키거나 코막힘, 부비동염 등의 기능적 장애를 유발하는 경우를 말한다.

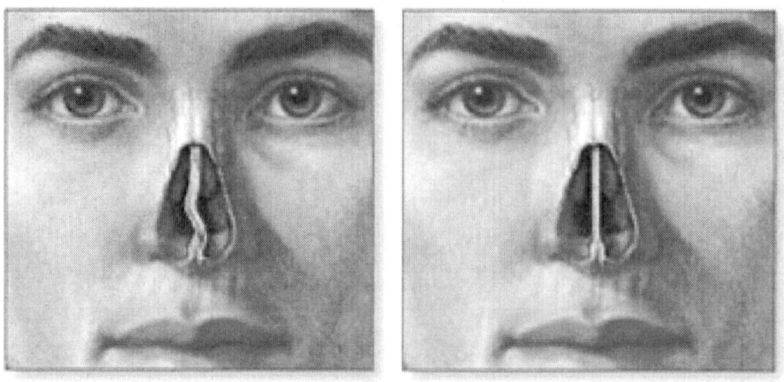

그림 6-3. 비중격만곡증

발성장애 dysphonia

음성이나 언어 표출의 장애 가운데에서 특히 소리를 만드는 성문부에서 발생하는 음성과 그 자체 곧 위쪽의 공명강에서 변화를 받기 전에 요소에 문제가 있는 경우를 말한다. 즉 후두부의 음성을 직접 만드는 곳의 이상에 의한 언어표출의 장애를 발성장애라고 한다.

호흡곤란 dyspnea

주관적으로 숨을 쉬는데 불편함을 느끼는 상태를 지칭한다. 이 상태는 생리적, 심리적, 환경적, 사회적 요인들 간의 상호작용으로 발생한다. 일반 인구의 약 9 ~ 13%가 호흡곤란을 호소하며, 70세 이상 환자에서는 37%까지 그 증상을 호소한다. 호흡곤란은 응급실에 방문하는 가장 흔한 원인이라고 할 수 있다.

삼출, 삼출물, 삼출액 effusion

염증이 생겼을 때 핏줄이나 미세한 구멍에서 조직이나 체강 속으로 스며 나오는 세포 성분과 액체 성분으로 진물이나 고름 따위가 있다. 흉막염이 있을 때 흉막강 속에 물이 고이는 것도 여기에 속한다.

폐공기증, 폐기종 emphysema

종말 세기관지 (terminal bronchiole) 원위부인 폐포 벽의 파괴에 의해 비정상적이고 영구적으로 폐포 공간이 확장된 상태이다.

폐기종은 질병명이라기 보다는 병리학적인 용어이며 만성폐쇄성폐질환이라는 질병의 한 원인이다.

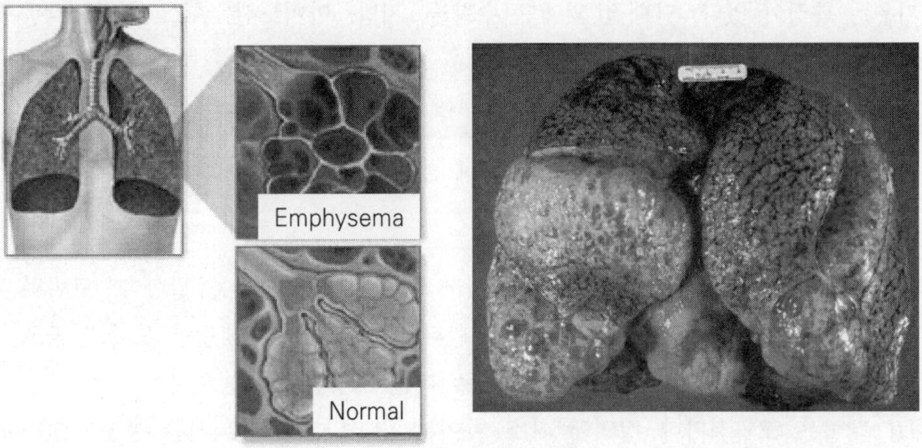

그림 6-4. 폐기종

코피, 비출혈 pistaxis

코에서 피가 나는 것으로 발병 원인은 다양하다. 일반적 원인으로는 혈액질환, 순환기질환, 고열, 기압의 변화 등을 들 수 있고 월경이나 뇌출혈의 대상으로 나오는 일도 있으나 실제로는 국소적 원인이 훨씬 많다.

벌집절제술, 사골동절제술 ethmoidectomy

벌집뼈 굴을 절제하는 것 또는 벌집뼈의 부분절제를 말한다.

벌집뼈염, 사골염 ethmoiditis

벌집뼈 굴의 염증을 말한다. 바이러스나 세균에 의한 감염 또는 알레르기에 이어 이차적으로 일어난다.

정상호흡 eupnea

규칙적으로 흡기와 호기의 주기적교대가 일어나는 안정시의 호흡형으로, 흡기성 또는 호기성휴지기가 없는 것을 말한다. 흡기는 능동적으로, 호기는 수동적으로 행하여진다.

삼출물 exudate

염증이 있을 경우에는 혈관의 투과성이 증가하여 혈관 속에 많은 액체성분과 혈구가 주위의 조직으로 이동하게 된다. 이렇게 염증에 의해서 주위의 조직으로 빠져나간 액체성분을 삼출물이라고 하고 이런 현상을 삼출이라고 한다. 진물이나 고름 따위가 여기에 속한다. 삼출물은 혈관의 폐쇄 등의 비염증성 원인으로 인해서 조직에 고이는 누출물과 달리 단백질이 많고 비중이 높으며 Ph는 처음에는 알칼리성쪽에 있으나 차차 산성쪽으로 기우는 특징이 있다. 단백질 외에 탄수화물, 지방, 아미노산, 효소, 항체, 각종 염류 등이 검출된다.

마찰음 friction rub

심낭 마찰음과 같이 장액면 사이의 마찰에 의하여 생기는 청진음을 말한다.

객혈 hemoptysis

혈액이나 혈액이 섞인 가래를 기침과 함께 배출해내는 증상을 말한다. 코피와 같은 상기도 출혈이나 위장관 출혈(토혈)은 제외한다. 토혈의 경우 색깔이 보다 검붉고 구토와 함께 발생하며 산성 pH를 보이게 되므로 객혈과 구별이 가능하다.

대량 객혈은 교과서마다 정의에 다소 차이는 있지만 하루 24시간 동안 100 ~ 600 ml 이상의 객혈이 있는 경우를 말한다. 이는 응급상황으로 간주되며 전체 객혈의 1.5 ~ 5% 정도를 차지하고 있다. 특히 전체적인 양보다는 그 속도가 중요한데, 시간당 100 ml 정도의 속도로 객혈이 나오는 경우 질식이나 쇼크의 위험이 있다.

혈액가슴, 혈흉 hemothorax

흉막강내에 혈액이 저류한 상태이고 외상에 의해서 일어나는 것이 가장 많은데, 그밖에 대동맥류의 파열이나 인공기흉, 폐절제술등에 잇따라 발생할 수 있다. 또 원인이 확실하지 않은 특발성 기흉도 있다. 증상은 출혈의 속도, 양에 따라서 다른데, 급속 다량이면 흉통, 호흡곤란, 쇼크를 일으켜 개흉, 지혈을 하지 않으면 안된다.

쉰소리 hoarseness

성문틈새의 폐쇄부족으로 성대의 일부가 진동하지 않을 때 일어나는 소리로 성대폴립, 종양, 성대위축, 삽관조작이나 기관내튜브, 커프의 압박에 의한 후두부종, 성대손상, 되돌이 신경마비 등에 의한다.

물가슴증, 수흉증 hydrothorax

흉강 내에 고이는 액체이며 정상인도 약 10 mL정도 되는 소량의 흉수가 있어 폐의 호흡운동 때 벽측 흉막과 장측 흉막 사이의 윤활유 역할을 한다. 각종 질병에 의하여 증가하는데 이 증가한 액체의 성상에 따라서 누출액과 삼출액으로 구별된다. 심부전, 간경화증 신장병 등에 의한 전신성 부종의 부분 증세로 나타나는 경우가 많다.

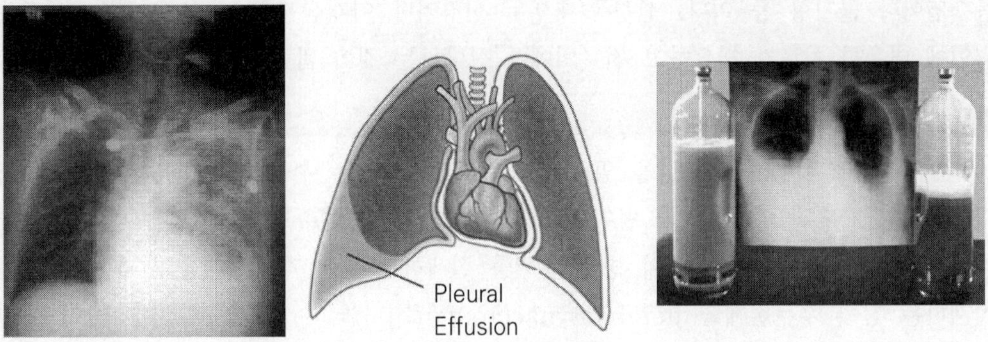

그림 6-5. 물가슴증

고탄산혈증 hypercapnia

혈중에 이산화탄소가 비정상으로 증가한 상태에 있고, 혈액은 산성에 기울어서 호흡성 아시도시스를 일으킨다. 호흡정지, 질식, 마취제 등에 의한 호흡억제, 폐기종, 호흡근 마비, 그 밖의 호흡저하, 호기의 재흡입 등에 의하여 일어난다. 혈중 이산화탄소 분압의 상승 및 pH의 저하는 경동맥동의 화학수용체를 개재시키거나 혹은 직접 호흡중추에 작용하여 호흡촉진적으로 역할한다. 증상은 호흡촉박, 호흡곤란이 있고 고도한 경우에는 의식 상실, 전신 경련도 일어난다. 운동의 경우에는 조직에 이산화탄소의 생산이 높아지나 호흡도 촉진되기 때문에 혈중 이산화탄소는 그다지 증가하지 않는다.

과다환기, 과호흡 hperventilation

호흡항진, 과호흡. 호흡수는 변하지 않고 깊이, 즉1회의 환기량이 증대하고 있는 상태를 말한다. 혈액중의 산소부족이나 탄산가스축적이 일어나기 시작하면 호흡운동이 증가하고 환기가 증가해서 성분의 변화를 저지한다. 호흡운동은 먼저 호흡의 깊이가 증가해서 과호흡의 상태가 된다.

고산소혈증 hyperoxia

산소가 과잉으로 존재하는 것으로 높은 산소농도 특히 고압산소에의 노출로 일어난다.

후두통 laryngalgia

머리 후반부에 느끼는 통증이다. 통증의 성질에는 찌르는 듯한 아픔. 압박성 또는 둔통 등, 여러가지의 것이 있다. 두통의 원인으로서 빈도가 높은 것은 어깨결림을 수반하는 근긴장성 두통일 것이다. 그러나 후두통은 여러가지 기초 질환의 표현일 경우가 많아 신중히 대처할 필요가 있다. 이를테면 수막염, 뇌종양, 고혈압, 두개내압 항진, 측면

동맥염이나 골기형 등 이다. 신경통(대후두 신경이나 이개신경)일 경우도 있다. 치료는 원인에 대응한 치료가 필요하고 전문의에게 상담하는 것이 바람직하다.

후두절제술 laryngectomy

후두를 절제(제거)하고 숨길을 입, 코, 식도와 분리하는 수술법. 후두암의 치료에 많이 사용된다. 후두암이 진행한 범위에 따라 종양과 함께 후두를 절제한다. 절제 정도에 따라 후두의 기능을 유지하면서 병터 부위를 절제하는 부분 후두절제술과, 후두 전부를 절제하는 전체 후두절제술(taotal laryngectomy)로 나눌 수 있다. 후두절제술에는 환자의 목에 구멍(stoma)을 내어 숨을 쉴 수 있이게 하는 과정이 포함되어 있다.

후두염 laryngitis

후두에 염증이 생기는 것으로 가장 흔한 원인은 바이러스성 감염이다. 또 기관지염, 폐렴, 인플루엔자, 백일해, 홍역, 디프테리아에 의해서도 올 수 있다. 증상은 염증의 정도에 따라 발열, 전신쇠약감, 후두건조, 후두통, 쉰목소리, 기침, 삼킴곤란 등이 발생할 수 있으며 후두 부종이 동반되면 호흡곤란도 온다.

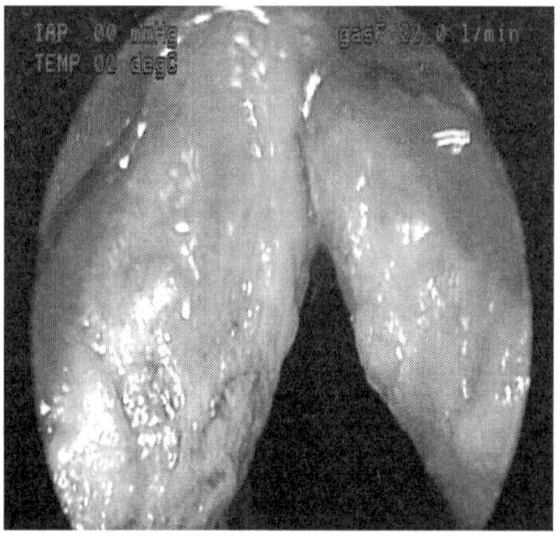

그림 6-6. 후두염

후두경검사 laryngoscopy

후두를 검사하는데 쓰는 기구인 후두경을 칭하는 말이다. 후두경검사에는 거울을 통해서 보는 간접후두경검사와 직접 카메라가 달린 렌즈를 통해서 보는 직접후두경검사가 있다.

폐생검 lung biopsy

환자의 생존중에 진단을 확정하기 위해서 병리조직학적 검사에 이용하는 재료를 환자의 폐에서 채취하는 검사법을 말한다. 폐 종양, 특히 폐암과 다른 유사질환을 감별할 때 이용되는데 그외에 미만성폐질환의 진단등 적용범위는 넓다. 일반적으로 개흉폐생검이 행하여지는데 최근 경기관지폐생검이 널리 행하여지게 되었다. 출혈위험이 많은 부위의 경우에는 부적당하다.

잡음 murmur

생리적 또는 병적인 청진음으로서 특히 심장 또는 혈관에 기인한 짧은 주기성의 소리를 말한다.

코폴립 nasal polyp

점막하 결합조직의 증식을 동반한 비점막내의 국소성 부종액의 축적으로 말미암아 폴립처럼 튀어나온 것으로 대개 염증과 관련된 변화이다.

코인두염 nasopharyngitis

코와 인두를 동시에 침범하는 염증을 말한다.

앉아숨쉬기, 좌위호흡 orthopnea

심부전증 환자의 경우에는 누워 있으면 폐정맥의 압력이 증가하기 때문에 호흡하기가 어려워지며 기침을 하기도 하는데, 이런 호흡곤란 증세를 기좌호흡이라고 한다. 심부전증 환자 외에도 심장성천식이나 삼출성심막염이 있는 경우에도 기좌호흡이 나타날 수 있다. 하지만 일어나 앉아 상반신을 앞으로 굽히면 폐정맥의 압력이 감소하기 때문에 호흡하기가 쉬워진다.

발작 paroxysm

간질(전간)이나 또는 어떤 종류의 마비 증세 등에서 볼 수 있다. 원인은 여러 가지이겠지만, 대개의 경우 환자 자신의 의식이 분명하지 못하므로 주위 사람들의 응급조치가 필요하다. 원칙적으로는 그대로 안정하도록 하여 쉬게 해주고, 옷을 헐겁게 풀어주며, 경우에 따라서는 혀를 깨물지 않도록 수건을 물리는 등의 조치를 취해야 한다.

타진법 percussion

신체의 일부를 짧게 급격히 두드리는 동작으로 얻어지는 음향에 따라 그 밑에 있는 상황을 진찰하는 진찰법으로 의사의 진찰 방법 중 하나로 복부나 가슴부위를 한 손가락을 밑에 두고 그 위를 다른 손가락으로 친다. 치과영역에서는 치아를 두드릴 때의 반응에 의해 이상 유무를 조사하는 진단법이다.

편도주위 고름집, 편도주위농양 peritonsillar abscess

편도 주위 조직에 농(고름)이 국소적으로 축적된 것을 말한다. 대개 편도의 화농성 감염에서 비롯되는데, 감염이 편도 주위막을 뚫고 편도 주위막과 편도 사이의 결합조직으로 퍼지면서 농이 생긴다. 양측에 생기는 경우는 드물며, 편도의 상부에서 주로 발생하지만 일부는 편도의 중간 부위와 하부에서도 발생한다.

백일해 pertussis

보르데텔라 백일해균에 의한 감염으로 발생하는 호흡기 질환으로, '흡' 하는 소리, 발작, 구토 등의 증상이 동반된 14일 이상의 특징적인 기침 양상을 보인다. 연령이 어릴수록 사망률이 높아 1세 미만의 사망률이 가장 높게 나타났지만, 현재는 예방 접종으로 발생이 현저히 감소하였다.

인두통증 pharyngalgia

인두나 후두에 질병이 있을 때 나타나는 통증으로 흔히 목이 아프며 급성과 만성으로 나뉜다.

인두염 pharyngitis

인두의 점막이나, 림프조직의 염증이다. 원인으로는 세균감염, 바이러스감염 외에 자극 가스, 먼지 등의 만성자극이나 코, 부비강으로부터의 염증파급 등이 있다. 일반적으로 급성인두염과 만성인두염으로 분류되는데 특수한 염증으로 인두결핵, 인두매독, 인두디프테리아 등이 있다 치료로는 화학요법에 추가해서 자극의 회피가 필요하고 함수나 흡입요법도 효과적이다.

인두성형술 pharyngoplasty

인두에 대한 성형수술이다.

가슴막삼출, 흉막삼출 pleural effusion

흉강에 존재하는 액체를 말한다.

가슴막절제술, 흉막절제술 pleurectomy

가슴공간(흉강) 내부를 덮고 있는 얇은 막인 가슴막(흉막)을 제거하는 수술이다.

가슴막염, 흉막염 pleurisy

흉강과 표면에 삼출물을 동반하는 흉막의 염증으로 급성 또는 만성으로 발생한다. 급성 흉막염에서는 흉막에 발적이 생기고 림프, 피브린 및 백혈구로 된 삼출물로 덮이게 되며 진행됨에 따라 다량의 혈청삼출물이 나타나게 된다. 염증을 일으킨 흉막은 유착을 잘하며 일단 유착되면 대개 항구적으로 지속된다. 증상으로는 옆구리를 찌르는 듯한 동통, 오한에 이은 발열과 기침 등이며 삼출물이 증가되면 호흡곤란이 일어나면서 통증은 완화된다.

가슴막통증, 흉막통증 pleurodynia

갈비사이근의 류마티스 또는 가슴막 자극에 의한 발작성 가슴통증을 말한다.

폐먼지증, 허파먼지증,진폐증 pneumoconiosis

폐에 분진이 침착하여 이에 대해 조직 반응이 일어난 상태를 말한다. 폐의 조직 반응이란 폐 세포의 염증과 섬유화(흉터)를 말한다. 분진에 노출된 기간이 매우 길고 진폐증 환자가 경험하는 자각 증상을 호소한다거나, 부검 소견에서 폐 조직 내에 축적된 분진이 관찰된다고 하여 진폐증으로 진단할 수는 없고, 폐에 섬유화성 변화 또는 결절성 변화가 있을 때에만 진단이 가능하다.

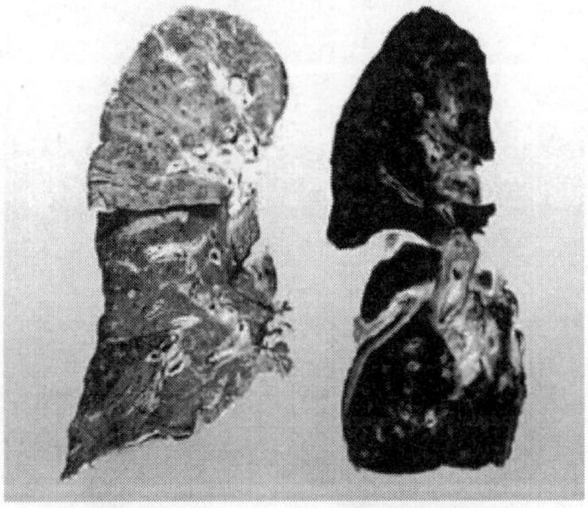

정상 비정상

그림 6-7. 폐먼지증

폐절제술, 허파절제술 pneumonectomy

특히 한 쪽 폐의 전체 적출, 폐결핵, 폐암, 폐농양 등의 국한된 병변에 대하여 행해지는 수술이다. 절제되는 폐실질의 양과 부위에 따라 여러 가지 폐절제법이 있다. 절제분량에 따라 전엽절제, 폐엽절제, 구역절제, 부분절제 또는 쐐기 절제로 분류된다.

폐렴 pneumonia

세균, 바이러스, 기생충, 곰팡이 등의 다양한 미생물들이 하부기도에 증식하여 이로 인해 인체에서 염증성 반응을 보이는 상태를 폐렴이라고 한다. 임상적으로는 고열(혹은 저체온), 화농성 객담, 기침, 오한 그리고 늑막통 등이 있고 흉부방사선 사진 상 병변이 나타나는 질환군을 일컫는다. 폐렴은 어린이나 만성호흡기 질환을 앓고 있는 환자, 노인, 알코올중독자, 면역기능이 떨어진 사람에게서 흔히 발생한다.

공기 가슴증, 기흉 pneumothorax

공기주머니에 해당하는 폐에 구멍이 생겨 공기가 새고 이로 인해 흉막강 내에 공기나 가스가 고이게 되는 질환이다. 흉막강은 흉벽, 횡격막, 종격동을 덮고 있는 벽측 흉막과, 폐엽 간 틈새를 포함한 폐를 덮고 있는 장측 흉막으로 둘러싸인 공간을 뜻한다. 여기에는 정상적으로 소량의 흉수만이 존재하나, 이 공간에 공기나 가스가 있는 경우를 기흉이라고 한다. 흉막강 내로 공기가 유입만 되고 배출이 되지 않을 경우 종격동(양쪽 폐와 심장 사이의 공간)과 심장이 한쪽으로 쏠려서 발생하는 응급상황인 긴장성 기흉이 발생하기도 한다.

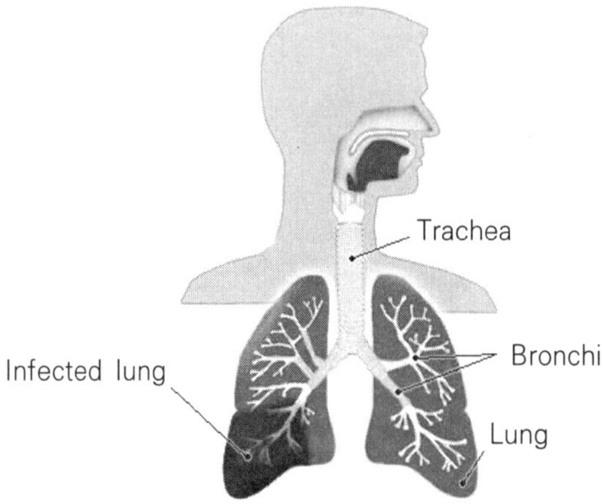

그림 6-8. Pneumothorax

폴립 polyp

주변 점막보다 돌출된 결절 혹은 종괴를 말하며 흔히 사이질에서 기원해서 돌출된 종양보다는 점막에서 발생한 경우에 사용한다. 피부, 점막, 장막 따위의 표면에서 가는 줄기로 늘어져 있는 구상, 타원형, 난원형 따위의 버섯모양의 덩어리를 통틀어서 일컫는 말이다.

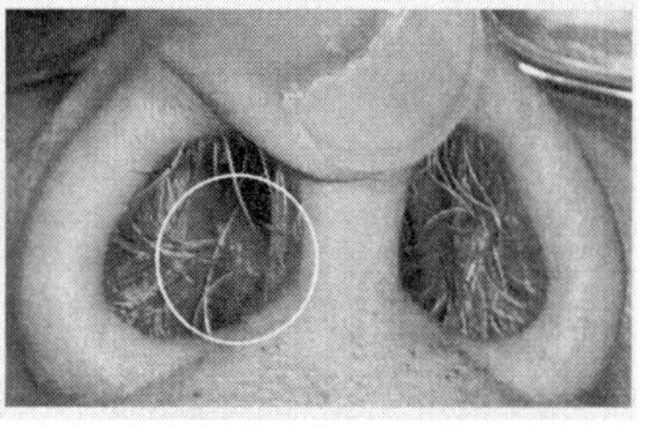

그림 6-9. Polyp

폐렴, 간질폐렴 pneumonitis

세균, 바이러스, 기생충, 곰팡이 등의 다양한 미생물들이 하부기도에 증식하여 이로 인해 인체에서 염증성 반응이다. 임상적으로는 고열 혹은 저체온, 화농성 객담, 기침, 오한 그리고 늑막통 등이 있고 흉부방사선 사진 상 병변이 나타나는 질환군을 일컫는다. 폐렴은 어린이나 만성호흡기 질환을 앓고 있는 환자, 노인, 알코올중독자, 면역기능이 떨어진 사람에게서 흔히 발생한다.

폐부종 pulmonary edema

여러 가지 원인에 의해 폐정맥 및 모세혈관 내에서 폐의 간질조직과 폐포로 체액이 빠져나가면서 폐포와 기도에 울혈되어 가스교환을 악화시켜 저산소증을 일으켜 심한 호흡곤란을 야기하는 상태이다.

폐색전증 pulmonary embolism

폐동맥이 막혀 일어나는 병이다. 엄밀하게 말하면 폐혈전과 폐색전은 다른병이지만 임상적으로는 구별할 필요가 없으므로 폐색전이 양자를 대표하고 있다. 원인은 혈류가 나빠져서 혈액이 굳어지는 혈전이나 몸의 다른 부분에서 생긴 혈전 또는 이물혈관 내에 들어온 공기나 수술때에 유입된 체지방이 흘러 들어와서 막히는 색전 때문이다.

폐동맥 고혈압 pulmonary hypertension

허파순환내의 압의 증가를 말한다. 일차 폐고혈압에서는 혈관내피세포의 기능이상과 손상이 원인일 것으로 추정되는데 대부분 특발이며 자가면역성 질환이나 독물과 관련이 있는 예가 있기도 하며 유전소인도 때로 의심되고 있다.

폐경색증, 허파경색증 pulmonary infarction

동맥혈액 공급장애에 의한 폐조직의 부분적 괴사. 때때로 폐동맥 전색증에 의한다. 임상적 증상의 범위는 증상이 없는 것으로 부터 흉막통, 호흡곤란, 객혈, 빈맥까지 이른다.

폐결핵 pulmonary tuberculosis

균을 많이 배출하는 환자가 주된 전염원이다. 기침이나 재채기 등으로 공기 중에 퍼진 병원균이 호흡 기관지나 폐포로 들어가 감염을 일으킨다. 결핵균이 폐에 감염된 정도에 따라 경증·중등도·진행성 등으로 나누고, 발병 횟수에 따라 나누기도 한다. 폐에 들어간 결핵균이 바로 질병을 일으키는 경우를 1차성 결핵, 결핵균이 오랫동안 잠복해 있다가 저항력이 약해졌을 때 발병하는 것을 2차성 결핵이라고 한다. 아이들에게는 1차성 결핵이 많고 어른들에게는 2차성 결핵이 흔하다.

흔히 나타나는 증상은 기침을 하고 가래가 나오는 것인데, 피가 함께 섞여 나오기도 한다. 그밖에 열이 나거나 불쾌감, 피로, 체중감소, 가슴의 통증 등도 나타난다. 대부분 가슴 X선 사진을 찍거나 투베르쿨린반응을 보고 가래로 결핵균검사를 해서 진단한다. 투베르쿨린반응 검사는 보통 X선 검사에서 이상 소견이 나타날 경우에 한다. 이 검사는 결핵균의 단백질 성분을 팔에 주사하여 나타나는 반응을 통해 알아보는 것인데, 강한 양성 반응이 나오면 결핵검사를 한다.

치료에는 약물을 쓰는 화학요법과 외과요법이 있다. 주로 화학요법을 쓰며, 흔히 쓰는 약에는 이소나이아짓 · 리팜피신 · 에탐부톨 · 피라진아미드 · 스트렙토마이신 · 가나마이신 · 사이클로서린 · 에티온아미드 등이 있다. 외과요법은 심각한 합병증이 생기거나 약물에 내성이 있는 결핵균이 침입했을 때만 사용한다. 화학요법이 발달하여 대부분 치유되지만 원활한 치료를 위해서는 조기발견과 적절한 처방 및 적절한 약물복용이 필요하다.

고름가슴증, 농흉 pyothorax

흉막액이 화농성이거나 또는 흉막액에서 세균이 검출되는 질환을 의미한다.

거품소리, 수포음 rale

기관, 기관지, 폐포, 폐공동 내에 분비물 또는 혈액 등이 정체되어 공기와 섞여 기포를 만들거나 끈끈한 점액물질 또는 분비물이 움직일 때 나는 소리 전자를 습성 거품소리라 하고 후자를 건성 거품소리라고 한다.

코통증 rhinalgia

코의 통증이다.

코염, 비염 rhinitis

코안(비강 내)의 염증을 뜻한다. 크게 '알레르기성 비염'과 '만성 비염'으로 나뉘지만 2가지 비염을 명확히 구분하는 기준은 없다고 할 수 있다. 그래서 알레르기성 비염 중 하나인 통년성 비염(4계절 내내 지속되는 비염)을 만성 비염으로 칭하기도 한다. '급성 비염'도 있지만 일반적으로 감기로 인한 합병증이며, 적어도 1개월 이내 자연 치유 되는 것이 보통이므로 큰 문제가 되지 않는다.

코성형술 rhinoplasty

미용적인 코의 성형수술로 낮은 코를 높이거나 모양이 좋지 않은 코를 아름답게 하기 위한 수술방법이다.

콧물, 비루 rhinorrhea

묽은 점액이 코 점막으로부터 흘러나오는 현상을 말한다. 콧물 양상은 대부분 맑고

물 같은 콧물이며, 발작적인 재채기와 눈, 코 가려움증을 동반하는 경우가 많다.

삑삑거림, 건성수포음 rhonchus

목에서 덜그럭 거리는 소리로 기관지의 부분적 협착에 의하여 일어나는 건성의 거친 소리를 말한다.

시크검사법 schick test

디프테리아에 의한 감염 또는 디프테리아 변성독소 접종으로 생체 내에 어느 정도의 디프테리아항독소가(價)를 조사하기 위한 검사법. 시크검사액(진단용 디프테리아독소)의 0.1mL를 사람의 전완 굴측피 내에 주사하여 96시간 후에 국소의 발적(發赤) 크기를 관찰한다. 반응의 크기는 지름이 10 mm 이하의 음성인 경우는 디프테리아항독소(0.01 ~ 0.03단위 이상)가 있고, 디프테리아에 대해 감염을 막을 수 있다.

철침착증, 혈철소증, 과다철증 siderosis

진폐증의 하나로 철이 함유되어 있는 미립자를 오랫동안 흡입함으로써 철분이 폐에 침착하여 일어난다.

규폐증 silicosis

규사 등의 먼지가 폐에 쌓여 흉터가 생기는 질환을 의미한다. 규사 먼지는 다른 먼지 입자와 달리 폐 조직 내에서 강한 염증 반응을 일으킨다. 시간이 지날수록 염증이 두터워지며, 이는 나중에 흉터로 변하여 산소 공급에 이상을 초래한다. 담배를 피우는 경우 증상이 더 빨리, 더 심하게 악화된다.

굴염, 동염, 코곁굴염, 부비동염 sinusitis

바이러스, 세균, 진균감염과 알레르기성 비염에 의해 생긴 코곁굴 염증이다. 대개 급성 바이러스성 기도 감염 후에 온다. 침습된 장소에 따라서 벌집뼈, 이마뼈, 위턱뼈 또는 나비뼈 굴염으로 알려져 있다. 위턱뼈 굴렴은 위턱부위의 통증과 치통 그리고 이마 두통을 벌집뼈 굴염은 양눈 사이의 통증과 전두 두통을 나비뼈 굴염은 이마와 뒤통수로 뻗치는 통증이 유발된다.

재채기 sneeze

코의 점막이 자극을 받아 일어나는 경련성 반사 운동이다. 그 과정을 다시 살펴보면 다음과 같다. 코의 점막은 주위온도가 갑자기 변하거나 화학적, 물리적인 자극이 가해지면 유해한 자극 물질을 강하게 밖으로 내보내려는 작용을 일으키려고 한다. 이러한 자극 신호는 3차 신경을 통해 뇌교로 전달되고, 이어 호흡 중추를 자극하게 되며, 호흡 중추에서 나오는 횡격막 신경은 먼저 흡기(들이쉼)를 유발하고 강한 호기(내쉼)가 뒤따라오게 한다. 이 과정에서 구개가 올라가고 비인강 폐색이 일어나며 횡격막과 복부 근육이 수축하게 되는데, 이 순간 비인강이 열리면서 재채기를 하게 된다.

그렁거림, 협착음 stridor

호흡잡음의 일종으로 기관에 가래가 걸렸을 때 나는 호흡음으로 대개의 경우 호흡곤란을 수반한다. 숨을 들이킬 때 오히려 크게 들리는 잡음으로 원인은 호흡기도가 협착 또는 폐색되었을 때 들린다.

빠른호흡, 빈호흡 tachypnea

호흡수가 증가하고 동시에 호흡이 얕아진 상태로 이에 대해 호흡수가 증가하고 호흡깊이는 늘어난 상태를 과다호흡 이라한다. 빠른 호흡에는 항상 호흡곤란이 동반된다. 울혈성 심장기능상실, 폐렴 등에서 나타난다.

흉강천자, 가슴천자 thoracentesis

흉수저류질환에 대해서 진단적 또는 치료적으로 이루어진다. 보통은 흉수 저류측에서 제7내지 제9늑간의 높이로 중액와선상에서 국소마취후, 늑골상연(肪骨上椽) 에서 천자한다. 진단적인 경우에는 소량을 채취해 세균배양, 세포진, 생화학적 검사등에 이용한다. 암성흉수의 치료에는 1회 1000 ㎖이하, 보통 500 ㎖을 천천히 배액한다. 다량급속배액은 순환허탈, 배액측의 폐수종등을 일으킨다.

가슴성형술, 흉부성형술 thoracoplasty

갈비뼈를 절제하고 흉벽은 안쪽으로 이동시켜서 병이 있는 허파를 허탈시키는 수술을 말한다. 폐결핵 치료법 중 하나로 병터에 직접 손을 대지 않고 갈비뼈를 절제하여 병터를 위축시켜 치료하려고 하는 것으로 간접효과를 기하는 것이다.

흉강경 검사, 가슴안보개검사 thoracoscopy

흉강경을 통해 가슴 내부를 검사하는 방법. 흉강경은 빛과 렌즈를 가진 얇은 관 모양의 기구이며 기구를 이용하여 조직을 떼어 내어 현미경으로 관찰할 수도 있다.

가슴절개술, 개흉술 thoracotomy

흉벽의 외과적 절개를 말한다. 흉강 안에 있는 장기는 외상을 입는 경우도 있고 또는 여러 질병에 걸릴 수도 있다. 따라서 외상을 치료하거나 또는 질병을 치료하기 위해서 흉강을 절개해야 하는 경우가 있

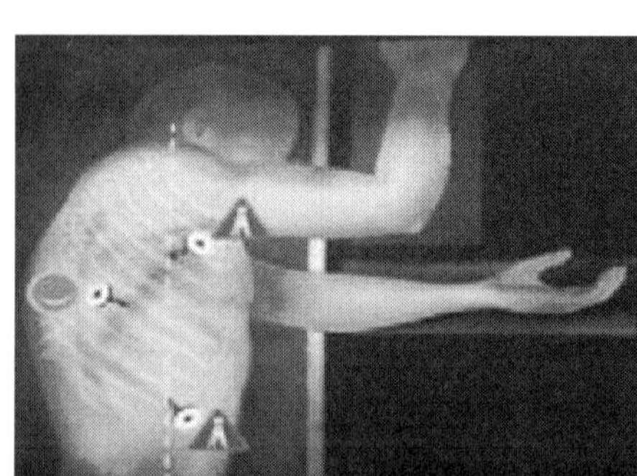

그림 6-10. 가슴절개술

다. 흉막강은 늑골을 절제하지 않더라도 늑골과 늑골사이에 있는 근육을 잘라서 절개할 수 있다.

편도절 제칼 tonsillectome

편도를 절제하는데 사용되는 기구이다.

편도염 tonsillitis

편도의 염증으로 일반적으 로는 구개편도의 염증을 말한다. 급성편도염과 만성편도염으로 구별된다. 급성편도염에는 다른 질환에서 병발한 경우가 있다. 급성전염병에서는 성홍열성, 혈액질환에 유래하는 백혈병성, 과립감소성 편도염 등이 있다. 만성염증이 존재하는 편도는 병소가 신염, 관절염, 심내막염을 발병시키기 때문에 충분히 고려해야 한다.

기관염 tracheitis

기관의 점막에 생기는 염증을 말한다. 바이러스나 세균이 원인인 급성의 경우와 먼지, 가스, 흡연 따위가 원인인 만성의 경우가 있는데 급성과 만성은 증상에 차이를 보이나 대게 기침이 나고 가래가 나오며 열이 나고 가슴이 아프다.

기관기관지염 tracheobronchitis

기관과 기관지의 염증이다.

기관식도 tracheoesophageal

기관과 식도가 연결되어있는 것이다.

기관성형술 tracheoplasty

외상, 결핵, 악성종양 등으로 기관지의 흉터성협착 또는 완전폐쇄를 초래했을 때 그 범위를 절개하여 상하의 기관지를 연결 또는 인공기관에 의한 치환을 하여 말초의 폐기능을 개선 보존하는 수술방법을 말한다.

기관출혈 tracheorrhagia

기관으로부터의 출혈을 말한다.

기관협착증 tracheostenosis

기관의 수축 또는 협착을 말한다.

기관절개술 tracheostomy

기관은 후두와 허파를 연결하는 관 모양의 구조물로서, 공기가 들어오고 나가는 길이며, 기관지 속 분비물을 배출하는 통로가 되기도 한다. 기관의 위쪽이 막히면 숨을 쉴 수 없고 생명에 위협이 되는 상황이 될 수 있다. 이 때 기관에 절개를 하여 환자의 상기도를 통하지 않고도 직접 기관을 통해 외부의 공기를 흡입해서 숨을 쉴 수 있도록 하는 수술이 기관절개술이다.

목에 기관과 통하는 작은 구멍을 만들고 그 구멍으로 기관튜브라고 부르는 관을 삽입하여 입이나 코로 숨을 쉬기 어려운 환자들의 숨길을 유지시켜 준다. 또한, 기관절개술은 기침을 할 수 없는 환자의 가래를 제거하거나 인공호흡기 사용 등의 목적을 위해 기관내삽관을 대신하기 위해 시행한다.

누출액 transudate

체액의 일부가 누출작용에 의해 장막강 혹은 체강내나 조직간극에 생리적 한계를 넘어 정체했을 때, 그 액을 누출액이라고 한다. 성상은 담황색~황갈색의 투명한 액으로서 섬유소가 적고, 비중은 1.015 이하, 단백농도는 2.5 g/dl 이하로 되어 있다. 구미에서는 누출액과 삼출액의 차이를 단백농도3.0g/dl 미만 및 그 이상의 값으로 나누고 있어, 25 g/dl 이하가 반드시 엄밀한 값은 아니다. 누출액은 일반적으로 심부전, 저단백혈증, 간경변, 신증후군 등에서 볼 수 있으나, 삼출액은 염증, 악성종양, 출혈 등에서 볼 수 있다. 염증에 의한 정체액에서도 단백농도가 3.0 g/dl 이하로 되는 일도 있어(30%), 이것을 염증성누출액이라고 한다. 또 역으로 단백농도가 3.0 g/dl이하에서도 분명한 염증이나 악성종양에 의한 정체액이 있는데(30%), 이것을 장액성삼출액이라고도 한다. 따라서 악성이나 염증의 유무를 비중이나 단백농도만으로 구별하는 것은 진단상 위험하여 종합판정을 필요로 한다.

코선반절제술, 비갑개절제술 turbinectomy

코선반의 수술에 의한 제거를 말한다.

Chapter 7
내분비계통

[학습목표]

- 내분비계통에 관련된 명칭을 알고 각각 기능에 대한 설명한다.
- 내분비계통의 접두사와 접미사를 이용하여 만든 용어를 설명한다.
- 내분비계통의 질환과 검사에 대한 용어를 설명한다.
- 내분비계통과 관련된 병리학적 상태를 설명한다.
- 내분비계통과 관련된 외과적 용어를 설명한다.

7장 ▌ 내분비계통 Endocrine System

Ⅰ. 해부생리학적 용어

내분비선 기능

규칙적인 몸의 활동과 신경계통의 호르몬을 유지하는데 도움을 준다. 모든 기관 안에 내분비계는 작지만 혈액순환에 호르몬을 직접적으로 분비하는 중요한 기능을 한다. 호르몬은 삽입구에서 천천히 생산되며 그것들은 내분비선이라 불린다. 또는 내분비물 이라고도 하는데 왜냐하면 그것들은 관을 가지고 있지 않다. 관은 분비물을 옮기는 좁은 튜브다. 내분비선 호르몬은 관 대신에 혈액순환으로 직접 분비한다.

내분비선 endocrine glands

호르몬이라는 화학물질을 생성하며 주요작용은 전해질 또는 영양소의 대사조절, 성장 및 발육의 조절, 임신, 분만, 수유와 같은 생식 등에 중요한 구실을하고 신체의 전반적 기능을 통합하고 조절한다.

뇌하수체 pituitary hypophysis

간뇌의 시상하부 아래에 있으며, 시상하부의 지배를 받아 사람을 포함한 척추동물의 생명 유지에 중요한 호르몬을 분비한다. 특히 이곳에서 분비하는 호르몬은 다른 내분비기관 호르몬 분비를 조절한다. 따라서 뇌하수체는 내분비기관의 사령부와 같다.

갑상샘, 갑상선 thyroid shaped "like a shield"

목 앞 중앙에 있고 앞에서 보면 나비 모양으로 후두와 기관 앞에 붙어 있는 내분비기관이다. 왼쪽과 오른쪽에 각각 한 개씩의 엽(lobe)이 있으며, 이는 잘룩(isthmus)으로 연결되어 있다. 갑상샘은 갑상샘 호르몬과 칼시토닌(calcitonin)을 만들고 분비한다.

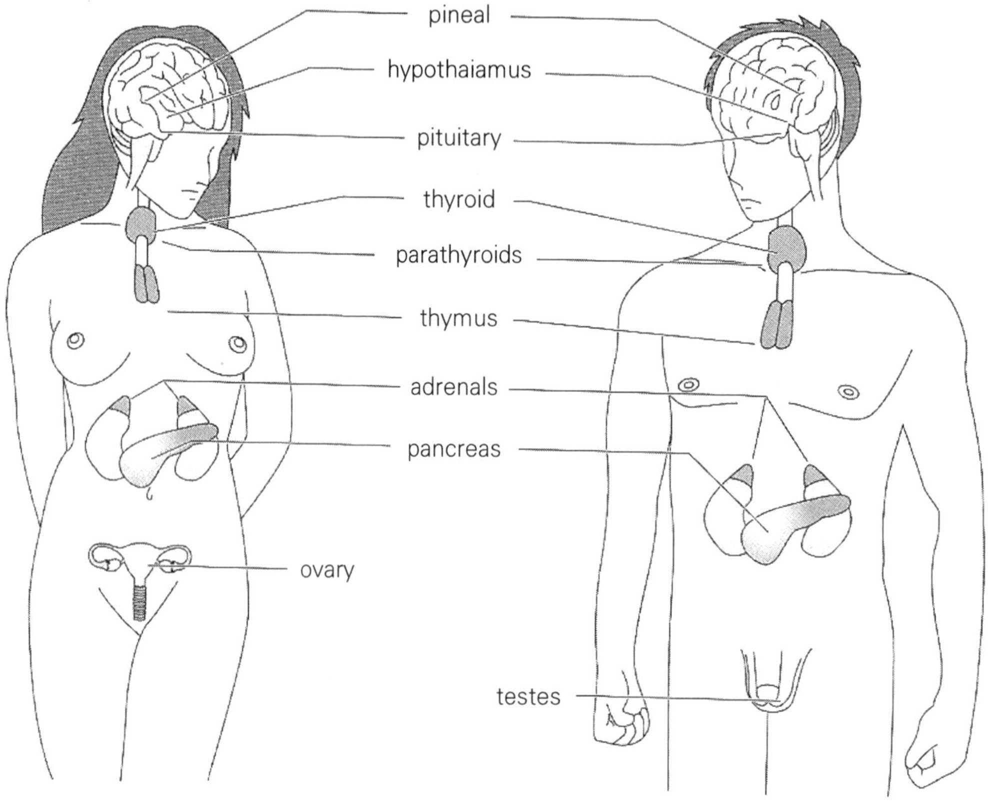

그림 7-1. Endocrine system

부갑상샘, 부갑상선 parathyroids

목에 있는 갑상샘의 뒤쪽에 두 쌍이 매몰되어 있다. 부갑상샘은 부갑상샘호르몬(parathyroid hormone, PTH)인 파라호르몬을 분비하여 혈장의 칼슘 농도를 상승시킨다. 부갑상샘은 혈장의 칼슘 농도가 낮아지면 낮은 칼슘 농도를 감지한 후, 부갑상샘호르몬을 분비하고, 분비된 부갑상샘호르몬은 뼈와 신장, 소장에 작용하여 혈장의 칼슘 농도를 증가시킨다. 이때 혈장의 칼슘 농도가 증가하면 음성되먹임이 작용하여 부갑상샘호르몬의 분비를 중지시켜 혈장의 칼슘 농도의 항상성을 유지시킨다.

부신 콩팥위샘 adrenals gland

콩팥 위에 위치한 내분비기관으로, 크게 겉질(피질)과 속질(수질)로 이루어져 있다. 겉질에서는 글루코코르티코이드, 염류코르티코이드, 남성 호르몬을, 속질에서는 에피네프린, 노르에피네프린과 같은 카테콜아민을 만들고 분비한다.

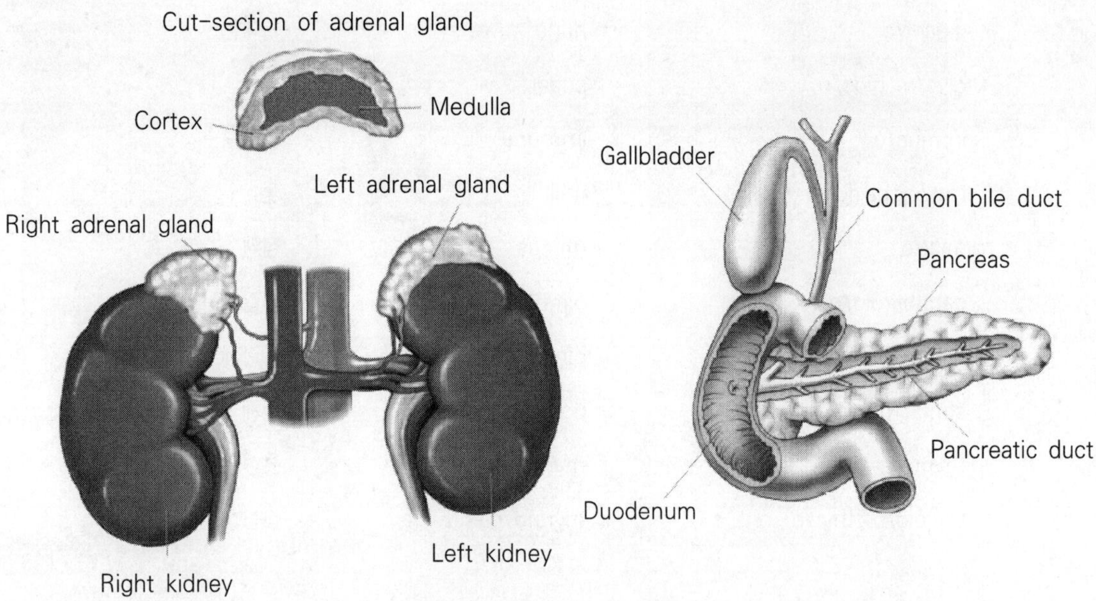

그림 7-2. 부신과 췌장

이자, 췌장 pancreas

위의 뒤쪽에 위치하고 있으며, 소화 효소와 호르몬을 분비하는 장기이다.

솔방울샘, 송과체 pineal glands

머리의 가운데에 위치한 솔방울 모양의 내분비기관으로 멜라토닌을 만들고 분비한다.

가슴샘, 흉선 thymus

가슴뼈의 뒤, 심장과 대동맥으로 이루어진 종격동의 앞에 위치한 림프 면역 기관이다. 신생아 때부터 발육하여 사춘기에 가장 커졌다가, 그 뒤에는 점점 크기가 작아져 성인에서는 상당 부분 지방으로 대체된다.

II. 전문용어

1. 어근

adren/o, adrenal/o	adrenal glands	부신
crin/o	secretion	분비물

gigant/o	huge	거대한
glyc/o, gluc/o	sugar	당
immun/o	immune	면역력
lact/o, galact/o	milk	젖
myx/o	mucus	점액
parathyroid/o	parathyroid gland	부갑상선
pineal/o	pineal body	송과체, 송방울샘
somat/o	body	신체
thym/o	thymus gland	흉선
thyroid/o, thyr/o	thyroid gland	갑상선

2. 해부학적 용어

adrenal gland	부신
endocrine gland	내분비선
exocrine gland	외분비선
ovary	난소
pancreas	췌장
parathyroid gland	부갑상선
pineal body	송과체, 송방울샘
pituitary gland, hypophysis	뇌하수체
testis	고환
thymus gland	흉선
thyroid gland	갑상선

3. 의학용어

말단비대증 acromegaly

성장 호르몬이 과잉 분비되어 신체 말단의 뼈가 과도하게 증식함으로써 손, 발, 코, 턱, 입술 등이 비대해지는 만성 질환이다. 이에 따른 특이한 얼굴 생김새가 나타나고 여러 가지 합병증이 발생한다.

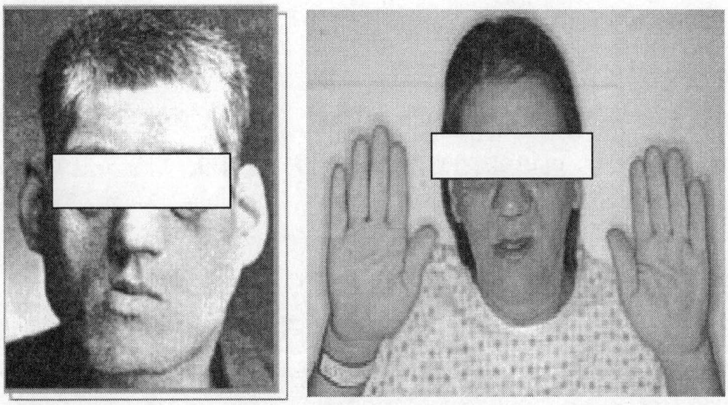

그림 7-3. 말단 비대증

애디슨병 Addison's disease

영국의 의사 T. 에디슨이 처음으로 기재한 만성질환으로, 부신에 결핵, 매독, 종양 등이 전이되어 파괴되거나, 원인 불명의 위축 등을 일으켜 부신에서 생산되는 부신피질 호르몬(강력한 소염작용과 면역억제 기능이 있는 당질 코르티코이드)이 부족해지는 질병이다. 최근에는 상기 질환에 의한 경우는 매우 드물며, 유전자이상, 과거 스테로이드 약제사용, 치료 목적으로 부신을 제거한 경우, 뇌하수체 손상 등에 의한 부신피질 호르몬 결핍이 더 흔하다.

부신절제술 adrenalectomy

한쪽 또는 양쪽의 부신을 떼어 내는 것으로 부신의 외과적 절제술이다.

부신생식기 증후군 adrenogenital syndrome

부신피질호르몬인 코르티솔이나 알도스테론은 콜레스테롤을 모체로 하는 몇 가지 효소작용을 받아서 생성되며, 이들 효소 중의 어느 것이 선천적으로 결핍되면 호르몬이 저하되기 때문에, 부신피질자극호르몬이나 레닌의 분비를 촉진하여, 그 결과 전구 호르몬이 증가된다. 따라서 부신피질이 비대하고, 전구호르몬의 대사로 생기는 호르몬 과잉 분비로 여러 가지 증세가 나타나게 된다.

선천적으로 효소가 결핍되고, 특히 부신 안드로겐의 과잉을 나타낸다. 남아의 경우는 남성화가 조기에 일어나는 사춘기 조발증이, 여아의 경우에는 출생 때 음핵의 비대, 음순과 음낭의 융합을 볼 수 있어 여아를 남아로 잘못 알고 키우는 일이 있다.

출산 전 진단을 바탕으로 조기치료를 하면 최종 신장도 정상화되고, 여성의 경우는 임신·출산도 가능하다.

알도스테론증 aldosteronism

부신피질로부터 만들어지는 알도스테론이 과잉 분비되어 전해질대사에 이상이 생긴 병적 상태이며 고나트륨혈증, 고염소혈증, 체액량 과다, 저칼륨혈증성 알칼리혈증이 야기되며 허약함, 일시적인 마비와 간혹 성격 변화, 고혈당, 당뇨, 고혈압, 알칼리 중독 따위의 증상이 나타난다.

바제도병 Basedow's disease

안구의 돌출, 갑상선의 종대, 심계항진의 세 가지 증세가 특징이며, 이 밖에도 체중감소, 발한, 식욕항진, 미열, 설사, 손가락이 떨리는 등의 증세가 있다. 또한 정신상태도 불안정하여 심하거나 가벼운 차이는 있지만 흥분·과민·쇠약·불안·불면 등 심리적인 변화가 나타나는 수도 있다.

진단은 위와 같은 증세를 보이는 환자에 대해 기초대사율의 측정, 혈액 속의 단백질 결합아이오딘의 정량 등의 검사로 확정한다. 치료는 내과적으로 항갑상선제나 방사성 아이오딘을 내복하여 갑상선 기능을 억제하고, 중증인 경우는 갑상선의 일부를 절제하는 수술요법을 이용한다. 그러나 방사성 아이오딘요법은 젊은 사람, 특히 여성들에게는 행하지 않는 등 적용에 제한이 있다. 정신적 안정, 충분한 영양섭취 등도 병행되어야 한다.

크레틴병, 크레티니즘 crenitism

선천적으로 갑상선호르몬의 부족에 의해 생기는 병으로 갑상선의 기능 저하로 인한 병은 여러 가지다. 갑상선 또는 갑상선호르몬 합성장애가 선천성인 경우는 성장발육장애 특히 정신기능의 발육지연이 현저한데 이것을 크레틴병이라 하고 후천성으로 나타나는 것을 점액부종이라 한다.

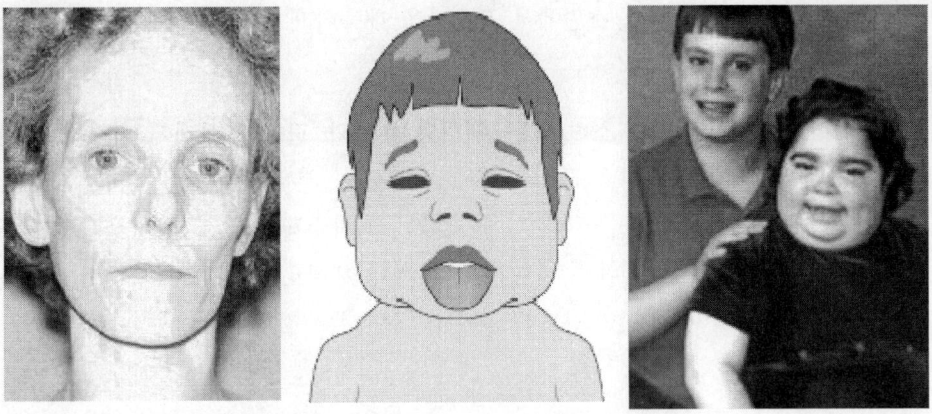

그림 7-4. 바제도병 , 크레틴병, 쿠싱증후군

쿠싱증후군 Cushing's syndrome

당질 코르티코이드의 생성을 자극하는 부신피질 자극 호르몬이 과도하게 많이 분비되거나 부신피질 자극 호르몬과 상관없이 부신에서 당질 코르티코이드를 너무 많이 생산하는 경우, 또는 치료를 위해 오랫동안 당질 코르티코이드를 복용한 경우 등의 원인으로 인해 부신피질에서 당질 코르티코이드가 만성적으로 과다하게 분비되어 일어나는 질환이다. 소아청소년기에 드물다.

탈수 dehydration

체액에서 수분 혹은 전해질 또는 수분과 전해질이 함께 상실되어 발생하는 병적 상태를 말하는 것으로 세 가지로 대별된다. 수분결핍성 탈수고장성 탈수 (체액에서 수분이 상실되어 전해질에 대한 수분의 양이 적어진 상태로 증상은 피부의 긴장성 저하, 빠른 맥, 혈압저하, 발열, 소변량 감소, 갈증, 구토, 경련, 의식상실 등이다.), 혼합성 탈수 (체액에서 소실된 수분과 전해질의 비율이 다양한 상태로 원인은 구토, 설사, 발한, 음식물을 장기에 걸쳐 섭취하지 않은 경우 등이다.), 염결핍성 탈수저장성 탈수 (체액에서 전해질이 소실되어 전해질에 대한 수분의 양이 많아진 상태로 원인은 혼합성 탈수환자에게 수분만 혹은 전해질이 들어있지 않은 수액 등을 투여한 경우, 염상실성 콩팥염, 부신겉질 기능저하증 등이다.)이며 증상은 탈력감, 무기력, 권태감, 구토, 경력, 의식상실 등이다.

당뇨병 diabetes

인슐린의 분비량이 부족하거나 정상적인 기능이 이루어지지 않는 등의 대사질환의 일종으로, 혈중 포도당의 농도가 높아지는 고혈당을 특징으로 하며, 고혈당으로 인하여 여러 증상 및 징후를 일으키고 소변에서 포도당을 배출하게 된다.

요붕증 diabetes insipidus

사람 몸에서 배출되는 하루 소변 양은 체내의 수분과 전해질 상태에 따라 결정된다. 체내 수분이 부족할 경우 뇌하수체에서 항이뇨호르몬이 분비되어 소변 양을 줄이게 된다. 요붕증은 이러한 작용을 하는 항이뇨호르몬이 뇌하수체에서 제대로 생성되지 않거나, 분비된 항이뇨호르몬이 소변을 만드는 신장에서 제대로 작동하지 못해서 비정상적으로 많은 양의 소변이 생성되고 과도한 갈증이 동반되는 질환이다.

식사요법 dietotherapy

음식물의 품질, 분량 따위를 조절하여서 직접 질병을 치료하거나 예방하고 장기를 보호하면서 전신의 영양을 완전하게 하는 방법이다. 어떤 종류의 질병 특히 당뇨병, 콩팥질환, 창자질환, 간질환, 비타민 결핍, 순환기, 호흡기 등을 적극적으로 치료하기 위해 의사의 지시에 따라 정상 식사를 수정함으로써 소화 영양흡수를 가능하게 하고 동시에 병상을 호전시키는 중요한 보조의료 방법이다.

난쟁이증, 왜소증 dwarfism

키와 체구가 주어진 연령대 평균에 비하여 현저히 작은 상태를 지칭한다. 사람의 경우 성인이 된 후의 키가 147 센티미터(4피트10인치) 이하인 경우, 성별 연령대 성장분포 하위 2.3 % 이하에 해당할 때 왜소증으로 정의하기도 한다. 그러나, 이 기준에 들지 않더라도 왜소증을 유발하는 병적 증상을 동반하는 경우도 포함할 수 있다. 작은 신장과 더불어 팔과 다리의 길이도 줄어들어 있는 불균형(disproportionate) 왜소증과, 팔/다리의 길이도 비례적으로 줄어들어 있는 균형(proportionate) 왜소증 두 가지가 있다. 병세를 동반하는 경우와 그렇지 않은 경우도 있지만, 많은 경우 정상 지능을 유지하며 대부분의 독립적 생활을 하며 통상적 수명 기대치를 보인다.

눈알돌출증, 안구돌출증 exophthalmos

여러 원인으로 안구가 이상하게 앞쪽으로 돌출되어 있는 상태이며 주된 원인은 안구돌출 갑상선종, 내분비기능부족, 외안근마비, 두개골 기형, 안구가 들어있는 두개골 속의 공간인 안와 속에 비정상적인 내용물이 증가하는 것, 안구 자체의 팽창에 의한 것이나 드물게는 심한 근시 등이 있다.

거인증, 거대증 gigantism

뼈에서 길이 생장을 담당하는 성장판이 닫히기 전에 성장호르몬이 많이 나와 키가 자라는 병을 거인증이라고 한다. 키가 완전히 자랐을 때 총 신장은 2m 이상이 된다.

뼈의 기능은 정상이지만 상대적으로 근육의 힘은 약하기 때문에 심혈관계 질환과 근골격계 질환 등을 앓을 수도 있다. 반면 성장판이 닫힌 뒤 성장호르몬이 많이 나오면 말단거대증이 된다.

거인증은 보통 성장호르몬이 나오는 부분인 뇌하수체에 종양이 생기는 경우에 발생한다. 이 경우 뇌하수체에 생긴 종양을 외과적으로 절제하거나 방사선을 쬐여 종양을 없애는 방법으로 치료한다.

당뇨 glucosuria

당분이 많이 섞여 나오는 소변을 말한다.

갑상샘종, 갑상선종, 고이터 goiter

시진 또는 촉진에 의해 명백히 갑상샘이 커지는 것을 갑상샘종이라고 한다. 갑상샘의 일부가 결절성으로 커지고 있는 것을 결절성 갑상샘종, 갑상샘이 대체로 원형을 유지하면서 미만성으로 커지고 있는 것을 미만성 갑상샘종이라고 한다. 또 갑상샘종 가운데서 갑상샘 기능항진증상을 수반하는 것을 중독성 갑상샘종, 수반하지 않는 것을 비중독성 갑상샘종이라고 한다.

그레이브스병 Graves disease

갑상선 세포 표면에 발현하는 갑상선 자극 호르몬 수용체(thyroid stimulating hormone receptor; TSHR)에 결합하는 자가면역항체로 인하여 세포가 자극되어 갑상선자극호르몬을 과다 분비하여 갑상선항진증/갑상선과활성(hyperthyroidism)이 발생한다. 인구 1만 명에 3 ~ 20 명 정도 발병하며, 남성에 비해 여성에서 6 배 정도 높게 발병한다.

고혈당증 hyperglycemia

우리 몸은 혈액 속의 포도당 농도인 혈당을 조절하는 능력을 가지고 있다. 따라서 보통 식후 1시간이 지났을 때 혈당은 70 ~ 100 mg/dL 정도로 유지되며, 이 수치보다 높더라도 40 mg/dL를 초과하는 경우는 매우 드물다. 또 식후 2시간이 되면 혈당은 식사하기 전 수준으로 돌아간다. 하지만 당뇨병이나 다른 질환으로 인해 혈당을 조절하는 능력에 문제가 생기면 혈당이 높아져도 낮추지 못하게 된다. 이런 경우 혈당은 140 mg/dL 이상으로 올라가게 되는데, 이를 고혈당증이라고 한다.

고혈당증인 경우 자주 허기가 지고 목이 마르며, 소변을 보는 횟수가 늘어난다. 또 시야가 흐려지기도 하고 피로하며 체중이 줄어드는 경우도 있다. 이밖에도 입안과 피부가 건조해지고 몸의 상처가 더디게 낫는 것을 볼 수 있다. 고혈당증이 진행되고 만성화되면 다른 기관에도 영향을 미치게 되어 신장과 신경, 심혈관계, 망막 등에 손상이 일어난다. 또 의식을 잃기도 한다.

고혈당증을 치료하기 위해서는 우선 당뇨병 등 고혈당증의 원인 질환을 치료해야 한다. 고혈당증이 심하지 않은 경우에는 식사량을 줄이고 운동을 하는 등 생활 습관을 개선하는 것으로 혈당을 줄일 수도 있다. 하지만 혈당이 높은 경우에는 인슐린 주사로 혈당을 조절해야 한다.

부갑상샘항진증, 부갑상선항진증 hyperparathyroidism

부갑상선의 선종이 원인인 경우가 많다. 혈중의 칼슘농도는 높으며 인의 농도는 낮고 다량의 칼슘과 인이 요중에 배설되는 것이 특징이다.

증세는 전신의 뼈의 탈회·골통·병적골절 등이 일어나며, 고칼슘혈증 때문에 전신권태·근력저하 등을 자각하게 되고, 다량의 칼슘이 신장에서 배설되기 때문에 다음·다뇨 증세가 나타나고 신장결석이 합병되어 혈뇨·산통을 일으킨다. 때로 십이지장궤양을 합병하는 경우도 있다.

치료는 외과적으로 원인이 되는 부갑상선을 절제한다.

뇌하수체항진증 hyperpituitarism

보통 뇌하수체 종양이 원인이 된다. 주로 성장호르몬과 부신피질자극호르몬이 분비과잉이 되는데, 이 호르몬이 동시에 과잉이 되는 일은 아주 드물다. 성장호르몬의 과잉분비가 골단연골의 폐쇄 전에 일어나면 거인증이 되고, 폐쇄 후에 일어나면 말단비대증이 된다. 부신피질자극호르몬의 과잉분비는 쿠싱증후군의 원인이 된다.

부신저하증 hypoadrenalism

부신기능이 비정상적으로 감소되는 상태이다.

저혈당증 hypoglycemia

정상인에서 혈당은 약 80 ~ 150 mg/dL로 일정하게 유지되며 우리 몸의 각 부분에 보내지는 에너지의 주요 공급원이 된다. 저혈당증이란 여러 가지 원인에 의해서 혈당이 정상 수치 이하로 감소함으로써, 신체기관에 공급되는 포도당의 양이 감소하고 다양한 증상을 나타내는 상태를 뜻한다.

갑상샘저하증, 갑상선저하증 hypothyroidism

갑상선에서 갑상선 호르몬이 잘 생성되지 않아 체내에 갑상선 호르몬 농도가 저하된 또는 결핍된 상태를 뜻하며, 원인은 갑상선 자체에 문제가 있어서 갑상선 호르몬 생산이 줄어드는 경우와 갑상선에서 호르몬을 만들도록 하는 신호에 문제가 생겨서 갑상선 호르몬 생산이 줄어드는 경우로 나눌 수 있다.

부갑상샘 저하증, 부갑상선 저하증 hypoparathyroidism

부갑상선호르몬의 분비가 감소하거나 부갑상선호르몬의 생물학적 효과가 없어서 생기는 병이다. 이때에는 신장과 뼈에 대한 부갑상선 호르몬의 생리학적 작용의 감퇴로 인하여 저칼슘혈증과 과인혈증을 일으킨다. 부갑상선호르몬은 혈중에 칼슘의 농도를 높이는 역할을 한다. 즉 뼛속에 들어있는 칼슘을 분해하여 혈중으로 내보내고 신장에 작용해서 소변으로 체외로 배설되는 칼슘의 재흡수를 촉진시키고 소화관에서 칼슘의 흡수를 촉진시킨다.

뇌하수체절제술 hypophysectomy

뇌하수체를 제거하는 수술이다.

뇌하수체저하증 hypopituitarism

뇌하수체전엽호르몬의 분비가 저하된 상태를 말하며, 원인에 따라 시상하부성과 뇌하수체성으로 분류하며, 결핍되는 호르몬의 수에 따라 범뇌하수체 기능저하증, 부분적 뇌하수체 기능저하증, 뇌하수체호르몬 단독결손증으로 분류한다.

점액부종 myxedema

전신 특히 안검 · 하지에 무틴이 괴어 부어오르기 때문에 붙여진 이름이다. 원인으로는 갑상선기능항진증의 과잉치료, 만성갑상선염 · 뇌하수체질환 등을 들 수 있으며, 전혀 원인불명인 경우도 있다. 기력이 감퇴되고, 추위에 민감하며, 권태감이 강하고 피부가 건조해지며, 탈모가 되는 외에 안검과 하지에 부종이 보인다. 이 부종은 손으로 눌러도 들어가지 않는 특징이 있다. 또 목이 쉬고 사고가 완만해지며, 자극에 대한 반응도 약해진다.

남성은 성욕감퇴, 여성은 월경과다가 된다. 검사에서는 기초대사값이 낮고, 혈청콜레스테롤 상승, 심전도저전위가 보인다. 치료는 갑상선제제의 투여가 유효하다.

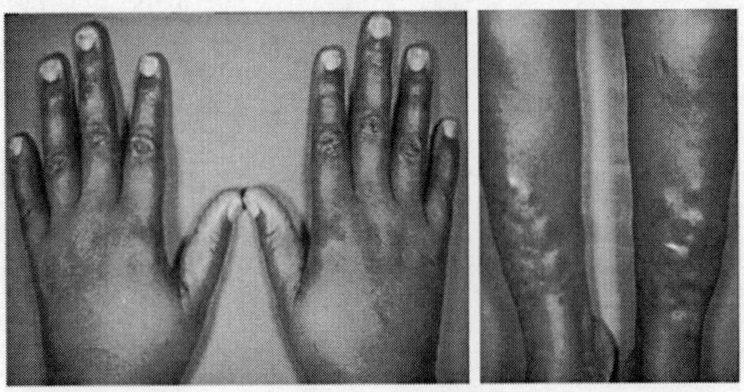

그림 7-5. 점액부종

두근거림 palpitation

심장의 박동이 빠르고 세지는 일로써 규칙적일 수도 있고 불규칙적일 수도 있다. 흥분, 과로, 심장병 따위로 말미암아 일어나는 증상이다.

부갑상샘절제술 parathyroidectomy

부갑상선을 제거하는 수술이다.

크롬친화세포종 pheochromocytoma

주로 부신수질에 발생하는 종양으로 에피네프린 · 노르에피네프린 등을 분비하여 심한 발작적 고혈압을 일으키는 종양이다.

유전조로증 progeria

생후 반 년 정도부터 발생하며 현저한 성장지연과 피하지방 감소, 두개와 얼굴 비율의 불균형, 노인얼굴, 골형성 부전 등이 관찰된다. 작은 체구, 수염과 치모의 결손, 주름이 많은 피부, 백발노인 같은 얼굴, 태도, 행동 등을 특징으로 한다. 정신, 지능의 발달은 정상이고 성적 성숙은 없지만 다른 내분비기관의 성숙에는 이상을 발견할 수 없다.

시먼즈병 Simmonds disease

뇌하수체 전엽에서 조절하는 내분비선의 기능저하에 따라 여러 증상이 나타난다. 쉽게 피로해지고 살이 빠지며, 원인이 없이 이가 빠지게 된다. 또 성기가 위축되고 체온과 혈압이 낮아지며 신진대사가 느려지고 피부가 창백해진다. 이런 증상이 계속되며 병이 진행되면 혼수상태에 빠져 사망하게 된다. 이런 증상은 2～3개월 동안 생길 수도 있고 수십 년 동안 일어날 수도 있다.

가슴샘절제술, 흉선절제술 thymectomy

흉선의 외과적 제거술이다.

가슴샘종, 흉선종 thymoma

흉선에서 처음으로 발생하는 종양이고 종격종양 가운데서는 기형종에 많다. 조직학적으로 림프구형, 상피형, 혼합형, 방추형으로 구별되는데 이 조직형과 악성도와는 반드시 관련이 있는 것은 아니다. 합병질환으로서 중증 근무력증, 적아구로, 쿠싱증후군 등이 있는데 그 가운데서도 중증근무력증의 합병빈도는 높고 흉선의 면역기능과의 관계가 주목을 받고 있다. 치료는 외과적으로 적출하는 것이 제일이고 경우에 따라서 방사선 조사를 병용한다.

갑상샘절제술 thyroidectomy

갑상샘의 외과적 제거술이다.

갑상샘항진증, 바제도병 thyrotoxicosis , Basedow's disease

갑상샘기능항진증을 나타내는 대표적인 질환이다. 원인은 명확하지 않지만 자기면역기전에 의해서 체내에 갑상샘자극 물질이 생성된 결과, 갑상샘이 미만성으로 종대하고 대량의 갑상샘 호르몬을 생산·분비하고 있다. 심계항진, 갑상샘종, 떨림, 피로감, 체중감소, 다한, 안구돌출, 숨참, 미열, 정신불안, 빈맥, 고혈압, 피부색소증가등 다채로운 증상을 나타낸다. 갑상샘중독증, 근증, 주기성 사지마비, 안구돌출성 안근마비나 당뇨병을 합병하는 경우가 있다. 약제, 방사선요드에 의한 치료외에 갑상샘의 아전적출술이 행하여진다.

테타니 tetany

혈액 속의 칼슘의 저하로 말초신경과 신경-근 접합부의 흥분성이 높아져 가벼운 자극으로 근육, 주로 손·발·안면의 근육이 수축·경련을 일으키는 상태이다.

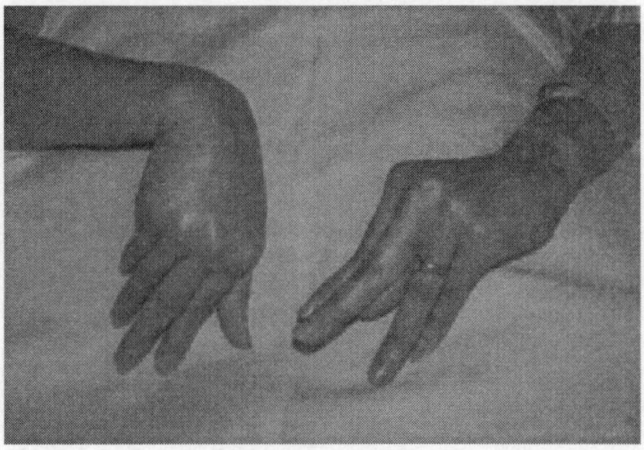

그림 7-6. 테타니

남성화 virilism

남성호르몬의 투여, 선천성부신과형성, 남성화부신피질종양 등의 남성호르몬 과잉에 의하여 일어난다. 태아기에 일어나면, 외성기의 남성화가 수반된다. 사춘기이전에 일어나면, 남성형의 성조숙을 볼 수 있다. 사춘기이후에서는 체모의 발생이나 무월경 등의 증상을 나타낸다.

Chapter 8
근골격계통

[학습목표]

- 근골격계통 관련 명칭을 알고 각각 기능에 대한 설명한다.
- 근골격계통 접두어와 접미어를 이용하여 만든 용어를 설명한다.
- 근골격계통 질환 검사에 대한 용어를 설명한다.
- 근골격계통 관련 병리학적 상태를 설명한다.
- 근골격계통 관련 외과적 용어를 설명한다.

8장 ❙ 근골격계통 Musculoskeletal System

Ⅰ. 해부생리학적 용어

빗장뼈, 쇄골 clavicle

복장뼈의 윗부분과 어깨의 끝을 연결하는 뼈로 목과 앞가슴 사이에서 어깨까지 느슨한 S자 형태로 튀어나와 보이는 긴 뼈이다. 어깨를 구성하는 뼈 중 하나로 빗장뼈의 안쪽 끝은 복장뼈와 복장빗장관절을 형성하고 바깥쪽은 어깨뼈의 봉우리와 봉우리빗장관절을 형성한다.

복장뼈, 흉골 sternum

가슴 한복판에 세로로 있는 뼈로 좌우의 늑골과 연결되어 가슴의 앞 벽을 이룬다. 가슴통을 이루는 중요한 뼈로서 자루, 몸통, 칼돌기 세 부분으로 구성되며 자루와 몸통이 연결되는 곳을 흉골각이라 부르는데 이곳에 부착되는 늑골은 두 번째 늑골이므로 늑골을 세는 지표가 된다. 골수 검사를 위한 장소로도 널리 사용된다.

위팔뼈, 상완골 humerus

어깨뼈와 아래팔뼈인 노뼈와 자뼈를 연결하는 뼈이다. 몸쪽 위팔뼈, 위팔뼈몸통, 먼쪽 위팔뼈로 구분할 수 있다.

노뼈와 자뼈 radius and tibia

노뼈는 아래팔의 바깥쪽에 있는 뼈로 위로는 상완골과 척골에 아래로는 손목뼈에 닿으며 삼각기둥 모양으로 되어 있다. 자뼈는 팔의 아랫마디에 있는 두 뼈 가운데 안쪽에 있는 뼈로 엄지손가락의 반대측에 있고 몸쪽끝은 앞팔뼈와 노뼈머리와 관절을 형성하고 먼쪽 끝은 노뼈 및 손목뼈와 관절을 형성하고 있다. 22~24cm로 위쪽은 굵고 아래쪽은 가늘다.

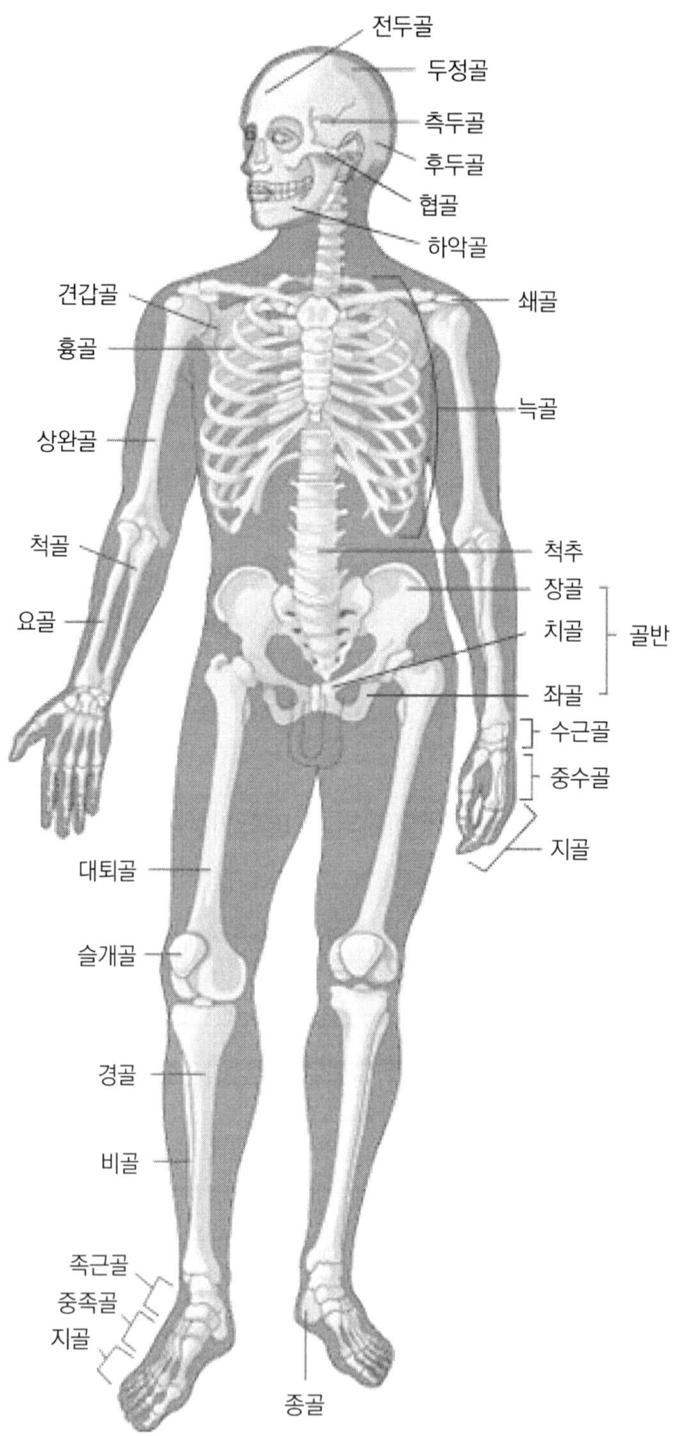
전두골
두정골
측두골
후두골
협골
하악골
견갑골
쇄골
흉골
늑골
상완골
척골
척추
장골
요골
치골
골반
좌골
수근골
중수골
지골
대퇴골
슬개골
경골
비골
족근골
중족골
지골
종골

그림 8-1. 인체의 뼈대

넙다리뼈, 대퇴골 femur

인체에서 전체 키의 약 1/4 정도를 담당할 정도로 우리 몸에서 가장 길고 크며, 단단한 골조직이다. 다리의 넙적다리 부분을 형성한다. 상부의 둥근 모양의 부분을 넙다리뼈머리라 부르며, 넙다리뼈머리는 골반과 엉덩관절을 이룬다. 넙다리뼈의 아랫부분은 정강뼈와 무릎뼈와 함께 무릎관절을 만든다.

종아리뼈와 정강이뼈 fibula and tibia

종아리뼈는 무릎 아래 마디의 바깥쪽에 있는 뼈로서 정강이뼈와 병행하고 있는 아랫다리뼈의 하나로 아랫다리의 바깥쪽에 있으며 정강이뼈보다 훨씬 가늘다. 정강이뼈보다 얇아서 체중을 지지하지는 않지만 발목관절을 강화하는데 도움을 준다. 길이는 30 ~ 33 cm로 먼쪽 골단의 바깥쪽 부위는 복사뼈이다. 정강뼈는 길이 30 ~ 33 cm의 관 모양의 뼈이며 인체골격 중에서 대퇴골 다음으로 크다. 아래다리뼈로서의 역할은 주로 정강이뼈가 하고 종아리뼈는 종속적이다. 상단은 굵고 좌우로 퍼져 있으며 약간 오목한 상관절면은 대퇴골의 하단면과 함께 무릎관절을 구성한다.

어깨뼈, 견갑골 scapula

등의 위쪽에 있는 한 쌍의 뼈로, 몸통의 뒤쪽과 팔을 연결하는 역삼각형 모양의 넓적한 뼈이다.

척추뼈, 척주 vertebral column

척추골로 이루어진 등마루로 두개골로부터 미추까지의 척추집합주이다. 몸통의 뒤쪽 가운데 있는 뼈기둥으로 33개의 척추골로 이루어져 있다. 각 척추골에는 섬유연골로 된 추간판이 끼어 있다. 성인에서는 가장 아래쪽의 네 개가 합쳐져서 미추를 이루고 그 위쪽의 다섯 개가 천추를 이룬다. 척주의 길이는 성인에서 70 ~ 75cm이다.

머리뼈, 두개골 cranial bones

뇌머리뼈, 얼굴뼈, 혀의 뼈, 귓속뼈로 크게 네 부분으로 나눌 수 있다. 뇌머리뼈는 머리덮개뼈와 머리바닥뼈로 되어 있고 뇌를 보호하는 역할을 한다. 얼굴뼈는 얼굴을 구성하는 뼈로 외형을 나타나게 된다. 머리는 28개의 뼈로 구성되어 있으며 그 중 머리뼈를 구성하고 있는 것은 22개이고, 한 개는 혀 밑에 있는 목뿔뼈이며, 나머지 여섯 개는 귓속에 있는 고실뼈이다.

이마뼈, 전두골 frontal

두개강의 전부를 닫는 하나의 뼈로서 앞머리의 골격을 이룬다. 전두골은 두 개의 뼈에서 발달한 것이다.

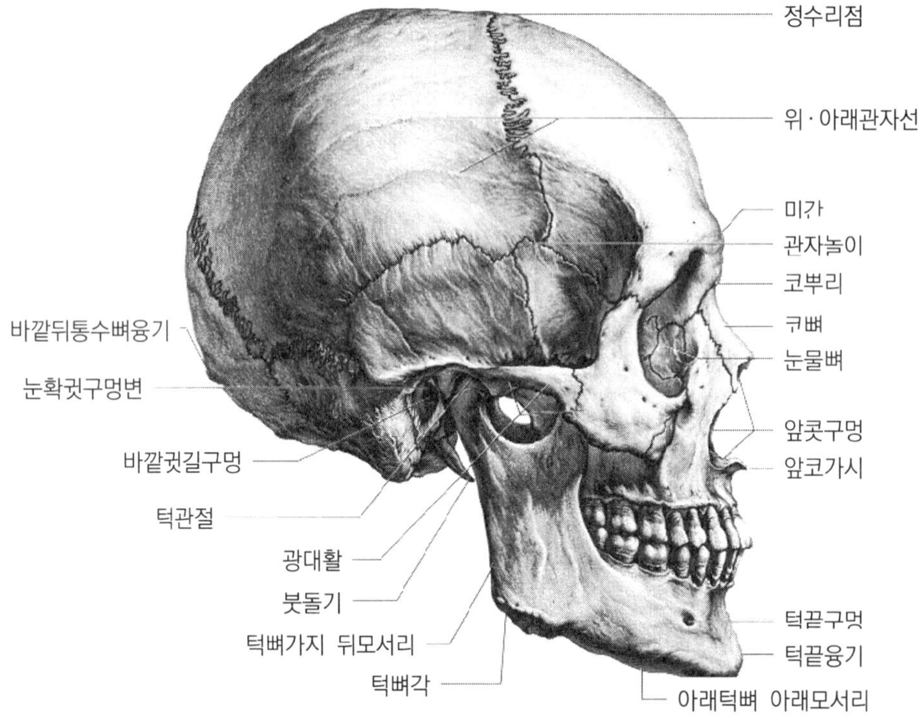

그림 8-2. 두개골

마루뼈, 두정골 parietal

모두 2개이며 바깥쪽으로 각각 튀어나와 있다. 가장 많이 튀어나온 부분을 두정결절이라고 한다. 좌우의 두정골은 시상봉합으로 접해 있고 앞쪽은 관상봉합으로 전두골에 연결되며, 뒤쪽은 인자봉합으로 후두골에 연결된다. 유아에게서 볼 수 있는 대천문은 관상과 시상의 두 봉합이 합쳐지는 곳이며, 시상 · 인자의 두 봉합이 만나는 곳은 소천문에 해당된다. 또한, 두부계측점의 하나인 두정점은 두정부의 정중선상에 있어서의 최고점으로서 관상 · 시상의 두 봉합이 만나는 천문점의 뒤에 있어서 신장은 이 부위의 높이가 된다.

관자뼈, 측두골 temporal

머리의 바깥벽을 구성하는 뼈로 측두골 안에 평형감각기와 청각기가 있으며 바위부, 비늘부, 고실부로 나뉘는데 유돌기 앞면에는 대추체신경구, 소추체신경구 및 안면신경관열공, 뒷면에는 내이공을 보인다. 아래면에는 경동맥관외구, 경유돌공 등이 있으며 그 앞쪽에는 붓돌기가 있다. 비늘부는 관골돌기가 있고 관골의 관자돌기와 관골궁을 형성한다. 고실부는 고실뼈로 독립하여 발달하였다.

뒤통수뼈, 후두골 occipital

후두부와 두개저의 후부를 만드는 부채모양의 큰 뼈이고 중앙보다 전에 연수와 척수의 이행부, 추골 동맥등이 지나는 큰 구멍이 있고 그보다 전방 저부의 내측면을 사대라고 해서 다리가 실려 있고 바깥쪽 외측부에는 축추와 관절을 만드는 후두과가 있고 그 위쪽은 설하신경관이 지나고 있다. 더욱 이 바깥쪽은 측두골과 경정맥공을 만든다. 후방을 후두린 이라하고 내측면 중앙에 십자상 융기가 있으며 중앙을 내후두 융기라고 한다. 외측면에도 똑같은 융기가 있고 후두융기로 이름을 붙여 항인대가 부착함과 동시에 인류학상의 계측점도 되고 이니온 inion으로 일컬어 지고 있다.

벌집뼈, 사골 ethmoid

코 안의 천장에 있는 뼈로 코 안의 위쪽 벽과 가쪽 벽, 코 중간 상부를 구성하는 복잡한 모양의 뼈로 그 일부에 다수의 후각 신경이 지나는 작은 구멍이 벌집처럼 뚫여 있다. 전두골, 두정골, 후두골, 측두골, 접형골과 함께 두개골을 구성하는 6종 8개 뼈 가운데 하나이다.

나비뼈, 접형골 sphenoid

머리 양쪽에 걸쳐 있는 날개를 편 나비 모양의 뼈를 말한다. 사람의 두개골은 마치 하나의 뼈처럼 보이지만 사실 23개의 뼈가 복잡하게 결합되어 있다. 나비뼈는 두개골의 일부이자 안와(orbit)을 이루는 일곱 개의 뼈 중 하나로, 관자뼈의 앞쪽에 위치하며 일부만 귀 위쪽에 나와 있다. 나비뼈는 척추와 뇌를 연결하는 척수가 통과하는 후두골과 결합하여 두개천골의 리듬을 만드는 중요한 역할을 한다.

얼굴뼈, 안면골 facial bones

안면골은 쌍을 이루는 상악골, 코뼈, 눈물뼈, 구개골, 하비갑개들과 쌍이 없는 사골, 서골, 하악골과 설골 등이 있다.

아래턱뼈, 하악골 mandible

아래턱을 구성하는 뼈이고 오른쪽 바깥쪽에서 보면 L자상을 나타낸다. 수직의 부를 하악지, 수평의 부를 하악체라 하고, 그 경계의 직각이 된 부를 하악각 등으로 이름을 붙이고 있다. 하악지에는 전후의 돌기가 위쪽으로 향하고 있으며, 앞쪽을 근돌기라고 해서 저작근인 측두근이 끝나고 뒷쪽을 관절돌기라고 해서 측두골의 하악와와 악관절을 만든다. 하악체 위쪽에는 거의 원형의 패인곳이 늘어서 있고 치조라고 해서 치아가 있다. 또한 하악지 안쪽의 거의 중앙근처에서 하악체 중에 관이 있어 이것을 하악관이라

하고 치아의 신경과 혈관에서 중요한 하치조신경, 하치조동맥이 지나고 있다. 또 이 관은 하악체전면의 작은 구멍과 연락하고, 이것을 오토가이 구멍으로 이름을 붙여 전기의 신경의 동맥에서 가지가 지나고, 이것들은 오토가이부, 아랫입술등에 분포하고 있다.

위턱뼈, 상악골 maxilla

위턱을 형성하는 좌우 한 쌍의 뼈로 윗부분은 측두골에 연결되고 가장자리에는 윗니가 있다. 얼굴머리뼈의 중앙에 있는 한 쌍의 뼈로 위턱체, 이마돌기, 관골돌기, 입천장돌기, 이틀돌기로 구성된다. 위턱체는 상악동이라고 불리는 공동을 갖으며 상악동 열공으로서 코안으로 열린다. 위의 4돌기는 상방으로는 코뼈, 전두골, 사골, 서골, 관골과 또한 후방으로는 구개골 및 접형골, 날개돌기와 결합하고 있다.

코뼈, 비골 nasal bone

코뿌리의 기초를 이루는 사다리꼴의 얇은 뼈로 좌우 한 쌍의 뼈이며 정중앙선에서 붙어있다. 코뼈의 상연은 전두골, 하연은 코선반연골, 외측연은 상악골이마돌기와 접한다.

광대뼈, 관골 malar

얼굴 뺨을 튀어나오게 만드는 뼈이며 눈확의 아래 바깥쪽에 위치한다.

Ⅱ. 관절 및 관련 구조물

널힘줄, 건막 aponeurosis

막처럼 얇고 넓은 힘줄로 사람 몸의 여러 곳에 있다.

구상관절 ball and socket joint

절구처럼 오목한 관절로 회전 운동을 한다.

윤활주머니, 윤활낭 bursa(ae)

마찰력이 작용하는 곳에 존재하여 마찰력의 감소와 완충작용을 하는 액체를 담고 있는 물주머니 모양의 구조물이다.

근막 fascia(ae)

근육의 겉면을 싸고 있는 막으로 정의할 수 있다. 근막은 피부와 근육 사이에 위치하며 온몸에 걸쳐 분포하나 각 부위에 따라서 강도나 두께의 차이가 있다. 근막은 결체조직의 일종으로 근육과 같은 신체 내부의 구조물을 보호하고 지지하는 역할을 한다. 발생학적으로는 뼈, 연골, 근육, 피부 등과 함께 중배엽에서 유래한다.

경첩 관절 hinge joint

활액관절의 한 형으로 경첩과 같은 구조로 되어 있어 한쪽 방향으로만 굴곡 운동을 하는 관절로 손가락관절, 팔꿉관절 등이 있다.

척추사이원반 intervertebral disks(discs)

두 척추뼈몸통(척추체)의 사이를 섬유연골관절로 이어주는 탄력 있는 받침으로 사람에게는 23개의 척추사이원반이 존재한다.

판, 층 lamina(ae)

척추뼈고리의 평평한 부분이다.

인대 ligament

뼈와 뼈 사이를 연결하는 강한 섬유성 결합 조직으로, 대부분 제 1형 교원질 섬유로 이루어진 세포 기질과 소수의 섬유 모세포로 이루어져 있다. 인대에 있는 교원질 섬유는 인대의 종축과 평행하게 배열되어 장력에 강하다.

반달, 반달연골 meniscus(ci)

관절에서 발견되는 섬유연골 판이다.

봉합, 꿰맴 sutures

뼈와 뼈 사이의 좁은 간극을 섬유성 결합조직으로 연결하는 섬유성 연결의 하나로, 주로 두개골 편평골간의 연결에서 다수 이 봉합이 보이며, 뼈와 뼈가 결합하는 형상에는 톱니를 맞물린 것 같은 톱니상 봉합이 있는데 화살상 봉합, 관상봉합, 램더봉합의 형상이 이것이다. 비늘상봉합은 연결하는 골연이 얇아지고 물고기의 비늘과 유사하며, 두정골과 측두골과의 연결에 나타난다. 또한 2개의 비골간등의 양골연의 요철이 나타나지 않는 직선 봉합등이 있다. 대부분의 봉합은 연결되는 뼈의 이름을 열기한 명칭을 붙이고 있는 경우가 많은데 접두정 봉합, 전두비골 봉합, 협골상악봉합등이 그 예이다.

윤활액, 윤액 synovial fluid

투명하고 노란색의 끈적끈적한 액체로써 응고가 안 일어난다. 활막액 내 세포는 대부분 림프구와 단핵구이며 포도당의 혈액과 비슷한 수준이다. 감염 시에는 액체의 투명성이 소실되고 끈적거리는 성질이 감소하며 세포는 중성구가 증가하고 단백질의 함량이 증가한다.

턱관절, 악관절 temporomandibular joint(TMJ)

하악골을 두개골에 연결시키는 관절로 이것에 의해 하악이 상악에 대하여 여러 가지

운동을 할 수 있게 된다. 관절낭이 비교적 느슨하므로 입을 지나치게 크게 벌리면 탈구가 일어나서 턱이 빠지는 경우가 있다. 악관절의 운동은 동물의 식성에 따라 크게 다르다. 이 악관절에 의하여 식육류는 상하의 개폐운동, 초식류는 좌우의 수평운동, 설치류(쥐 · 다람쥐 등)는 주로 전후의 수평운동을 한다. 따라서 관절면의 형태도 각기 특이하다.

힘줄, 건 tendon

근육 끝에 달려서 근육을 뼈 등에 연결하는 줄모양의 강인하고 치밀한 결합조직으로 편평한 것은 힘줄막이라고 한다. 백색으로 특이한 광택이 있는 힘줄조직으로 되어있다. 힘줄은 흔히 근육표면을 덮고 확대되며 그 내면에 힘줄다발이 붙는다.

막, 난포막 theca

난포를 포함하는 결합조직층을 난포막이라고 한다. 난포의 성장에 따라서 형성되는데, 내층과 외층으로 나뉘어진다. 내층은 난소지질세포 유래의 세포성분과 모세혈관이 풍부하며 평활근과 같은 세포도 포함하고 있으나, 외층은 교원섬유가 풍부하며 세포성분으로서는 섬유세포가 포함된다. 내층은 내분비학적으로 중요하며, 하수체 전업의 FSH의 작용에 의해서 난포가 성장함에 따라서 내층의 세포는 FSH(와 소량의 LH)에 반응해서 에스트로겐을 분비한다. 배란시에는 LH에 의해 활성화된 코라게나아제가 난포막이나 그 주위의 섬유성분을 분해함에 따라 난포내압에 의한 장력에 저항하지 못하고 파열하게 된다. 배란후, 내층의 세포는 대형화하고, 세포질에 다량의 루틴색소를 축적해 놓아서 난포막 루틴세포가 되어 황체형성에 참가하고 황체호르몬(프로게스테론)을 분비하게 된다.

골격차, 골결차이 skeletal differences

여성의 골격은 넓은 골반이 있다. 유아골격은 큰 머리를 가지고 부분적으로 연골로 구성되어 어른보다 부드럽다. 그리고 유아의 머리뼈는 그 뼈들 사이가 벌어져있다.

Ⅲ. 뼈의 돌출, 돌기, 형상에 대한 용어

절구, 비구 acetabulum

관골의 한 부분으로 대퇴골의 골두와 관절을 이루는 절구와 같이 생긴 부위이다.

구멍, 공 foramen(pl. formina)

자연적인 구멍 혹은 통로의 일반적인 용어이다.

오목, 우묵, 와 fossa(ae)

비교적 넓은 부위를 차지하는 둥글게 패인 뼈의 부분으로 오목하게 파인 구조에 대한 용어이다. 얕은 것, 깊은 것, 큰 것, 작은 것 등 다양하다.

고랑, 구 grooves

뼈 또는 치아의 얕은 선의 함몰부분이다.

복사, 과 malleolus

발관절의 양쪽에 있는 돌기이다.

팔꿈치머리, 자뼈팔꿈치돌기 olecranon

팔꿈치쪽의 뒤쪽에 해당하는 부분으로 자뼈의 맨 몸쪽에 해당한다.

돌기 process

튀어나온 구조에 대한 명칭이다.

굴, 동 sinuses

빈 공간을 의미하는 말로서 일반적으로 뇌나 간대의 정맥피가 흐르는 확장된 혈관이나 머리뼈 내의 공기로 채워진 빈 공간을 의미한다.

근육 Muscles

근육은 3가지 종류의 근섬유로 이루어진다.

1. 가로무늬근, 횡문근 striated muscle

골격근, 수의근이라고도 하며 자기 의지대로 움직일 수 있다.

2. 민무늬근, 평활근 smooth muscle

내장근, 불수의근이라고도 하며 소화기계, 혈관 등을 구성한다.

3. 심장근 cardiac muscle

불수의근이라도 하며 심장의 근육이 있다.

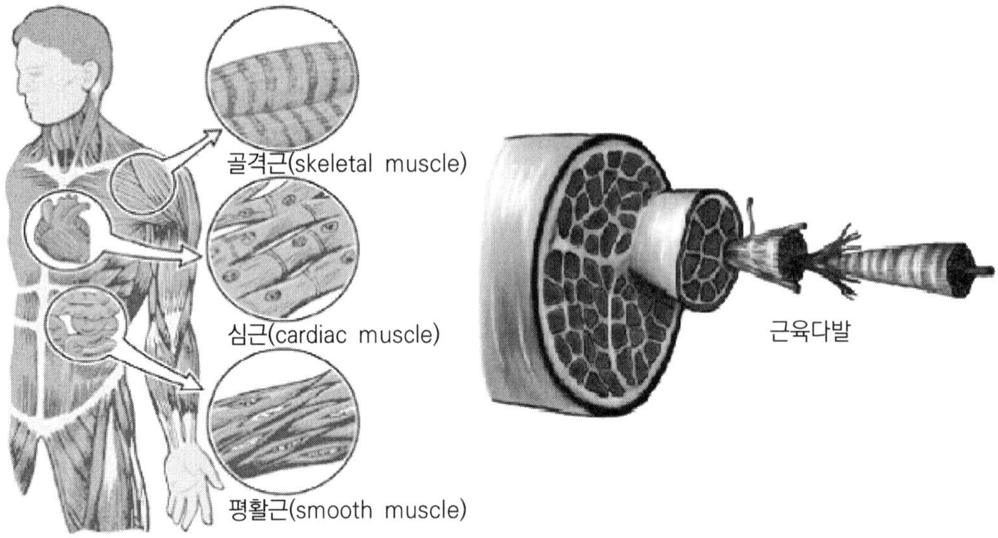

그림 8-3. 근육

Ⅳ. 전문용어

1. 어근

arhhr/o, articul/o	joint	관절
brachi/o	arm	팔
chondr/o	cartilage	연골
cost/o	rib	갈비
digit/o, dactyl/o	finger, toe	손가락, 발가락
dors/o	dorsum	등, 뒤
gnath/o	jaw	턱
leiomy/o	smooth, visceral muscle	민무늬, 내장근육
ligament/o, syndesm/o	ligaments	인대
man/o	hand	띠
ment/o	mentum, chin	턱

my/o, myos/o	muscle	근육
myel/o	bone marrow	골수
oste/o	bone	뼈
plant/o	foot sole	발바닥
ped/o, pod/o	foot	발
rhabdomy/o	skeletal, striated muscle	골격
sarc/o	flesh	신선한
spin/o, rachi/o	spinal column, vertebrae	척주, 척추
ten/o, tend/o, tendin/o	tendons	힘줄
vertebr/o, spondyl/o	vertebrae	척주

2. 해부학적 용어

(1) 두개 Cranium

anterior or bregmatic fontanelle	전천문, 대천문	nasal bone	코뼈
cranium	두개	occipital	후두뼈
ethmoid bone	사골뼈	palatine bone	입천장뼈
foramen magnum	큰구멍	parietal bone	마루뼈
frontalbone	정면뼈	posterior or occipital fontanelle	후천문, 소천문
hyoid bone	목불뼈	sphenoid bone	나비뼈
lacrimal bone	눈물뼈	temporal bone	관자뼈
mandible	아래턱뼈	vomer	보습뼈
maxilla	위턱뼈	zygomatic bone	광대뼈

(2) 척추 Vertebrae

atlas	환추	lumbar vertebrae	요추
cervica vertebrae	경추	rib	갈비뼈
cervica curvature	경추만곡, 목굽이	sacrum	엉치뼈
coccyx	꼬리뼈	sternum	흉골
costal cartilage	늑연골	thoracic curvature	흉추만곡
false ribs	거짓갈비	thoracic vertebrae	등뼈
floating ribs	뜬갈비뼈	thorax	흉부
intervertabral disk	추간원판	true ribs, vertebrosternal ribs	참갈비, 진늑골
lumbar curvature	요부만곡		

(3) 말단 Extremity

acetabulum	절구	patella	무릎뼈
carpal bone	손목뼈	phalanx(pl. phalanges)	마디뼈
clavicle	빗장뼈	radius	노뼈
femur	넙다리뼈	scapula	어깨뼈
flbula	종아리뼈	tarsal bone	발목뼈
humerus	위팔뼈	tibia	정강뼈
metacarpal bone	손허리뼈	ulna	자뼈
metatarsal bone	발허리뼈		

(4) 볼기뼈 Hip bone

acetabulum	볼기뼈	pelvic outlet	골반출구, 아래골반문
faise pelvis	가성골반	pelvis	골반
hip bone	볼기뼈	pubic arch	두덩활
ilium	엉덩뼈	pubis	두덩뼈

ischium	궁둥뼈	true pelvis	진성골반
pelvic inlet	골반입구, 위골반문		

(5) 관절과 근육 Articulation and muscle

aponeurosis	널힘줄, 건막	smooth muscle	민무늬근육
articular capsule	관절주머니	striated muscle	가로무늬근육
articulation	관절	synovia	활액
involuntary muscle	불수의근	tendon	힘줄
voluntary muscle	수의근	ligament	인대
skeletal muscle	뼈대근육		

3. 의학용어

무지증 amelia

한 개 또는 그 이상의 팔이나 다리가 선천적으로 없는 것이다.

무뇌증, 뇌없음증 anencephalia

대뇌반구가 아예 없거나 흔적으로 남아 있고, 그 위를 덮고 있는 두개골이 없는 것이 특징인 선천성 기형이다.

관절통 arthralgia

관절의 통증을 전달하는 통각신경섬유는 대부분이 섬유관절포에, 일부가 인대에 분포하고 있다. 관절포라도 신경섬유는 활막에 달할 뿐이고 활막융모내에는 분포하지 않고 있다. 관절포를 잡고 비틀거나하면 강한 통증이 야기된다. 관절통은 여러가지의 원인으로 생기는데 변형성 관절증의 초기에서는 관절포나 인대에 비생리적인 외력이 작용하기 때문인 것으로 설명되고 관절염의 동통은 염증성 변화가 활막을 넘어서 섬유관절포에 미치기 때문인 것으로 생각되고 있다.

관절 천자 arthrocentesis

관절액을 검사하거나 관절조영법을 하거나 치료를 위해 약제를 관절내에 주입하기 위해 사용되며 시행할 경우에는 무균법에 충분히 주의해서 하지 않으면 안된다. 또 필요에 따라서 X-선, TV 등으로 바늘끝의 위치를 보면서 하는 것도 좋다. 천자침이 관절에 들어갔는지의 확인은 흡인에 의해서 관절액이 나오거나 또는 생리적 식염수를 압입해서 그다지 저항없이 들어가며 반대로 흡인하면 주사기내에 용이하게 역류해오는 것등에 의해서 이루어진다. 각 관절에 제각기 특유한 천자점이 있다. 어느 관절도 천자가 가능한데 무릎관절에서 이루어지는 것이 가장 많다.

관절경, 관절보개 arthroscopy

관절강내에 직접 집어넣어 관절의 병터를 눈으로 관찰 할 수 있게 만든 기계이다.

뼈이식 bone graft

뼈가 외상이나 종양에 의하여 파괴되어 결손된 경우, 병든 뼈를 제거하고 제거 부위에 다른 부위의 건강한 뼈 조직을 일부 떼어내 옮겨 붙이는 수술법이다.

연골절제 chondrectomy

연골을 수술적으로 떼어 내는 것이다.

연골종 chondroma

성숙된 연골조직으로 이루어지는 양성종양으로 주로 형성과정에서 연골이 관여하는 뼈에서 발생한다. 뼈 중심성으로 생기는 내연골종과 골막에서 발생하여 골피질상에 융기성 종양을 형성하는 주변성 연골종으로 분류된다. 단발성 또는 다발성 연골종의 형태로 다발하는데 후자는 드물기는 하지만 악성으로 변할 가능성이 있다. 턱 뼈에서 발생하는 경우는 비교적 드물고 골연골종이나 연골육종인 경우가 많다.

연골연화증 chondromalacia

연골이 단단함을 잃고 약해지는 증상으로 주로 우리 몸의 체중을 지지하고 충격을 완충하는 역할을 하는 무릎관절의 앞쪽에서 발생한다. 연골은 관절 내 뼈끝을 감싸고 있으며 뼈가 받는 충격을 완화하고 마찰을 줄여 관절이 유연하게 움직일 수 있도록 도와주는 역할을 한다. 이러한 연골 조직이 약해지거나 갈라지고 벗겨지는 것을 연골연화증이라고 한다. 연골연화증이 심할 경우 연골이 완전히 손상되어서 뒷면의 뼈가 노출되기도 한다. 운동량이 많은 젊은 층이나 하이힐을 자주 신는 20~30대 여성이 무릎이 시큰거리고 쑤시는 증상을 호소한다면 이 질환을 의심해볼 수 있다.

연골절개 chondroctomy

연골을 분리시키거나 잘라서 여는 수술이다.

콜리스골절 Colle's fracture

요골 하단의 골절로 골편이 뒤로 변위된 골절이다.

분쇄골절 comminuted fracture

뼈가 분쇄되어 여러 조각으로 된 골절이다.

압박골절 compression fracture

등과 허리 부위(흉요추부)의 척추뼈는 역학적으로 3개의 부분으로 나뉘어 이해되고 있다. 세 개의 부분은 위치에 따라 앞기둥(전주), 중간기둥(중주), 뒤기둥(후주)이며, 다양한 힘으로 3개의 주가 어떻게 손상되는지에 따라 등, 허리 부위 척추골에 생긴 골절을 분류한다. 눌리는 힘(압박력) 때문에 앞부분인 전주에 골절이 발생하는 것을 압박골절이라 한다.

압박골절일 때는 중주, 후주에는 손상이 없는 것이 보통이며, 이 부분에 손상이 있다면 척추 골절 분류 중 다른 분류에 속하게 되어 압박골절이라 할 수 없다.

밖굽이 엉덩관절, 외반고 coxavalga

대퇴골의 경체각이 증대하고 대퇴골수부 및 골두가 수직위로 가까워지는 상태를 말한다. 선천성 고관절탈구에 의해서 생기는 선천고탈성의 것을 자주 볼 수 있는데 그밖에 오게되는 병성외반고, 소년성 외반고, 정력학적 외반고, 외상성 외반고 등이 있다. 치료는 원인이 되는 병태를 확인하는 것이 필요한데 외과적으로는 내반골절술 등이 이루어진다.

안굽이 엉덩관절, 내반고 coxavara

대퇴골의 두부와 경부의 축과 뼈의 축의 중심과 이루어진 각도가 상당히 작아졌기 때문에 발생하는 엉덩이의 변형이다.

경련, 근육경련 cramp

근육에서 일어나는 격통을 수반한 국소성 경련이다.

머리뼈연화, 두개골연화 craniomalacia

머리뼈가 매우 무르고 연약하게 되는 상태이다.

머리뼈증 craniostosis

머리뼈봉합이 선천적으로 골화되는 상태이다.

비빔소리 crepitation

머리카락을 손가락 사이에 끼우고 비빌 때 나는 소리와 비슷한 소리이다. 또는 소금을 불속에 넣을 경우에 나는 소리와 비슷한 소리로 대개 부러진 뼈가 마주칠 경우 혹은 폐포가 펴지는 소리가 청진기에 들리는 소리이다.

함몰골절 depressed fracture

하나의 면이 부분적으로 파괴되어서 패인형의 골절이다. 두개골의 함몰골절, 경골의 슬관절면의 함몰골절등이 있다. 무릎의 경우는 내반 또는 외반변형이 되는 경우가 많고 함몰부를 정복하고 그밑의 공동에 골이식 수술을 할 필요가 있다.

어긋남, 탈구, 전위, 이탈 dislocation

관절을 구성하는 뼈마디, 연골, 인대 등의 조직이 정상적인 생리적 위치관계에서 지속적으로 이동하여 정상범위를 벗어나 위치가 바뀌는 것으로 즉 뼈의 관절이 삐어 물러나는 상태이다.

근전도 검사 electromyography

근전도기기를 사용하여 근육의 전기적 활성도를 확인하는 검사 방법이다. 다시 말해 신경 자극에 대한 근육의 반응을 근육 내 전기적 변화를 감지하여 검사하는 것이다. 근육은 신경의 지배를 받고, 근육 자체에도 미세한 전류가 항상 흐르고 있기 때문에 이를 바늘이나 전극 등으로 확인하여 근전도기기로 기록하면 말초신경에서 근육 자체에 이르기까지 근육이 제대로 활동하고 있는지를 알 수 있게 된다. 그래서 말초신경 및 근육에 여러 문제가 생겼을 경우, 근전도 검사로 이를 정확히 검사할 수 있다. 검사 목적은 주로 근육 위축과 신경 장애와 같이 근육 약화를 초래하는 근육의 상태를 찾아내기 위한 것이다.

유잉종양 Ewing's tumor

골 특히 원통상의 긴 골의 골간에 나타나는 악성 종양으로 20세 이전에 생기며 여자보다 남자에게서 2배정도 많다. 심한 통증, 발열과 백혈구증다증이 특징이다.

뼈돌출증, 외골증 exostosis

뼈가 피질 밖으로 튀어나오는 질병인데, 이때 바깥층이 유리질 연골로 덮인다. 대부분은 단발성으로 나타나지만 일부는 다발성으로 발생한다. 다발성은 대부분 유전성으로 보통염색체 우성에 의한 것이고, 이 질병 환자의 약 10% 정도는 악성으로 진행한다. 이 질병이 많이 발생하는 신체 부위는 대퇴골 하단, 장골상단, 상완골과 골반골 등이다. 무릎 주변부위는 거의 대칭성으로 나타난다. 양성 골종양 중 가장 흔한 질병으로 대부분 젊은 연령층에서 발생한다. 전체 골종양의 약 30%를 차지한다.

외반슬, 밖굽이무릎 genu valgum

무릎 아래가 바깥쪽으로 휘어 다리가 "X"자 모양이 된 상태로 뼈의 염증, 외상, 구루병 등이 원인이며 무릎 관절을 수술하거나 고정함으로써 치료한다.

내반슬, 안굽이무릎 genu varum

무릎관절이 외측으로 활모양으로 휘어진 상태라 "O"자 다리라고도 한다.

생나무골절, 부전골절 greenstick fracture

주로 뼈가 약한 노인이나 신장병 환자, 어린 아이에게 잘 발생하는 골절로서 골간의 일부분만이 손상 받는 불완전한 골절이다. 부전골절은 일상생활을 하다가도 발생할 수 있다.

척주뒤굽음, 척주후만 kyphosis

측면으로 보아서 허리뼈의 굽음이 비정상적으로 돌출된 상태로 원인에 따라 선천성, 경직성, 구루병성, 이완성, 직업성, 노인성으로 분류된다.

엄지발가락쪽휨증, 무지외반증 hallux valgus

엄지 발가락의 제1중족 발가락 관절을 기준으로 엄지발가락이 두번째 발가락 쪽으로 과도하게 휘고 엄지발가락과 관절을 이루는 중족골은 반대로 안쪽으로 치우치는 변형이다. 이 변형은 발의 수평면에서의 변형을 의미하는 용어이지만 실제로는 발가락이 발등쪽으로 휘거나 회전(엄지 발가락 축을 중심으로 내측으로 회전; 회내)하는 변형을 동반한 삼차원적인 변형이다.

골절 fracture

뼈나 골단판 또는 관절면의 연속성이 완전 혹은 불완전하게 소실된 상태를 말하며, 대개의 경우 외부의 힘에 의하여 발생한다. 뼈의 주변에 있는 연부 조직이나 장기들의 손상도 흔히 동반된다. 발생하는 위치에 따라 크게 사지골절, 척추골절 그리고 늑골, 두개골, 안와 등과 같은 기타 골절로 나눌 수 있다. 골절편의 수에 따라 단순골절과 분쇄골절로 나눌 수 있다. 단순골절은 한 개의 골절선에 의해 두 개의 골절편이 생기는 경우이며, 분쇄골절은 두 개 이상의 골전선에 의해 세 개 이상의 골절편이 발생하는 것이다.

분쇄골절 중 분절성 골절은 한 개의 골에 서로 연결되지 않는 두 개의 골절선이 있어 근위 및 원위 골편과 연결이 없으면서 둘레가 완전한 제 3의 골 조각이 만들어지는 경우이다. 골절선의 모양에 따라서는 횡골절, 사골절, 나선골절, 종골절로 세분된다.

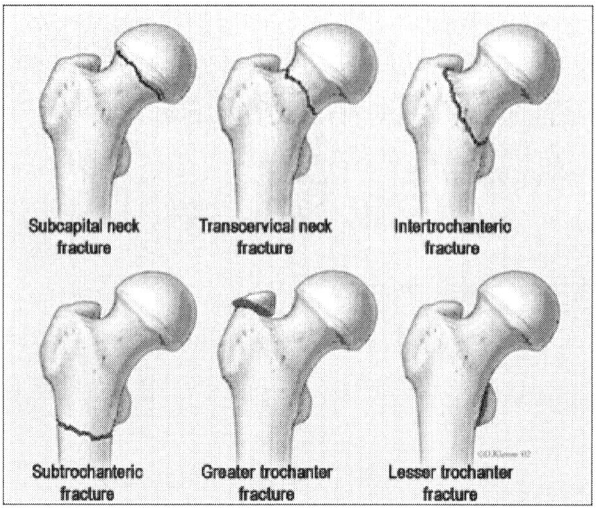

그림 8-4. 골절의 종류

엄지발가락안쪽휨증, 무지내반증 hallux varus

엄지발가락이 몸의 정중선 쪽으로 행하여 다른 발가락에서 떨어져 각이 형성된 것이다.

혈관절증, 출혈관절증 hemarthrosis

관절 혹은 그 윤활막 공간 내의 피가 고이는 것으로 출혈 경향이 있는 환자 특히 혈우병 환자에서 볼 수 있는 소견이다.

망치발가락 hammer toe

발가락이 발허리 발가락 관절의 영구적 굴곡으로 갈고리 모양이 된다. 한 개 이상의 발가락에서 기형이 나타날 수 있으나 두 번째 발가락에 가장 흔히 나타난다. 갈고리발과 동반될 수 있다.

탈출증, 탈장증 herniation

피막, 근육이나 뼈에 있는 생리적 개구부 또는 결손 등으로 생긴 열공을 통하여 장기 또는 그 일부가 탈출하는 것이다.

수핵탈출증 herniation of nucleus pulposus

척추뼈 사이의 수핵 또는 섬유륜이 후방에 탈출 하는 것으로 자주 신경뿌리 압박의 원인이 된다. 척추원반은 딱딱한 척추뼈와 척추뼈 사이에서 완충역할을 하는 수분이 많이 포함된 조직으로서 무거운 물건을 들어올릴 때 힘이 집중되는 곳이다. 원반을 뒤에서 지탱하고 있는 인대조직이 파열되어 원반이 뒤로 밀리면 그 뒤에 있는 신경뿌리나

척수경질막을 압박하여 통증을 일으킨다. 보통 허리뼈에 많이 나타나지만 목뼈에 일어나는 경우도 있다. 주로 20대 초반부터 발생하는데 30대를 전후하여 많이 나타나며 50대 이상 고연령층의 경우에는 드물게 발생한다.

물관절증, 관절수증 hydrathrosis

관절강 내에 액상물질이 축적되는 것이다.

운동과다증 hyperkinesia

운동기능 또는 운동량이 비정상적으로 항진된 상태이다.

저인산증 hypophosphatasia

유전적 기초에 근거를 둔 선천적 대사장애로서 세포중의 알칼리 포스파테이스 결핍에 의한 혈청 중의 포스파테이스 감소가 특징이며, 그 결과로서 골의 재생 및 무기질화작용의 장애가 일어난다. 이것은 생후 6개월 이내에 일어나는 경우에 가장 중증으로서, 뼈의 탈회가 현저하며 보통 두개협착, 안구돌출, 뇌장애를 수반한다. 보통 1년 이내에 사망한다. 소아에서는 이 골질환이 난장이와 비슷하며 치아가 조기에 탈락된다. 성인에서는 골연화증을 나타내거나 증상이 없기도 한다.

불완전골절 incomplete fracture

뼈의 양면 중 일면은 연속성이 단절되고 다른 일면의 연속성은 유지되 있는 경우이다. 균열골절이나 압박골절에서 일부분이나, 표층만이 요철된 함몰골절등이 불완전 골절이다.

끼임골절, 감입골절 impacted fracture

하나의 뼈 조각이 다른 뼈 조각에 깊고 단단하게 들어박힌 골절이다.

무릎관절조영술 knee arthrography

무릎관절의 구조를 보기 위해 관절강에 조영제를 주입하여 촬영하는 방법이다.

척추후궁절제술, 고리판절제술 laminectomy

척추 뼈의 뒤쪽 구조물인 후궁을 제거하는 수술이다. 척수 또는 추간판을 노출하기 위해서 시행하기도 하며 신경이 눌리는 것을 완화하기 위해서 시행할 수도 있다.

척주앞굽음증, 척주전만증 lordosis

정상적으로 존재하는 허리뼈의 전만(앞으로 볼록하게 굽은 척추 배열 양상)이 병적으로 증가된 상태를 말한다.

허리통증, 요통 lumbago

허리 부위에 생기는 통증을 요통이라고 부른다. 요통은 그 자체로 질병이라기보다는 증상의 하나지만, 특별한 해부학적 원인을 발견할 수 없으면 그 자체로 질병으로 분류될 수도 있다.

다발골수종 multiple myeloma

형질세포는 골수의 조혈모세포에서 유래되며, B림프구가 항원에 자극을 받아 최종적으로 분화된 세포이다. 형질세포는 우리의 몸에서 면역체계의 중요한 부분을 담당하며 바이러스와 같은 병원체를 공격하는 항체를 생산한다. 다발성 골수종은 형질세포가 비정상적으로 분화 및 증식되어 나타나는 혈액암이다. 이러한 비정상적인 형질세포를 골수종세포라고 부르며, 이는 종양을 만들고 뼈를 녹여 통증을 유발하고 잘 부러지게 하며, 골수를 침범하여 백혈구, 적혈구, 혈소판 수치를 감소시켜 빈혈, 감염, 및 출혈의 위험도가 증가하게 된다. 골수종세포는 또한 비정상 면역단백인 M단백을 만들어 내는데, 이로 인해 혈액의 농도가 진해져서 혈액과점도증후군을 초래하거나 신장에 손상을 주기도 한다.

근육생검 muscle biopsy

일반적으로 미세한 근육조직을 검사하는 법이다.

개방골절 open fracture

골절부와 피부의 창상이 복합되어 있는 유형의 골절이다. 외부의 힘에 의해 피부나 연부조직에 개방성 손상을 일으키고 합쳐서 내부의 골절을 수반한 경우나 골편의 단편이 날카롭기 때문에 연부조직이나 피부를 뚫고 외부와 통하는 경우도 있다. 골절치료에 있어서 감염방지가 중요하며 그 밖의 점에서 폐쇄골절보다도 문제가 많다.

뼈통증 ostealgia

뼈의 비정상적 상태와 관련된 통증이다.

뼈절제술 ostectomy

뼈의 전부 또는 일부분을 잘라내는 것이다.

뼈염, 골염 osteitis, ostitis

일반적으로 골수강을 침습하는 뼈의 염증으로서 뼈의 종창, 압통, 둔통, 작열통을 특징으로 한다.

뼈굽음증, 골만곡증 osteocampsia

구루병에서와 같은 뼈의 만곡이다.

뼈연골염, 골연골염 osteochondritis

뼈와 연골의 염증이다.

뼈연골종, 골연골종 osteochondroma

뼈와 뼈안의 연골에서 발생하는 양성종양. 팔, 다리 같은 신체의 긴뼈의 끝부분이나, 골반 또는 어깨 같은 곳에서 주로 발생한다. 종양이 생기면 팔, 손, 다리가 비정상적으로 자라게 되며, 관절의 움직임에 문제를 일으키고, 통증, 무감각, 저림 등의 증상이 나타날 수 있다. 한 개 이상의 종양으로 발견되는 경우도 있고 한 가족 내에서 여러 개의 종양으로 나타나는 경우도 있다. 뼈연골종의 경우 조혈모세포 이식 같은 암치료 이후에 발견되는 경우도 있다.

외과골절술 osteoclasis

변형을 고정하기 위한 고의적인 외과적 골절이다.

뼈발생이상, 골이상발육 osteodysplasty

두드러진 이마와 작은 아래턱뼈를 나타내는 전신 뼈 형성이상이다. 방사선상 갈비뼈와 관상골의 비정형 리본모양 협착이 보인다. 보통 염색체우성 유전으로 추정되며 보통 염색체 열성과 X연관형도 존재 가능성이 있다

뼈형성장애, 골형성장애 osteodystrophy

뼈형성의 결함이다.

뼈종, 골종 osteoma

육안적으로 골과 같은 양상의 종양을 말한다. 양성이고 단단한 결절상을 나타낸다. 골의 표면에 돌출하는 것을 외골종, 골수내에 발육하는 것을 내골종이라고 한다. 조직학적으로는 골아세포로부터 유래되는 종양이며 치밀한 구조로 단단한 경성골종과 해면상 구조의 해면상골종으로 나뉘어진다. 호발부위는 장관골의 골단연골부이고 그 밖에 늑골, 쇄골, 골반 등에도 볼 수 있다.

골수염, 뼈속질염 osteomyelitis

뼈에 생기는 비특이성 감염증이다. 골수뿐만 아니라 골질과 골막에도 침범한다. 급성과 만성의 골수염으로 분류한다. 급성골수염은 혈행성, 주위조직에서의 염증의 파급, 개방창에서 일어나기도 하지만, 혈행성에 의한 것이 가장 많다. 원인균은 포도상구균이 대표적이며 이 외에 연쇄구균, 폐렴균, 인플루엔자 등도 있다.

증상은 이환골의 격통과 압통, 부종, 림프샘종창 등에 의한 발열과 백혈구 증다를 수

반한다. 치료는 초기에는 항생물질의 투여가 유효하고, 골막하농양과 결합직염에는 절개배농, 부골형성 후는 부골적출술을 시행한다. 만성골수염은 급성골수염의 만성이행 또는 재발에 의해 일어나며 예후가 불량하다.

뼈성형술, 골성형술 osteoplasty

뼈를 성형하는 수술이다.

뼈엉성증, 골다공증 osteoporosis

뼈의 양이 감소하고 질적인 변화로 인해 뼈의 강도가 약해져서 골절이 일어날 가능성이 높은 상태를 말한다.

뼈육종, 골육종 osteosarcoma

종양세포가 골이나 골류를 형성하는 육종이다. 젊은이에 자주 발생하고 장골 골단부, 특히 대퇴골하단, 상완골상단에 발생하기 쉽다. 골발육이 끝나는 시기에 일으키는 것이 많다. 대단히 악성이고 골조직, 골류조직, 연골조직, 점액조직이 혼합된 형이 많다.

병적골절 pathologic fracture

뼈에 기초적 질환이 있어 약해져 있는데 통상적으로 골절되지 않는 미미한 외부의 압력에 의해서도 골절이 일어나는 현상, 화농성 골수염, 원발성 골종양, 전이성 골종양, 골형성 부전증, 상피소체 기능항진증, 골다공증, 골연화증, 대리석증, 같은 병이 기초적 질환에 속한다. 치료는 기초적 질환을 고려한 후에 방침을 세울 필요가 있다.

포트병, 척추 카리에스포트씨병 Pott's disease

척추뼈의 결핵으로 결핵균이 원발 병변에서 혈행성 전파에 의해 척추에서 발생한다.

맞춤, 교정 reduction

편위된 뼈조각을 해부학적, 생리학적 위치로 되돌리는 조작으로 관혈적 교정법과 비관혈적 교정법이 있다.

류마티스관절염 rheumatoid arthritis

손과 손목, 발과 발목 등을 비롯한 여러 관절에서 염증이 나타나는 만성 염증성 질환이다. 정확한 원인은 아직 밝혀지지 않았지만, 자가면역 현상이 주요 기전으로 알려져 있다. 자가면역이란 외부로부터 인체를 지키는 면역계의 이상으로 오히려 자신의 인체를 공격하는 현상이다. 일반적으로는 유전적 소인, 세균이나 바이러스 감염 등이 류마티스 관절염의 원인으로 지목된다. 신체적, 정신적 스트레스를 받은 후 발병하기 쉽고 여자에서 좀 더 흔한 것으로 알려져 있다.

구루병 rickets

4개월~2세 사이의 아기들에게서 잘 발생하는 것으로 알려진 비타민D 결핍증으로 머리, 가슴, 팔다리 뼈의 변형과 성장장애를 일으킨다.

척주옆굽음증, 척주측만증 scoliosis

정상적인 척추는 정면에서 보았을 때 일직선이며 옆에서 보았을 때에는 경추와 요추는 앞으로 휘고(전만곡) 흉추와 천추부는 뒤로 휘어(후만곡) 있는 형태이다. 척추 측만증은 척추가 정면에서 보았을 때 옆으로 휜 것을 지칭하나, 실제로는 단순한 2차원적 변형이 아니라 척추뼈의 회전이 동반되어 옆에서 보았을 때에도 정상적인 만곡 상태가 아닌 3차원적 변형이다.

괴혈병 scurvy

비타민C의 결핍에 의해서 생기는 질환으로 치간 유도부의 부종, 출혈을 볼 수 있으며 궤양을 형성한다. 비타민C는 교원섬유 형성에 관여하고 있으며 이 결핍은 섬유 및 기질형성의 저하에 따라서 모세혈관벽에 장애를 주고 혈관투과성을 항진시켜 출혈경향을 불러 일으킨다.

부골편, 죽은뼈조각 sequestrum

뼈가 오랜 염증으로 인하여 괴사되어 건강한 뼈로부터 떨어져 나온 부분을 일컫는다. 대게 만성골수염에서 발생한다. 이때 이 부위는 항생제의 침투가 일어나지 않아 일반적인 항생제 치료에는 반응이 없으며 수술하여 제거해야 한다.

연축 spasm

근육 또는 근육군의 급격한 불수의적 수축으로 통로, 관 또는 개구부의 갑작스러우나 일시적인 수축을 말한다.

척추갈림증, 이분척추 spina bifida

등뼈의 뒤쪽 뼈가 서로 붙지 않고 벌어지는 것이다. 정상에서 등뼈 구조는 앞쪽에 압력을 지탱하는 큰 뼈 뭉치가 있고 그 뒤쪽으로 지나가는 척수 신경과 척수막을 감싸고 도는 고리뼈로 구성되어 있다. 이분 척추는 척수를 감싸고 도는 고리 모양의 뼈가 뒤쪽에서 붙지 않고 좌우로 갈라지고 벌어져 있는 기형으로 목뼈에도 생기지만 보통 골반 허리뼈를 포함하여 아래쪽 허리뼈에 잘 생긴다.

나선골절, 회선골절 spiral fracture

골절 분류중에서 골절선에 의한 분류중의 하나이다. 염전력이 작용할 때에 일어나는 골절, 스키외상에 의한 하퇴골절이나 상완골의 투구골절 등은 나선골절이다. 도수정복은 매우 어렵다. 관혈적 정복을 시도하는 경우에는 나사고정으로 충분하다.

척추염 spondylitis

척추에 염증이 생긴 척추염증의 경우를 말하는데 주로 척추관절염이라고 부르기도 하지만 또는 그이상의 척추관절에도 염증이 생긴다. 강직성 척추염은 척추와 천장관절에 염증이 생기는 자가면역질환의 일종이지만 역시 척추관절염을 일으킨다. 척추염과 염증이 추간판 공간에 동시에 합병증이 일어나면 척추디스크염이라고 한다.

삠, 염좌 sprain

관절 손상의 일종으로 갑작스러운 충격이나 운동으로 관절낭이나 근막, 지지하는 인대의 일부가 손상되지만 관절 자체는 정상의 위치이고 인대의 연속성은 유지되는 상태이다. 무릎관절이나 발목관절과 같이 일정방향으로만 가동성을 지닌 관절에 일어나기 쉽고 어깨관절에는 드물다.

긴장, 과도긴장 strain

근육의 과도한 긴장을 수반하는 근육의 피로 현상을 말한다.

불완전탈구, 아탈구 subluxation

골두와 관절와가 마주 대하는 관절면의 일부가 아직 접촉을 유지하고 있는데 완전하지 못한 상태이다. 탈구와 마찬가지로 선천성, 외상성, 병적인 각 종류가 있다.

부동관절, 못움직임관절 synarthrosis

관절구성물이 섬유조직으로 결합되어 있는 것을 말한다.

가락붙음증, 합지증 syndactylia

흔한 선천성 유전 질환으로 손가락과 발가락 발생 과정에서 정상적인 분리가 이루어지 않고 각각 5개 미만의 손가락과 발가락이 비정상적으로 융합되는 발달 질환이다. 발생 빈도는 출생 인구 2500명당 1명으로 남성에서 여성에 비해 빈번하게 발병한다.

휜발, 오목발, 만곡족 talipes

남자에서 호발하며 오른쪽 발에 호발하는 앞발의 모음, 뒷발안쪽휨, 발목관절의 말발을 특징으로 하는 선천기형 등이 있다.

횡골절 transverse fracture

골절선의 형에 따라서 골절을 분류했을 때의 한 형이고 골절선이 장관골의 긴축을 가로지르는 것이다. 강한 직달(성)외력이 충격적으로 가해졌을 때에 생긴다.

Chapter 9
비뇨계통

[학습목표]

- 비뇨계통 관련 명칭을 알고 각각 기능에 대하여 설명한다.
- 비뇨계통 접두어와 접미어를 이용하여 만든 용어를 설명한다.
- 비뇨계통 질환과 검사에 대한 용어를 설명한다.
- 비뇨계통 관련된 병리학적 상태를 설명한다.
- 비뇨계통 관련된 외과적 용어를 설명한다.

9장 | 비뇨계통 Urinary System

Ⅰ. 해부생리학적 용어

신장 kidneys

사람의 경우 후복벽의 제11흉추에서 제2요추 높이의 복막 바깥 면에 있는 강낭콩 형태의 장기를 말하며 섬유성 피막과 지방 조직으로 싸여 있다. 무게는 약 130 g 정도이며 실질은 피질과 수질로 나뉜다. 신장은 각종 노폐물 , 전해질 , 수분 등을 포함한 요를 생산하여 배출하는 동시에 수소이온, 나트륨, 칼륨, 인산 이온 농도 등을 조절하며 내분비와 외분비 기능에 관여하기도 한다. 피질은 약100만 개의 신장단위로 형성되어 있다. 요세관은 근위곱슬요세관, 세관고리, 원위곱슬요세관, 활모양 집합관 및 직 집합관으로 구분된다.

겉질, 피질 cortex

생물체를 이루는 기관에서 겉의 층과 안쪽 층이 기능이나 구조면에서 서로 다를 때 겉의 층을 피질이라 하며, 그 안쪽에 수질을 감싸고 있다.

속질, 수질 medulla

신장이나 부신, 뇌와 같은 기관에서 겉의 층 안쪽에 있는 실질적인 부분으로, 겉의 층인 피질과는 구조와 기능면에서 다른 특징을 보인다.

콩팥단위, 신장단위 nephrons

소변을 만들어내는 콩팥의 구조와 기능의 기본 단위로, 사구체(토리)와 이를 싸고 있는 보우만주머니, 요세관으로 구성된다. 요세관은 토리쪽세관(근위세관), 콩팥세관고리(헨레고리), 먼쪽세관(원위세관) 및 집합관의 순으로 구성된다. 토리를 통과한 여과액은 요세관에서 재흡수 및 분비작용을 거치고 소변이 만들어진다. 좌우 신장에는 각각 110만 ~ 160만 개의 네프론이 있어 총 250만 개 정도의 네프론이 있다.

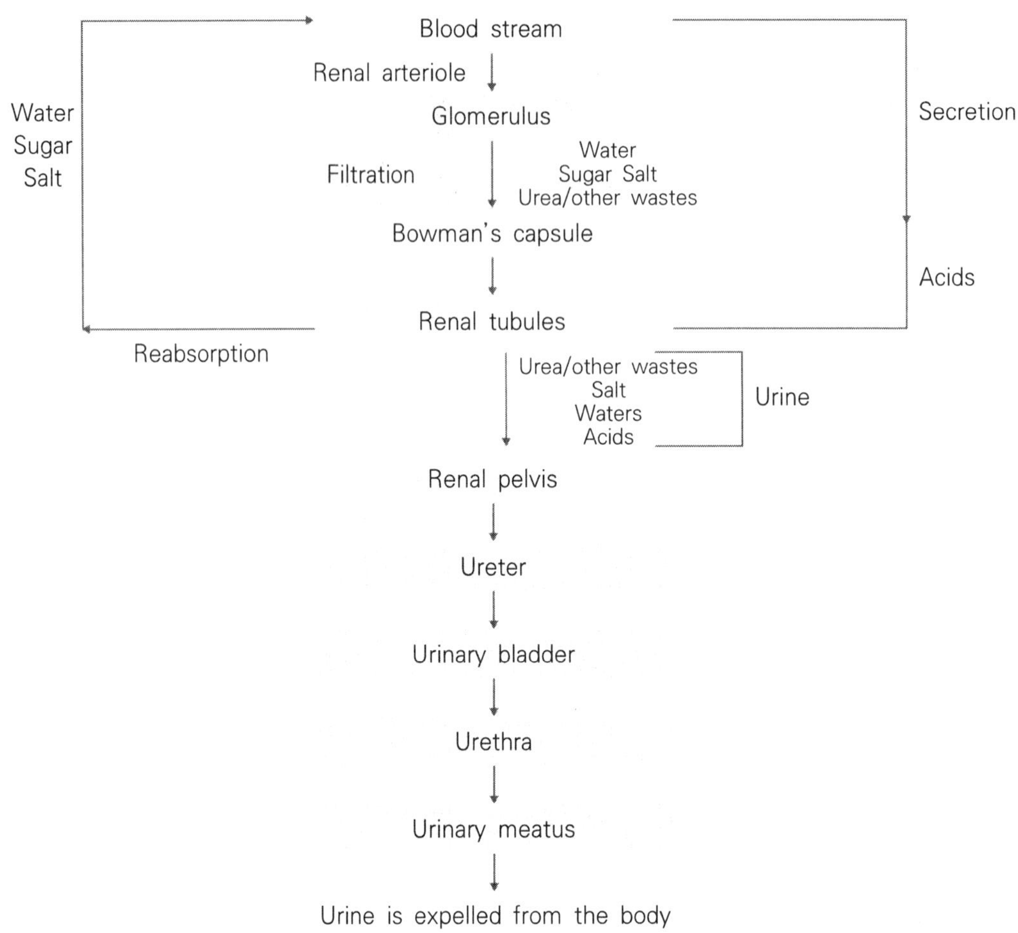

그림 9-1. 소변의 생성 및 배출 모식도

콩팥깔대기, 신우 renal pelvis

집합관, 콩팥유두(신유두), 작은콩팥잔(소신배), 큰콩팥잔(대신배)을 거쳐 내려온 소변이 잠시 머무는 곳으로 특별한 기능을 갖고 있지 않은 구조물이다. 콩팥깔때기는 이름 그대로 깔때기 모양으로 되어 있는데 사람에서는 두 개 혹은 세 개의 큰콩팥잔이 모이는 곳에 콩팥깔때기가 위치한다. 요관으로 연결된다.

요관 ureters

신장에서 방광으로 소변을 보내는 가늘고 긴 관을 말한다. 깔때기 모양으로 확대하는 신장의 깔때기에서 시작하여 방광저부에 개구하며 길이는 약 40.6 ~ 45.7 cm이며 복부와 골반부로 나뉜다.

요도 urethra

소변을 방광으로부터 몸 밖으로 배출하기 위한 관이다. 남성의 요도는 전부요도 즉 음경부와 망울부 그리고 후부요도 즉 막부와 전립선부로 나누어진다. 이에 비해 여성의 요도는 이러한 구분이 없고 남성의 요도에 비해 짧고 굵으며 직선에 가깝고 항문으로부터도 가깝다. 남성의 요도는 방광에서 외요도구까지 20 ~ 25 cm이며 여자의 요도는 길이가 2.5 ~ 4 cm이다.

방광 urinary bladder

소변의 저장과 배출을 담당하는 속이 빈 주머니 같은 근육기관이다. 골반 내, 두덩결합(치골결합) 뒤쪽에 위치한다.

II. 전문용어

1. 어근

cortic/o	cortex	겉질
cyst/o, vesic/o	urinary bladder	방광
glomerul/o	glomerulus	사구체
medull /o	medulla	속질
nephr/o, ren/o	kidney	신장
pyel/o	renal pelvis	신우
ur/o	urine	소변
ure/o, azot/o	urine	요소
ureter/o	ureter	요관
urethr/o	urethra	요도
uric	uric acid	요산
vesicul/o, vesic/o, cyst/o	urinary bladder	방광

2. 해부학적 용어

Bowmans capsule	보우먼주머니	renal medulla	신장속질
calyx	신배	renal pelvis	신우
nephron	신장단위	renal pyramid	신장피라미드
renal cortex	신장겉질	urethra	요관
renal glomerulus	사구체		

3. 의학용어

무뇨 anuria

신장의 기능이 정지되거나 요관이 막혀 신장에서의 소변생성이 하루에 200 mL 미만인 상태이다. 이상태가 지속되면 노폐물이 체내에 축적되어 요독증을 일으킬 수 있다.

질소혈증 azotemia

콩팥의 기능이 떨어져서 질소 함유 화합물이 혈액 속에 지나치게 많이 들어 있는 상태이다. 건강체에서는 혈액 100 cc당 20 ~ 40 mg인데, 50 mg 이상으로 증가하면 병적으로 본다.

방광염 cystitis

방광에 발생한 염증을 통틀어 이른다. 방광질환 가운데 가장 많으며 특히 여성에게 많다. 약물, 돌 이물질, 종양이 원인인 경우도 있으나 세균감염이 주요 원인이다. 원인 세균으로는 대장균이 가장 많고 포도구균, 사슬구균, 임균, 결핵균 등에 의한 경우도 있다.

방광탈출증, 방광류 cystoceles

골반저근군의 부전에 의해 골반의 이완이 일어나며, 방광, 요도의 일부가 질에서 종류를 이루고 융기하는 상태를 말한다. 출산후에 많으며 빈뇨, 특히 야간빈뇨나 긴장성 요실금이 나타난다. 잔뇨도 나타나며, 이것에 의한 요로감염도 일어난다. 때로 상부요로의 확장이 일어난다. 질검진으로 질전벽이 이완하고 배뇨시 힘줄 때 방광저가 내려간다. 방광조영, 방광경에서도 동일한 소견이 얻어진다. 심한 경우에는 질전벽봉축술에 덧붙여 방광매어달기 술을 행한다.

방광경검사, 방광보개검사 cystoscopy

방광경에 의해 비뇨 계통을 직접 보면서 검사하는 것이다.

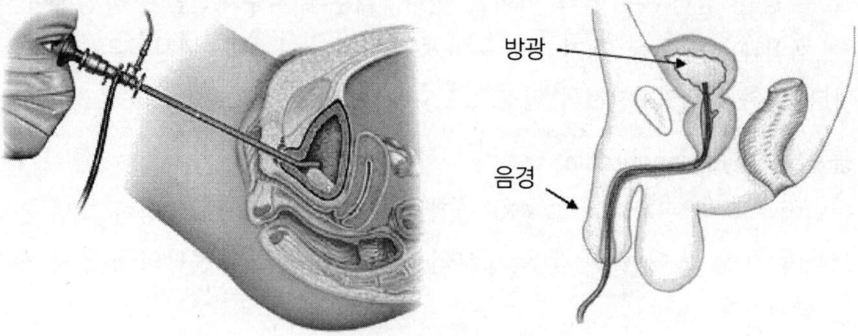

그림 9-2. 방광경검사

배뇨 장애, 배뇨통 dysuria

소변을 볼 때 요도 또는 방광 부위가 화끈화끈하거나 아프다고 느끼는 것을 말한다. 대개 빈뇨(소변을 자주 봄), 급뇨(소변을 참지 못함)를 동반한다.

유뇨증 enuresis

5세 이상에서 비뇨기계에 뚜렷한 이상이 없고 낮 동안에는 소변을 잘 가리다가 밤에만 오줌을 지리는 것을 말한다. 야뇨증은 태어날 때부터 지속되는 원발성과 최소 6개월 이상 야뇨증이 없는 기간이 있다가 발생한 속발성으로 분류한다. 또한 빈뇨, 요절박, 절박성 요실금 등 다른 증상을 동반한 경우 다증상성 야뇨증으로 분류하고, 다른 배뇨 증상 없이 야뇨증만 있는 경우 단일증상성 야뇨증으로 분류한다. 만 5세의 아이들의 15%에서 야뇨증이 있는 것으로 알려져 있으며, 초등학교에 들어가는 7세경에는 약 10% 정도의 아이들이 야뇨증을 갖고 있다. 대개 나이가 들면서 저절로 없어지는 경우가 많아 15세경의 청소년에서는 약 1%에서만 야뇨증이 있다.

빈뇨 frequency of urination

주로 배뇨통과 함께 하부 요로계의 감염으로 발생한다. 요로계의 감염은 방광을 자극함으로서 잦은 배뇨를 유발한다. 방광감염이 없더라도 빈뇨가 발생할 수 있다. 남자에서 요도의 상부를 둘러싸고 있는 전립선이 비대되면 요도를 압박하여 요도가 폐쇄됨으로서 배뇨에 장애를 유발한다.

사구체 신염, 토리 콩팥염 glomerulonephritis

신장에 있는 사구체에 염증이 발생하여 손상을 입게 되는 질병군을 뜻한다. 사구체란 신동맥에서 나온 모세혈관들이 실타래처럼 뭉친 덩어리로, 우리 몸에서 과도한 체액, 전해질, 요독 등을 걸러주는 필터 역할을 한다. 때문에 사구체신염이 발생하면 우리 몸에 과도한 체액과 노폐물을 제거하지 못하게 될 수 있다. 사구체신염은 갑작스럽게 급성으로 나타날 수 있으며, 천천히 만성으로 나타날 수도 있다.

수신증, 물콩팥증 hydronephrosis

어떤 원인에 의하여 콩팥에서 요관과 방광으로 내려가는 길이 막히게 되면 소변의 저류가 발생하며, 이로 인해 막힌 부위 상부의 압력이 상승하여 콩팥의 신우와 신배가 늘어나 있는 상태이다.

요실금, 오줌 새기, 오줌 지림 incontinence of urine

자신의 의지와 무관하게 소변을 보게 되는 현상으로, 최근 평균 수명이 연장되어 노령층이 증가하면서 그 유병율이 증가하고 있다. 빈도는 남성보다 여성에서 많으며 우리나라의 여성의 40% 정도가 경험하는 것으로 알려져 있다.

콩팥모세포증 nephroblastoma

콩팥에 생기는 발육이 대단히 빠른 혼합종양이다. 배아성분으로 구성되며 5세 이하의 어린아이에게 많이 나타나는 악성종양이다.

콩팥석회증 nephrocalcinosis

콩팥뇨세관의 인산칼슘침착과 그 결과로 일어난 콩팥기능상실을 특징으로 하는 증상이다.

콩팥절제술, 신장절제술 nephrectomy

좌우 어느 한쪽의 콩팥이 병으로 회복 가능성이 없을 경우 그쪽의 콩팥을 떼어버리는 수술이다. 보통 콩팥의 동맥과 정맥을 끊고 요관의 일부도 함께 제거한다.

콩팥염, 신장염 nephritis

콩팥에 생기는 염증이다. 사구체, 세뇨관, 간질 조직에 스며드는 알집 모양 또는 증식성 또는 파괴성 과정이다. 급성, 만성과 위축콩팥의 세 가지가 있는데 급성과 만성 신장염은 부종, 체중 증가, 단백뇨, 혈뇨 따위가 일어나며 위축 콩팥은 오줌량이 증가한다.

콩팥돌증,신석증 nephrolithiasis

신장에 돌이 생기는 병적 상태이며 그 구성성분은 요산이나 칼슘으로 되어 있으며 원인은 모르는 경우가 많다. 경우에 따라서는 혈중에 칼슘이나 요산이 증가하는 병적상태에 의해서 생길 수도 있다. 고칼슘혈증이 특징인 부갑상선 기능항진증, 다발성 골수종, 대사성 뼈질환, 뼈의 전이암 또는 우유알칼리증과 같이 칼슘 섭취가 심하면 칼슘 결석이 형성되고 신장석회화가 일어날 수 있다.

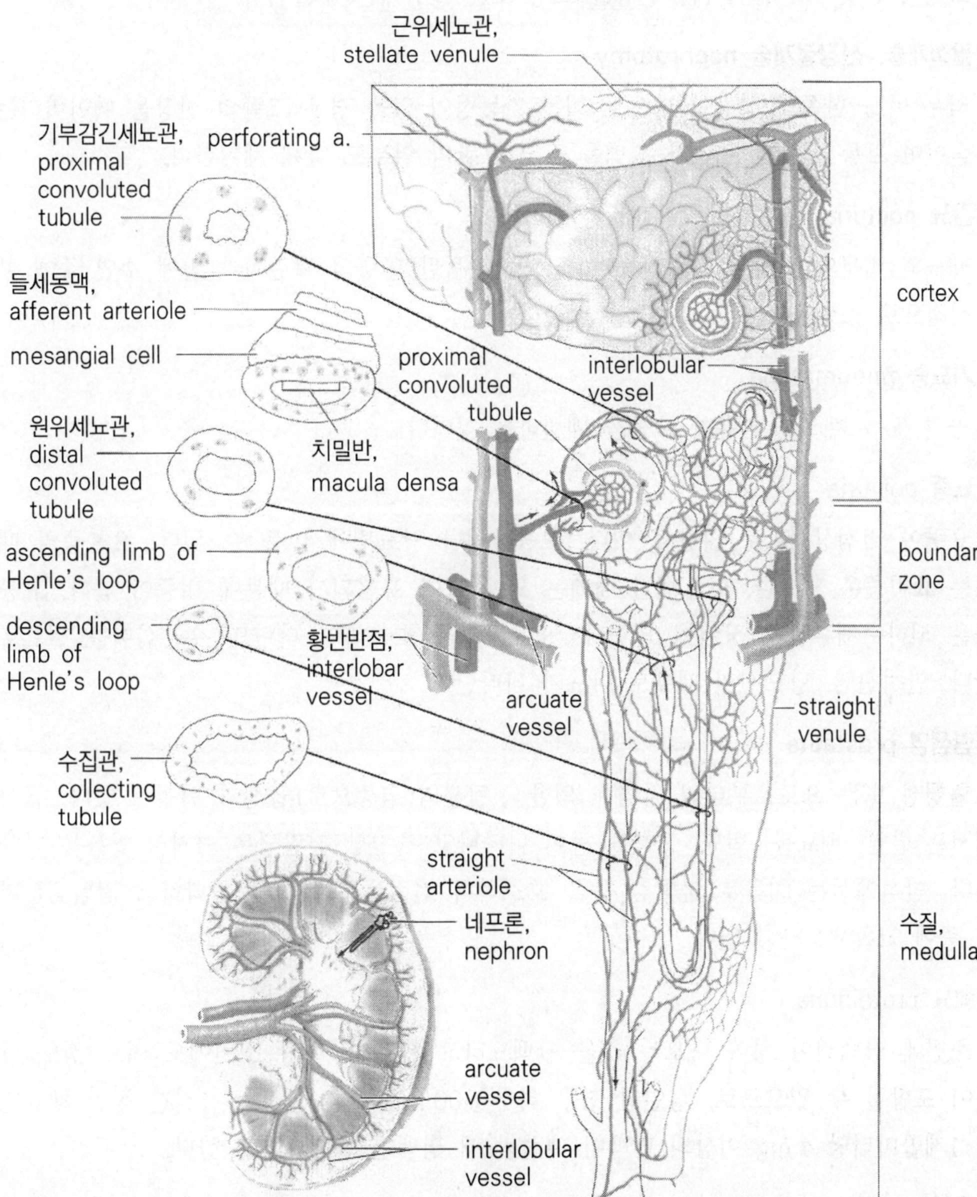

그림 9-3. 신 (Nephrons)

콩팥박리술 nephrolysis

신장에서 염증성 유착물을 떼어내는 것으로 피막은 유지시킨다.

콩팥고정술 nephropexy

고정되지 못하고 움직이는 신장을 고정 또는 달아매는 수술이다.

콩팥절개술, 신장절개술 nephrotomy

좌우 어느 한쪽의 신장이 병으로 회복 가능성이 없을 경우 그쪽의 신장을 떼어버리는 수술이며 보통 신장의 동맥과 정맥을 끊고 요관의 일부도 함께 제거한다.

야간뇨 nocturia

배뇨의 버릇에 의하여 방광기능의 조절을 획득한 연령의 어린이가 밤에 수면 중에 무의식적으로 소변을 많이 누는 것을 말한다.

공기뇨증 pneumaturia

공기 또는 가스를 함유한 오줌을 배설하는 것이다.

다뇨증 polyuria

요량이 비정상적으로 많은 것이다. 요붕증이나 당뇨병에서 볼 수 있다. 요붕증일 때에는 요비중은 낮으나, 당뇨병일 때에는 뇨에 당이 포함되기 때문에 비중이 높다. 요붕증은 뇌하수체후엽의 장애에 의한다. 또, 구갈을 호소하여 다량의 수분섭취를 필요로 한다. 만성신염, 낭포신일 때에도 다뇨가 나타난다.

전립샘염 prostatits

혈행성 또는 요로로부터의 감염에 의한 전립샘의 염증으로 급성과 만성이 있다. 급성에서는 발열, 배뇨통, 빈뇨, 고름뇨 등이 나타나고 촉진상 전립샘은 커져서 압통을 나타낸다. 만성에서는 회음부 불쾌감 등을 호소하며 전립샘은 촉진상 딱딱하고 전립샘분비액 중에 고름세포가 보인다.

단백뇨 proteinuria

소변에 단백질이 섞여 나오는 것을 단백뇨라고 하는데, 정상 소변에도 어느 정도 단백이 포함될 수 있으므로, 성인인 경우 하루 500 mg 이상, 소아는 1시간 동안 체표면적 1제곱미터당 4 mg 이상의 단백이 배설될 때 명백한 단백뇨라고 한다.

신우염 pyelitis

신우에만 국한하고 있는 염증을 말하는데 일반적으로는 신우신염과 거의 같은 뜻으로 사용되는 경우가 많고 임상적으로 그 감별은 곤란하다.

신우신염 pyelonephritis

신장에서 요세관, 간질 및 신우의 병변을 일으키는 병이며 흔한 신장병의 하나로 급성과 만성으로 나누어진다. 급성신우신염은 세균감염에 의하여 유발되며 요로 감염과 동반되고 만성신우신염은 세균감염과 함께 요로폐쇄 혹은 요역류 등 여러 가지 인자들이 복합적으로 관여한다. 원인균은 장내 정상 세균인 대장균이 가장 흔하며 발열과 배뇨곤란, 빈뇨, 소변을 참을 수 없는 것 등의 방광 및 요로자극 증상과 늑골 척추각부의 통증을 주증상으로 한다.

농뇨 pyuria

고름이 섞인 오줌이다. 신우신염, 방광염 같이 신장, 방광 등이 세균이 감염되었을 때 생길 수 있으며 신장과 요로가 결핵균에 감염되어 신장결핵과 요로결핵이 있는 경우에도 발생한다. 이 경우에는 아랫배에 통증이 생기고 소변을 자주 보게 되며, 소변을 볼 때 따끔거리는 증상이 나타난다. 또 열이 나기도 한다. 세균에 감염되지 않더라도 진통소염제를 오래 복용해 콩팥유두괴사가 있는 경우에도 농뇨가 나타날 수 있다. 연쇄상구균 같은 세균에 감염되어서 농뇨가 나타난 경우라면 항생제로 치료하고, 결핵균이 원인이라면 항결핵제를 사용한다.

신장농양 renal abscess

신장피질에 작은 농양(다발성 피질농양)이 생기거나 신장에 고립성 농양(고립성 신장농양)이 생기는 일이 있다. 또 작은 농양이 한 국부에 모여서 발생하여 피부에 생기는 옹과 비슷한 병상을 나타내는 일이 있다(신장옹). 이들은 피부 · 구개편도 · 부비강 등의 화농소에서 나온 화농균이 혈관을 따라 신장에 운반되어 일어나는 것으로서, 병원균은 포도상구균이 많다.

콩팥기능상실, 신부전 renal failure

신장 기능이 저하된 상태를 의미하며, 임상 경과에 따라 급성과 만성으로 구분할 수 있다.

급성 신부전은 갑작스러운 신기능 저하로 인해 질소화합물을 포함한 노폐물과 잉여의 수분이 신장으로 배출되지 못하고 체내에 저류되는 상태이다.

만성 신부전은 지속적으로 신장의 기능이 비가역적으로 저하된 상태를 의미하며, 잔여 신기능이 지속적으로 낮아져 결국에는 신대체요법(혈액투석, 복막투석, 신장이식)이 필요한 말기 신부전으로 진행한다.

신장결핵 renal tuberculosis

결핵균이 신장을 침범하여 발생하는 질환이다. 결핵균은 주로 폐를 침범하지만 폐 이외의 장기를 침범하기도 한다. 신장 및 요로는 폐 이외의 장기에서 발생한 결핵 가운데 흔한 장기 중 하나이다. 대부분의 신장 결핵은 일차적으로 폐 결핵과 함께 발생하며, 속립성 결핵의 한 형태로 발생하기도 한다. 대부분 20대에서 40대에 발생하며, 남자에서 약 2배 정도 높은 유병을 보인다.

요실금 stress incontinence

자신의 의지와 무관하게 소변을 보게 되는 현상으로, 최근 평균 수명이 연장되어 노령층이 증가하면서 그 유병율이 증가하고 있다. 빈도는 남성보다 여성에서 많으며 우리나라의 여성의 40% 정도가 요실금을 경험하는 것으로 알려져 있다.

요독증 uremia

다양한 원인 질환에 의해 신장의 기능이 감소하여 정상적으로 신장을 통하여 소변으로 배출되어야 할 노폐물(요독)이 배설되지 못하고, 체내에 축적되어 발생하는 다양한 증상들을 의미한다. 더불어 신장 기능인 조혈호르몬의 분비나 비타민 D 활성화 기능의 감소로 나타나는 증상 역시 요독증에 포함된다.

요관류 ureterocele

요관이 방광에 들어가는 최종 부분의 소낭형성으로서 요관출구의 협착의 결과로 생긴다.

요관협착증 ureterostenosis

요관의 협착을 말한다.

요도염 urethritis

성교에 의해 전파되며, 요도 분비물, 배뇨 시 통증, 요도의 소양감(간지러움) 등의 증상을 나타내는 요도의 염증성 질환이다. 원인균에 따라 임균성 요도염과 비임균성 요도염으로 분류하고, 급만성 여부에 따라 급성 요도염과 만성 요도염으로 분류한다.

요관류 urethrocele

요관이 방광에 들어가는 최종 부분의 소낭형성으로서 요관출구의 협착의 결과로 생긴다.

요검사 urinalysis

소변의 물리적, 화학적 또는 현미경적 분석을 말한다.

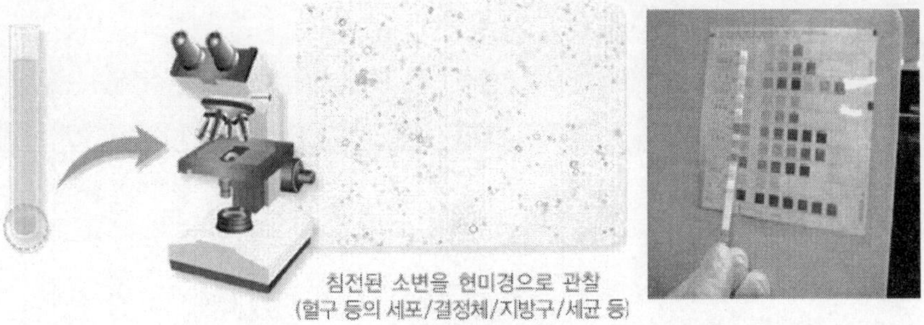
침전된 소변을 현미경으로 관찰
(혈구 등의 세포/결정체/지방구/세균 등)

그림 9-4. Urinalysis

요결석 urinary calculus

콩팥에서 시작하여 외요도구에서 끝나는 요로에 생기는 결석으로 요로결석이라고도 한다. 콩팥결석, 요관결석, 방광결석, 요도결석 등의 총칭으로 요석의 대부분은 콩팥에서 원발하여 콩팥 내에 머물러 증세를 나타내면 콩팥결석 그것이 요관, 방광, 요도로 내려와서 각각의 결석이 된다.

배뇨뒤무직 vesical tenesmus

소변을 보고 나서도 또 소변을 보고 싶은 느낌을 말한다.

방광요관역류 vesicoureteral reflux

소변이 방광에서 몸밖으로 나감과 동시에 신장이나 요관으로 역류하는 질환이다.

빌름스종양 Wilm's tumor

소아의 신장에 생기는 종양이다. 성인에 주로 발생하는 신세포암과는 조직학적(현미경하에서 관찰한 결과)으로 구별된다.

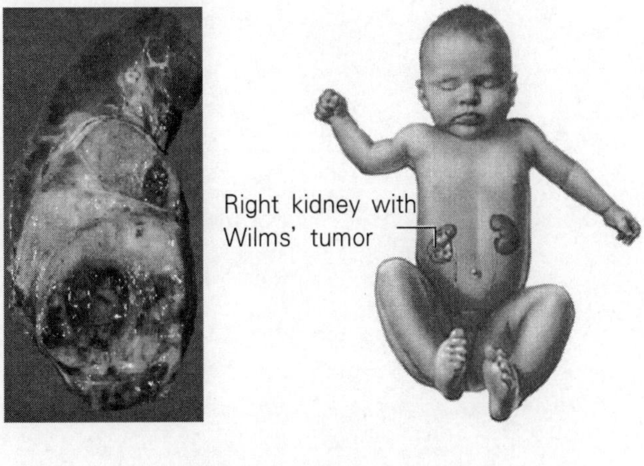

그림 9-5. Wilm's tumor

Chapter 10
남성생식계통

[학습목표]

- 남성생식계통 관련 명칭을 알고 각각 기능에 대한 설명한다.
- 남성생식계통 접두어와 접미어를 이용하여 만든 용어를 설명한다.
- 남성생식계통 질환과 검사에 대한 용어를 설명한다.
- 남성생생성계통 관련 병리학적 상태를 설명한다.
- 남성생식계통 관련 외과적 용어를 설명한다.

10장 ▎남성생식계통
Male Reproductive System

Ⅰ. 해부생리학적 용어

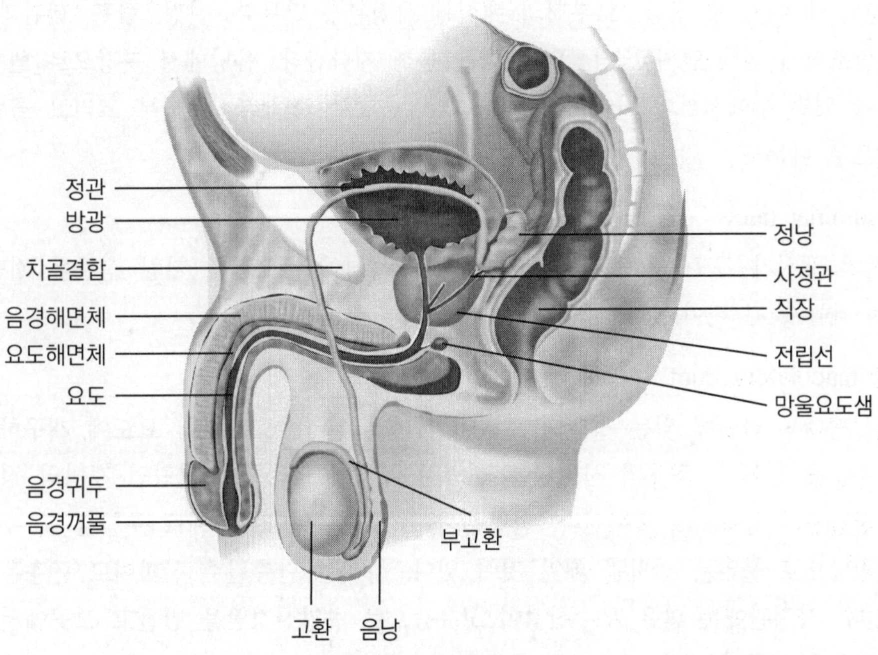

그림 10-1. 남성생식기관

고환 testes(testis)

음낭 내에 한 쌍으로 위치하는 4 cm × 3 cm × 2.5 cm의 타원형의 구조물이다. 고환의 부피는 개인, 인종, 나이에 따라 다른데, 한국인은 보통 19 cc 정도이고 서양인은 대략 15 ~ 25 cc 정도이다. 250개의 소엽으로 이루어져 있고 백색막으로 싸여 있다. 고환 소엽은 1 ~ 4개의 꾸불꾸불한 곱슬정세관으로 이루어져 있고, 곱슬정세관은 곧은정세관으로 연결된다. 곧은정세관은 고환 중격으로 들어가서 고환날세관이 되어 부고환의 머리 부위와 연결된다.

관, 도관 duct

윤곽이 분명한 벽을 가지는 통로이며 특히 외분비 또는 순환을 위한 통로를 제공하는 관이다.

부고환 epididymis

고환의 뒷부분에 있는 가늘고 긴 구조이다. 부고환머리, 부고환몸통, 부고환꼬리로 이루어진다.

수정관 vasdeferens

고환의 배설관으로 정낭으로부터의 배설관 사정관을 만든다. 신경, 림프, 혈관과 섬유성 결합조직에 의해 닫히고 정삭의 서혜를 통해 지나간다. 음낭에서 복강으로 뻗어있으며 방광 뒤편 위에서부터 아래까지 지나간다. 음낭부, 정삭부, 서혜부 그리고 골반부의 4부분으로 나눈다.

정관 seminal duct

남성의 생식기 구조 중 일부로, 고환에서 생성되어 부고환을 거친 정자를 정낭으로 보내는 가늘고 긴 관이다.

사정관 ejaculatory duct

정관 팽대부 하단에 있는 정낭의 도관이 하나가 된 곳에서 부터 요도에 개구하기 까지의 부분을 말한다. 좌우의 사정관은 전립선 아래에 달려 요도전립선 후벽의 정구 위에서 전립선의 양측으로 벌어진다. 관강은 좁고 점막에는 많은 세로 주름을 볼 수 있으며 부정낭으로 불리는 선처럼 패인 것이 있다. 상피는 단층원주 상피이고 근층은 거의 없어진다. 사정관에는 많은 무수신경이 고유층으로 종말신경망을 만들고 그곳에서 상피내로 섬유를 만들어 낸다.

부속샘 accessory glands

동물 체내샘에 속해있는 제2차적인 샘이다.

전립샘, 전립선 prostate gland

방광 바로 아래에 위치하고 방광(요도)에서 소변을 배출하는 튜브의 상단 부분을 밤열매와 같은 모양으로 둘러싸고 있다. 고환에서 생성되는 남성 호르몬인 테스토스테론이 전립샘 세포의 성장과 전립샘 기능을 조절하는 역할을 한다.

외부생식기, 바깥생식기관 external genitalia

음경, 음낭 및 요도로 이루어진다.

sperm are
정자가 있음

seminiferous tubules
세정관

epididymis 부고환

formed in the testes
고환안에서 이루어짐

vas deferens 수정관

seminal vesicle 정자낭

urethra 요도

prostate gland 전립선
Cowper's(bulbourethral gland)

penis 음경

with passess through the sperm leave the body
몸 밖으로 나옴.

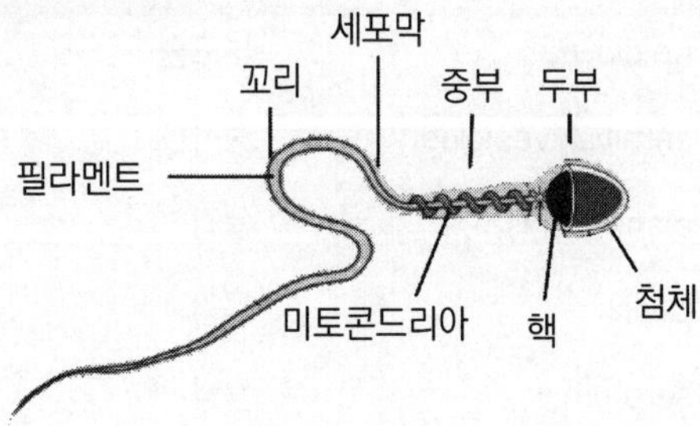

II. 전문용어

1. 어근

andr/o	male	남성
balan/o	glans penis	음경선
crypt/o	hidden	숨겨진, 숨은
epididym/o	epididymis	부고환
orch/o, orchid/o, orchi/o	testis	고환
prostat/o	prostate gland	전립선
sperm/o, spermat/o	spermatozoa	정자
test/o	testis	고환
vas/o	vessel, duct	관
vesicul/o	seminal vesicles	정자낭

2. 해부학적 용어

epididymis	부고환	semen	정액
seminal vesicles	정자낭	sperm, spermatozoon	정자
glans penis	음경선	spermatic cord	정색
penis	음경	vas deferens	수정관
scrotum	음낭		

3. 의학 용어

고환없음증, 무고환증 anorchism

한쪽 또는 양쪽의 고환이 선천적으로 없는 것이다.

정자없음증, 무정자증 azoospermia

정액을 검사했을 때 정자가 보이지 않는 것을 의미한다. 남성의 1%에서 발견되며 불임 남성의 10 ~ 15%에서 발견된다. WHO의 기준에 의하면 정자 농도가 20×10^6 /ml 이상을 정상으로 정의하고 있으며, 그 이하인 경우 감정자증으로 정의한다. 채취된 정상 정액은 대개 2ml 이상으로 유백색의 밤꽃 냄새를 가지고 있다. 젤리 같은 덩어리가 정액 속에 포함되는 경우가 있지만 임상적으로 특별한 의미는 없다.

귀두염 balanitis

귀두에 생긴 염증을 말하며, 어린아이의 경우에는 귀두와 포피 사이에 이물질이 생기기 쉽고 더러운 손으로 성기를 만지는 경우가 많기 때문에 세균에 의하여 국부에 염증이 생기는 경우가 있다. 기저귀를 차고 있는 갓난아기에게도 잘 생긴다. 염증이 포피 안쪽에까지 퍼진 경우는 귀두포피염이라고 한다.

귀두성형 balanoplasty

음경의 귀두를 성형하는 것이다.

양성전립샘비대, 양성전립선비대 benign prostatic hypertrophy

주로 50세 이상의 남자에게 발생하는 전립선비대이다. 악성종양이나 염증 소견은 없으나 보통 점진적으로 진행되며 요도의 폐쇄를 일으켜 요의 흐름을 방해한다. 전립선의 간질과 선조직이 결절성으로 증식하는 것이 특징이며 나이가 들수록 악성종양이 발생할 가능성이 증가한다.

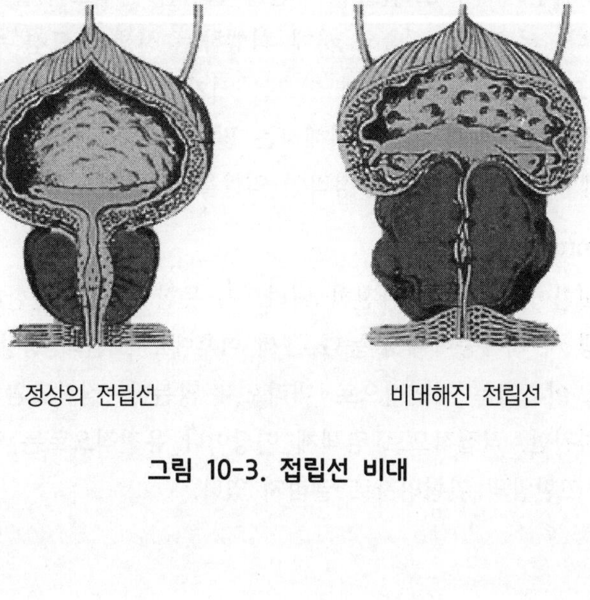

정상의 전립선　　　　　　비대해진 전립선

그림 10-3. 접립선 비대

거세 castration

정소 또는 난소를 제거 하는 것이다. 한쪽 제거인 경우에도 거세술로 일컫는 수가 있는데 통상은 양쪽 제거를 의미한다. 성호르몬의 분비가 감소하기 때문에 남성의 경우 발기부전, 남성형 체모의 소실 등이 나타나고 여성의 경우 무월경이 된다. 정소 또는 난소의 종양, 염증등으로 양쪽 모두 제거하는 수가 있는데 대개의 경우는 성호르몬 의존성인 전립선암이나 유암치료를 위해 거세를 한다.

굳은궤양 chancre

매독균에 감염된 후 1 ~ 7주 사이, 대개는 3주의 잠복기가 지나면서 균 침범부위에 쌀알 크기에서 콩 크기만한 구진이 생긴다. 이는 점차 커지고 끝이 뭉개지면서 궤양이 되는데 이를 굳은 궤양이라고 한다. 남성의 경우 주로 음경포피나 귀두 등에 발생하고, 여성의 경우에는 음순, 자궁경부, 질 등에 많이 발생한다. 직장이나 입에도 생길 수 있다. 매독균이 침입한 부분에 생기는 발진이라도 궤양이 되지 않는 것은 초기경결이라고 한다.

무른궤양 chancoid

헤모필루스 듀크레이균에 의한 감염성 성병이다. 남성은 음경의 선단 언저리 피부에, 여자는 외음부에 생긴다. 이 궤양은 화농성 분비물이 있고 유연하므로 연성하감이라고도 한다. 굳은 궤양 또는 매독은 나타나는 궤양이 통증을 동반하지 않고, 궤양의 가장자리가 단단하므로 이 질병과 구분된다. 그러나 무른 궤양이 있는 경우에는 굳은 궤양이 함께 감염되는 혼합 궤양을 일으키는 경우가 많다.

포경수술, 음경꺼풀절제술 circumcision

적당한 길이의 음경피부와 포피(귀두 주변을 둘러싼 피부조직)를 잘라내 귀두를 노출시키는 수술법이다. 서구에서는 출생 시에 시행하는 신생아 포경 수술이 흔하지만, 우리나라는 초등학교 이후부터 사춘기에 이르는 시기에 흔히 시행된다. 정상인을 대상으로 한 포경수술의 의학적 필요성에 대해서는 많은 논란이 있지만, 포경수술이 음경의 청결이나 암의 예방적 측면에서는 긍정적인 역할을 하는 것으로 알려져 있다.

잠복고환증 cryptorchism

태어나기 전 고환이 음낭으로 완전히 내려오지 못한 상태를 말한다. 잠복고환의 빈도는 미숙아나 출생 시 저체중아에서 높다. 1세 이후에도 고환의 정상적인 하강이 이루어지지 않으면, 그 이후에는 자연적으로 내려오지 않는다. 잠복고환의 발생에 가족력이 영향이 있다고 하지만, 직접적으로 염색체 이상이나 유전적으로는 연관이 없다. 잠복고환은 향후 불임, 고환암의 위험인자로 알려져 있다.

방광절제술, 낭종절제술 cystectomy

방광의 수술적 제거이다. 방광암 치료 시 방광의 일부분 또는 모두를 제거하는 외과적인 수술방법이다.

방광염 cystitis

방광의 염증으로 원인으로서는 감염성(세균, 원충, 바이러스), 알레르기성, 방사선성, 약제성 등이 있다. 요인으로서 하부요로의 협착, 이물, 결석 등이 있다. 빈뇨, 배뇨통, 농뇨가 3대 특징이다. 진단은 3대 주징에 의하는데 방광경으로 방광점막의 염증성 변화가 인정되면 확정진단을 한다. 치료는 감염성에서는 항생물질의 투여가 행하여진다. 그러나 일부에는 난치성 방광염을 나타내는 경우도 있으며 숙주측과 감염원, 세균등의 요인을 정밀하게 검사할 필요가 있다.

방광 탈출증, 방광류 cystocele

골반저근군의 부전에 의해 골반의 이완이 일어나며, 방광, 요도의 일부가 질에서 종류를 이루고 융기하는 상태를 말한다. 출산후에 많으며 빈뇨, 특히 야간빈뇨나 긴장성 요실금이 나타난다. 잔뇨도 나타나며, 이것에 의한 요로감염도 일어난다. 때로 상부요로의 확장이 일어난다. 질검진으로 질전벽이 이완하고 배뇨시 힘줄 때 방광저가 내려간다. 방광조영, 방광경에서도 동일한 소견이 얻어진다. 심한 경우에는 질전벽봉축술에 덧붙여 방광매어달기 술을 행한다.

방광경검사, 방광보개검사 cystoscopy

요도를 통해서 방광까지 내시경을 진입시켜 요도, 방광, 요관 입구 등을 관찰하는 내시경 검사이다.

부고환절제술 epididymectomy

부고환을 수술적으로 떼어내는 수술이다. 부고환의 고름집이나 종양이 있을 때 행하여진다. 음낭에 세로 절개를 하여 정관을 정삭으로부터 박리하여 결찰절단한다.

부고환염 epididymtis

결핵균 · 임균 등의 세균, 또는 다른 원인으로 일어나는 부고환의 염증이다. 고상체염 · 정소상체염이라고도 한다.

임질이나 전립선의 수술 후에 많이 볼 수 있다. 임균이나 화농균에 의한 것은 동통 · 종창 · 발열 등의 급성증세가 강하고, 만성으로 이행하면 경결만 남는다. 또, 결핵균에 의한 것은 아프지 않아 거의 자각증세가 없으며, 우연히 울룩불룩한 경결을 보게 되는 경우가 많다.

음낭이 부어올라 통증이 심할 때는 고환염으로 착각하기 쉬우나, 고환염인 경우는 드물며, 실제로 고환염이라 하더라도 부고환염에서 비롯되는 경우가 많다. 치료에는 화학요법 · 찜질 · 안정 등의 방법이 있고, 농양화된 것은 부고환 적제수술을 한다.

임질 gonorrhea

임균에 의해 발생하는 성병이며 성기의 점막에 감염되어 화농성 염증을 일으킨다. 남성은 요도염, 부고환염, 전립샘염을, 여성은 요도염, 질염, 자궁내막염, 난관샘염, 복막염 등을 일으켜서 불임증의 원인이 된다. 드물게 임균이 혈행성으로 전이되어 관절염, 관절주위염, 심내막염 등으로 이어지는 경우도 있다.

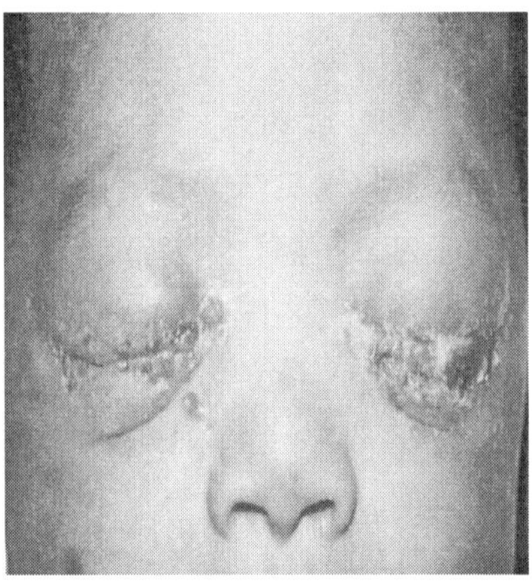

그림 10-4. 태아의 안염

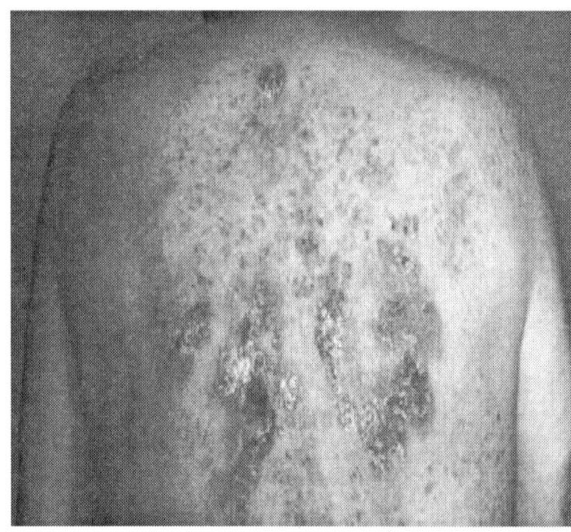

그림 10-5. gonorrhea

부고환고환염 epididymoorchitis

부고환과 고환을 동시에 침범하는 염증이다.

정삭염, 섬유단염, 신경근뿌리염 funiculitis

척추간로의 속에 있는 척수신경근 부분의 염증이다.

물음낭종, 음낭수종 hydrocele

고환 또는 부고환에 염증이나 종양 등이 생기면 갑자기 이 병을 일으키는 수가 있으나, 염증의 치유와 함께 흡수된다. 선천적인 원인인 경우도 있다. 만성의 것은 수년에 이르고, 방치하면 점차 증대한다. 커지면 음낭 속으로 음경이 묻히는 수도 있다. 일반적으로 고통은 없으나 커지면 무게 때문에 견인통이 생기고, 걷는 데 방해가 되며 성교불능이 되는 경우도 있다. 정액류와 음낭헤르니아와 감별할 필요가 있다. 또 고환암종을 병발하는 수도 있으므로 주의를 요한다.

치료에는 일시적으로는 바늘로 찔러 액을 뽑으면 축소되나, 곧 다시 괴며, 감염의 위험도 있다. 약액을 주입하여 재발을 막는 방법도 있으나, 척추마취나 전신마취로 저류낭 절제수술을 받는 것이 가장 확실하다.

물요관증 hydroureter

오줌 또는 액체가 저류하여 요관이 비정상적으로 확대된 것이다.

생식샘항진증, 생식선항진증 hypergonadism

성샘의 비정상적 기능 항진에 의하여 생긴 상태 또는 그것을 특징으로 하는 상태로 과도의 발육과 성적 조숙을 수반한다.

요도밑 열림증, 요도하열증 hypospadias

요도의 개구부가 정상 위치에 아닌 곳에 발생하는 선천 기형. 남성에서 요도가 음경하부(밑 부분) 또는 항문과 음낭 사이에 위치하며 여성에서는 질에 위치한다. 여성보다 남성에서 흔하며, 수술로 교정될 수 있다. 이 병을 가진 아이들은 빌름즈종양(신장암의 일종)의 발생 위험이 증가한다.

샅굴탈장, 서혜탈장 inguinal hernia

샅굴을 통하여 창자가 빠져나오는 것이다. 샅굴 탈장은 탈장의 가장 흔한 형태로서 전체의 약 75%를 차지한다. 샅굴과 넙다리부분을 관찰하여 튀어나온 부위가 있거나 검사를 하는 동안 밑으로 힘을 주어 보았을 때 튀어나오는 부위가 있다면 탈장을 의심할 수 있다. 감금, 장폐색 등의 합병증이 올 수 있다.

요도구절개술 meatotomy

외요도구협착에 대한 수술이고 요도확장술이 효과적이 아닌 경우에 시행된다. 보통은 국소마취로 행하고, 협착부의 6시 위치에 세로절개를 가하고 외요도구가 충분히 넓어지도록 한 다음 점막의 결손이 생기지 않도록 2 ~ 3바늘 봉합을 한다.

정자부족증 oligospermia

일반적으로 정상 정액은 3 ㎖ 이상의 양과 60% 이상의 운동성, 60×10^6 /㎖ 이상의 정자수, 정자의 정상형태가 60% 이상인 경우를 말한다. 일반적으로 정자수가 20×10^6 /㎖ 이하를 핍정자증이라고 하며, 20×10^6 /㎖ ~ 40×10^6 /㎖를 정자부족증이라고 한다.

고환절제술 orchiectomy

고환을 제거하는 수술이다. 양쪽 고환을 다 제거할 경우를 거세라고 한다. 고환절제술에는 단순 고환절제술, 피막밑 고환절제술, 샅고랑 고환절제술의 3가지 다른 방법이 있다.

고환고정술 orchiopexy

정류고환을 음낭 내에 외과적으로 고정시키는 것이다.

페로니병 peyronie's disease

음경 백색막 내에 생긴 섬유화 결절이 백색막의 팽창을 방해하여 발기될 때 음경이 구부러진다. 발기되거나 사정할 때 통증이 동반될 수 있으며, 만족스러운 성교를 방해하기도 한다. 중년의 남성에게서 주로 발생하고 과거에 비해 증가하는 추세다.

포경, 우멍거지 phimosis

귀두를 덮고 있는 포피가 귀두 뒤로 젖혀지지 않는 상태를 말한다. 출생 당시 대부분의 남아는 포피가 귀두와 유착이 되어 있으나 성장함에 따라 포피안쪽에 떨어져 나온 각질층(Smegma)이 쌓이고, 간헐적인 발기가 반복되면서 사춘기 이후에는 대부분 포피를 완전히 젖힐 수 있게 된다.

다낭신장병, 뭇주머니콩팥병 polycystic kidney disease

콩팥의 선천병으로 성인형과 소아형이 있다. 성인형은 비교적 드문 질환으로 보통염색체 우성으로 유전되며 양측성이다. 소아형은 보통염색체 열성으로 유전되며 임상적으로 발견되는 환자 나이 혹은 정도에 따라 주산기형, 신생아기형, 영아기형, 소년기형으로 나뉜다.

전립샘절제술 prostatectomy

전립선의 일부 또는 전체와 그 주위 조직의 일부를 제거하는 수술. 인근의 림프절도 함께 제거할 수 있다. 아랫배 복벽을 절개하거나 회음부를 절개하여 접근하는 개방 전립선절제술이 있으며, 복강경이나 로봇을 이용하여 시행하는 수술법도 있다.

전립샘염 prostatitis

혈행성 또는 요로로부터의 감염에 의한 전립샘의 염증으로 급성과 만성이 있다. 급성에서는 발열, 배뇨통, 빈뇨, 농뇨 등이 나타나고, 촉진상 전립샘은 종창하여 압통을 나타낸다. 농양을 형성한 경우에는 부드럽고 파동을 느낀다. 만성에서는 회음부불쾌감 등을 호소하며 전립샘은 촉진상 딱딱하고, 전립샘분비액중에 농구(膿球)가 생긴다. 치료는 급성에서는 화학요법이 유효하다. 만성에서는 화학요법과 함께, 전립샘마사지 등이 병용된다.

전립샘조영술, 전립샘촬영술 prostatography

전립샘의 크기, 성상, 암과 비대증의 감별 등을 알기 위해서는 요도조영 혹은 방광조영에 의하여 간접적으로 이루어지고 있으나 전립샘에는 직접조영제를 주사하여 전립샘을 조영할 수도 있다. 얻어진 정보가 적고 통증, 감염, 종양전위 등의 부작용이 많기 때문에 그다지 행하여지지 않는다.

정액류 spermatocele

정소와 분명하게 떨어져서 그의 바로 위에 있는 구상종류 중에 정자를 발견한다. 원인은 염증, 외상후의 정소상체관, 정소수출관의 통과장애에 의한다. 자각증상은 없으며 치료는 낭종을 절제한다.

정액류절제술 spermatocelectomy

부고환에 생기는 정액낭을 제거하는 수술이다.

매독 syphilis

스피로헤타과에 속하는 세균인 트레포네마 팔리듐균에 의해 발생하는 성병이다. 성관계에 의해 주로 전파되지만 모체에서 태아에게로 전파되는 경우도 있다. 병의 전파는 성관계를 통해 이루어지지만 전반적인 신체 장기에 염증성 질환을 일으킬 수 있다.

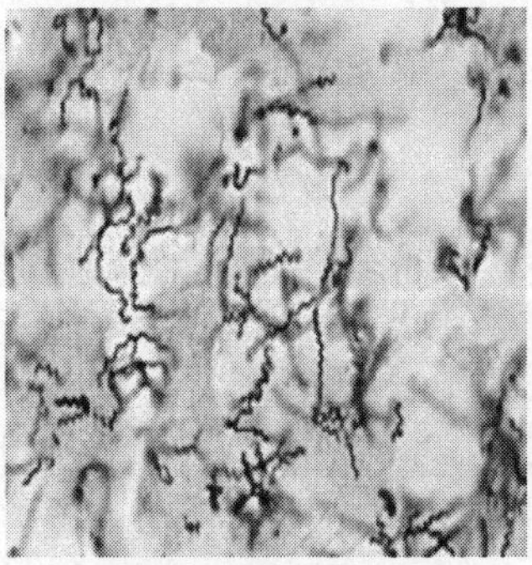

그림 10-6. 매독균

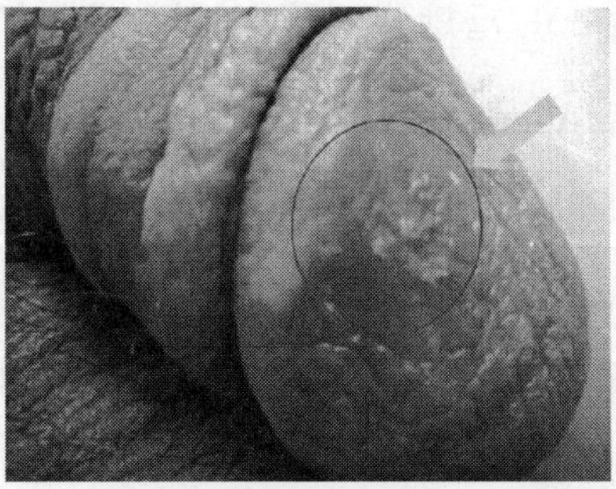

그림 10-7. 매독1기

요관절제술 ureterectomy

요관 또는 그 일부의 외과적 절제이다.

요관염 ureteritis

요관의 염증이다.

요관잘록창자연결술, 요관결장연결술 ureterocolostomy

요관의 방광끝을 잘록창자에 이식하는 것이다.

요관돌창자연결술, 요관회장연결술 ureteroileostomy

요관의 먼쪽이 기능하지 못하는 상태가 있을 때 인위적인 요관 먼쪽 즉 방광과 요도를 만들어주어야 한다. 이때 돌창자의 일부를 방광으로 만들어 오줌을 저장하도록 하고 배벽과 그 돌창자를 직접 연결시켜 오줌을 배설토록 한다. 이렇게 하기 위해 요관과 돌창자의 일부를 연결시키는 수술을 요관돌창자연결술이라 한다.

요관결석증, 요관돌증 ureterolithiasis

요관내에 있는 돌의 형성이다.

요관결석제거술, 요관돌제거술 ureterolithotomy

요관을 절개하여 돌을 제거하는 수술이다.

요관방광연결술 ureteroneocystostomy

요관을 방광과 별도의 위치로 이식하는 외과적 수술이다.

요도염 urethritis

성교에 의해 전파되며, 요도 분비물, 배뇨 시 통증, 요도의 소양감(간지러움) 등의 증상을 나타내는 요도의 염증성 질환이다. 원인균에 따라 임균성 요도염과 비임균성 요도염으로 분류하고, 급만성 여부에 따라 급성 요도염과 만성 요도염으로 분류한다.

요도성형술 urethroplasty

요도의 상처나 결손부위의 수술적으로 복구하는 방법이다.

덩굴정맥류 varicocele

정맥류, 정삭정맥류. 만상정맥총의 정맥류 상태로, 음낭의 피부 아래에 청색으로 보이는 벌레주머니모양의 종창을 일으키고, 음낭내에서 연속적인 견인통이나 둔통을 수반한다.

덩굴정맥류절제술, 정맥류절제술 varicocelectomy

정삭정맥류 때문에 음낭의 일부 및 확대된 정맥을 절제하는 수술이다.

정관절제술 vasectomy

정관을 자르고 잘린 정관의 두 끝을 꿰매 정자의 이동을 차단하는 수술이다. 다른 피임법들 보다 효과가 확실하다고 할 수 있으며 영구적으로 지속되는 장점이 있다. 정관수술 후 고환에서 생성되는 정자들은 부정관에 머물러 있다가 효소의 작용으로 녹아서 체내에 자연 흡수된다. 정관 수술 후 다시 임신을 원하는 경우에는 정관복원술을 시행하여 절단된 정관을 개통할 수 있다.

정관결찰 vasoligation

정관의 묶음이다.

정관정관이음술, 정관문합술 vasovasostomy

정관절제술로 절단되거나 묶인 정관의 말단을 연결하는 외과적 방법으로 정관을 절단한 남성의 수정능력을 재생하기 위하여 시행한다.

방광직장루, 방광곧창자샛길 vesicorectal fistula

방광과 직장이 누공에 의해 연결되어 있는 상태를 말한다. 방광외상, 방광종양, 방광수술 후등의 비뇨기과적 원인과 함께 직장수술후에도 나타난다. 임상증상으로서는 요중에 변이 나타나는 것이 특징이다. 방광직장조영으로 진단된다. 외과적으로 누공절제가 행하여진다. 불능일때에는 요로변경, 또는 인공항문설치술을 행하는 경우도 있다.

방광질샛길, 방광질루 vesicovaginal fistula

방광과질이 누공을 형성한 상태를 말한다. 산부인과 수술후에 나타나는 경우가 많은데, 방광외상, 방광수술후 등 에서도 나타난다. 증상으로서는 질에서 요가 새어나오는것이 중요하다. 방광경, 방광조영에 의해 진단하는데 방광내 헤인지고칼민을 주입해서 질탐폰이 청색으로 물들면 누공의 존재를 알 수 있다. 누공절제술이 주로 행해지는데 곤란한 경우에는 질 폐쇄술을 행한다.

Chapter 11
여성생식계통

[학습목표]

- 여성생식계통 관련 명칭을 알고 각각 기능에 대한 설명한다.
- 여성생식계통 접두어와 접미어를 이용하여 만든 용어를 설명한다.
- 여성생식계통 질환 검사에 대한 용어를 설명한다.
- 여성생식계통 관련 병리학적 상태를 설명한다.
- 여성생식계통 관련 외과적 용어를 설명한다.

11장 ▌ 여성생식계통
Female Reproductive System

I. 해부생리학적 용어

난소 ovaries

알집으로도 불리는 난소는 자궁의 좌우에 각각 1개씩 존재하는 여성의 성선으로 남성의 고환과는 발생학적으로 동일한 기관(상동기관)이다. 난소는 난자를 보관하고 여포를 성숙시키며 배란이 이루어지는 곳이다. 배란된 난자는 난관을 통해 자궁으로 이동하게 되고 배란이 이루어진 여포는 황체로 변한다. 여포 및 황체에서는 에스트로겐, 프로게스테론, 테스토스테론 등의 성 호르몬을 분비하며 이러한 호르몬의 분비는 뇌의 시상하부 및 뇌하수체의 분비 호르몬들과의 상호작용으로 조절된다.

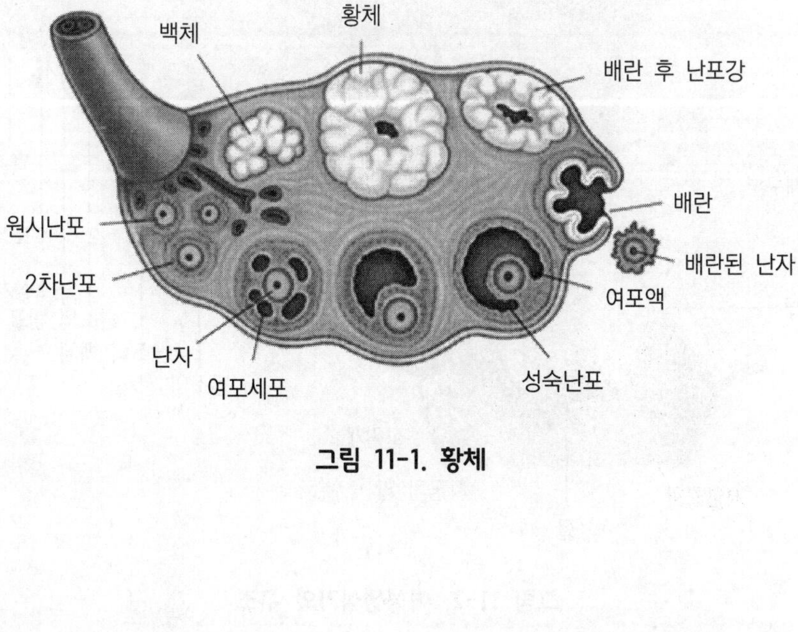

그림 11-1. 황체

관 ducts

외분비 또는 순환을 위한 통로를 제공하는 관이다.

자궁 uterus

주로 섬유근층으로 구성된 기관으로 배아가 착상하며 태반이 부착되고 태아가 성장하는 기관이다. 전체적인 모양은 서양배를 거꾸로 한 모양으로, 위쪽의 자궁몸통(자궁 체부)과 아래쪽의 자궁목(자궁 경부)으로 나누어진다. 자궁의 단면은 배아가 착상하는 자궁 속막(자궁 내막), 민무늬근(평활근) 세포로 구성된 자궁근육층(자궁 근층, 자궁근막), 그리고 바깥쪽의 자궁바깥막(자궁 외막)으로 나눌 수 있다, 자궁 속막은 생리 주기에 따라 증식, 탈락을 반복한다. 자궁 측면에는 두 층의 복막으로 구성된 자궁넓은인대(자궁 광인대)가 자궁에 분포하는 신경, 혈관을 싸고 있다. 자궁몸통 양 끝에 자궁원인대와 자궁목 쪽에 자궁 요골 인대가 골반에 부착되어 있다.

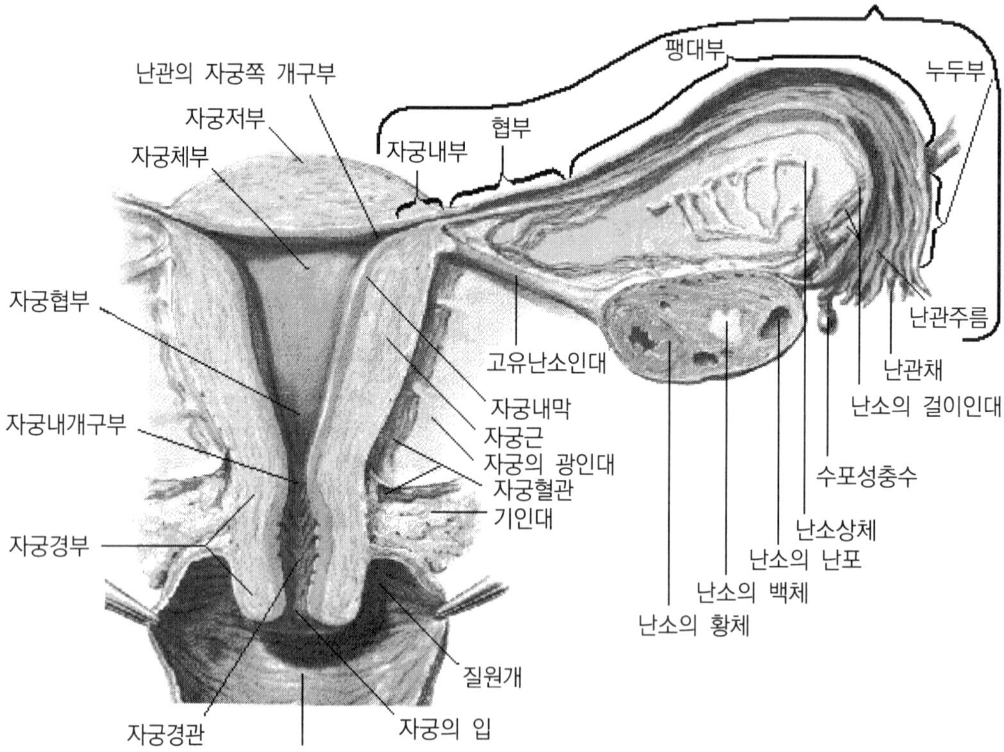

그림 11-2. 여성생식기의 구조

질 vagina

자궁목에서부터 양쪽 소음순 사이의 틈새인 질어귀까지 이르는, 근육과 막으로 이루어진 관이다. 월경 때 피가 배출되고 성교를 할 때 음경이 삽입되고 사정이 이루어져 임신을 가능하게 하며 출산 시에는 아기가 나오는 통로로서의 역할을 하는 중요한 기관이다.

큰질어귀샘, 바르톨린샘 Bartholins glands

질어귀 양쪽에 있는 콩알 크기의 점액샘으로 비뇨생식가로막 뒤쪽에 있다. 남성의 구요도샘과 같은 구조이다.

바깥생식기관, 외부생식기관 external genitals

여성에서는 외음부와 음핵, 남성에서는 음낭과 음경이다.

젖, 가슴 breasts

여성의 수유기관으로서 외성기의 하나로 형태나 크기는 개인·연령·인종에 따라 다르고 또 젖샘의 활동기에 따라서도 다른데, 성숙한 여성의 경우 일반적으로 유방체와 피하조직으로 되는 반구형이다. 그 중앙부에는 유두가 있고, 주변에 갈색 고리모양의 띠인 유륜이 있다.

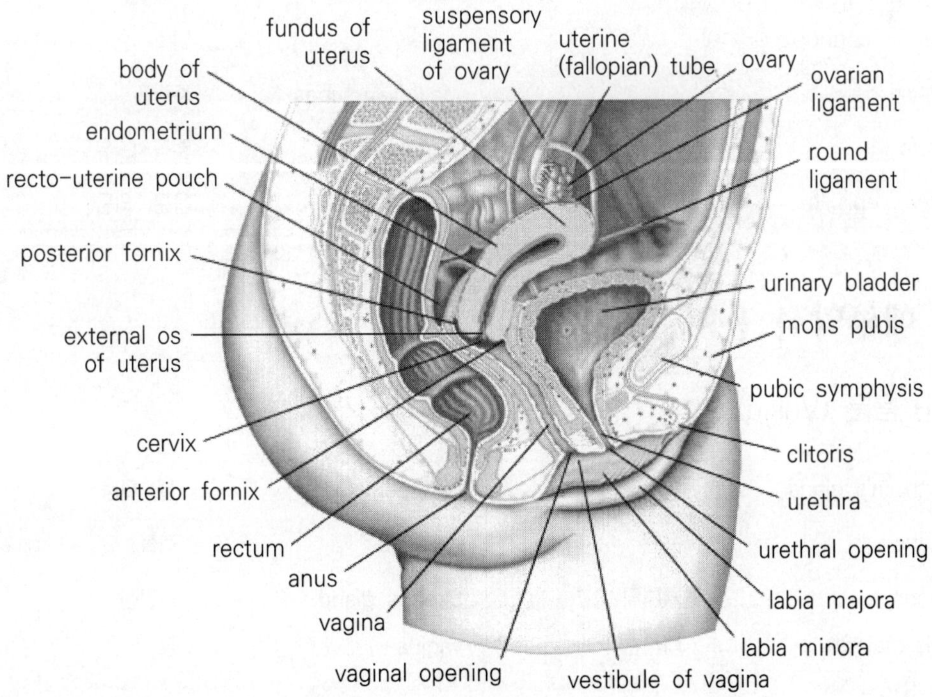

그림 11-3. 여성생식기의 측면구조

II. 전문용어

1. 어근

amni/o	amnion	양막
cervic/o, trachel/o	cervix	자궁목
chori/o	chorion	융모막, 융털막
colp/o, vagin/o	vagina	질
episi/o, pudend/o, vulv/o	vulva	음문, 외음
gravid/o	pregnancy	임신
gynec/o, gyn/o	female	여성
hyster/o, metr/o, uter/o	uterus	자궁
lact/o	milk	젖
mamm/o, mast/o	breast	가슴
men/o	menstruation	월경
oo/o, ov/o	egg	난자
ovari/o, oophor/o	ovary	난소
salping/o	fallopian tubes	수란관
thel/o	nipple	젖꼭지, 유두
vulv/o, episi/o	vulva	음문, 외음

2. 해부학적 용어

(1) 음문 (Vulva)

Bartholin's gland	바르톨린 선	perineum	샅, 회음
clitoris	음핵	prepuce	꺼풀
hymen	처녀막	Skenes gland	스킨선
labia majora	대음순	vagina	질

labia minora	소음순	vestibule	안뜰, 전정
mons pubis	불두덩	vulva	음문
paraurethral duct	요도곁관	vulvovaginal gland	음문질샘

(2) 자궁 (Uterus)

broad ligament	자궁넓은인대	parametrium	자궁주위조직
cervix uteri	자궁목	rectouterine pouch	곧창자자궁오목
corpus uteri	자궁 몸통	round ligament	원인대
endometrium	자궁 내막	serosa	장막, 융모막
external os	외구	uterine cavity	자궁 안
fundus uteri	자궁 바닥	myometrium	자궁근층
internal os	내구	uterus	자궁

(3) 난소 (Ovary)

adnexa uteri	자궁부속기	infundibulum	깔때기, 누두
corpus albicans	백색체	menstruation	월경
corpus luteum	황체	ovary	난소
fallopian tube	수란관	ovulation	배란
fimbria	술, 가는털	ovum	난자
graafian follicle	성숙난포	primordial follicle	원시난포

(4) 가슴 (Breast)

alveolus tissue	꽈리 조직	lobe of mammary gland	젖샘 엽
areola	젖꽃판	mammary duct	젖샘관
breast	가슴	mammary gland	젖샘
lactiferous dust	유성관		

3. 의학 용어

유산 abortion

임신 제24주 미만에 수정란이 배출되는 것이다. 자연히 일어나는 자연유산과 인위적인 인공유산이 있다. 자연유산의 원인은 수정란의 이상, 부속물의 이상 등 태아측의 것과, 모체의 만성질환, 감염증, 성기의 질환등이 있으나, 불명한 것도 많다. 주된 증상은 출혈, 하복부 통증, 수정란의 배출이다. 임신 제4개월까지의 것은 출혈과 하복통에서 시작되며, 경관이 개대해서 수정란의 일부 또는 전부를 배출한다. 임신 제5개월 이후의 것은 정상산 같은 기전으로 태반이 만출된다

샘근육증, 선근증 adenomyosis

정상위치를 벗어나 비정상적으로 존재하는 자궁내막 조직에 의해서 자궁의 크기가 커지는 질환을 말한다. 자궁으로 비정상적으로 침투한 자궁내막 조직이 주위의 자궁근층의 성장을 촉진하여 마치 임신 시 자궁이 커지는 것과 유사한 결과를 보인다. 자궁의 크기는 임신 12주 정도의 크기까지 커질 수 있다. 그러나 비전형적으로 단지 조직검사에 의해 확인되는 경우도 있고, 자궁근종처럼 국소적인 혹을 만드는 경우도 있다. 자궁을 적출하여 병리검사를 해야 확진이 가능하므로 정확한 유병률을 알 수는 없다. 대개 출산하지 않았던 사람보다 출산의 기왕력이 있는 경산부에서 흔하다.

무월경 amenorrhea

2차 성징(유방의 발달, 액모 및 치모의 발달)의 발현이 없으면서 초경이 만 13세까지 없는 경우 또는 정상적 2차 성징은 있으나 15세까지 초경이 없는 경우를 원발성 무월경이라고 한다. 이는 과거 각각 14세와 16세를 기준으로 정의되던 것이 전 세계적으로 초경 연령이 점차 낮아지는 추세에 맞추어 최근 바뀌게 된 진단 기준이다. 속발성 무월경은 월경이 있던 여성에서 과거 월경 주기의 3배 이상의 기간 동안 월경이 없거나, 6개월 이상 월경이 없는 경우로 정의한다.

양막천자, 양수천자 amniocentesis

태아에 관한 정보를 얻기 위해 임신 12 ~ 16주 무렵에 복벽을 통하여 주사바늘을 천자하여 양수를 채취하는 방법. 초음파화상으로 모니터하면 시행할 수 있다. 매우 드물게 일어나는 물리적인 손상을 달리 고려한다면 천자, 양수채취에 의한 모아(母兒)에게는 중대한 영양이 없는 것으로 생각할 수 있다. 양수의 화학분석, 세포성분의 화학 및 세포학적 분석에 의한 태아의 염색체 검사를 통해 각종 기형과 질환유무를 확인할 수 있다.

인공양막파열, 양막절개술 amniotomy

분만을 유발시키기 위하여 인공적으로 난막을 파열시키는 것이다.

바르톨린선염 Bartholin's adenitis

바르톨린선에 염증이 생긴 것이다.

칸디다증 candidiasis

칸디다라는 곰팡이가 일으키는 다양한 감염 질환이다. 침범 부위에 따라 피부점막 칸디다증과 심부 칸디다증으로 구분한다. 피부점막 칸디다증에는 아구창, 식도 칸디다증, 질 칸디다증 등이 속하고 심부 칸디다증에는 칸디다 진균혈증, 칸디다 내안구염, 칸디다 복막염, 칸디다 골관절염, 칸디다 척추염, 간비장 칸디다증 등이 속한다.

암종 carcinoma

세포의 증식으로 인해서 덩어리를 이루는 구조물을 신생물이라고 한다. 신생물 중에서 악성인 것을 암이라고 한다. 이것은 성장이 매우 빠르고 혈액이나 림프관을 통해서 다른 멀리 떨어진 장기로 암세포의 전파가 가능하여 다른 장기에도 암을 전파하는 것이 특징이다. 이중 암종은 상피세포의 과도한 증식에 의한 것을 말한다.

자궁목염, 자궁경부염 cervicitis

임균이나 클라미디아균외 여러 균의 의해 자궁내경관에 염증이 생겨 노란색이나 연두색을 띠는 점액화농성 분비물이 나오는 것을 자궁경부염이라고 한다.

질염 colpitis

병원균으로는 임질균 · 연쇄구균 · 포도상구균 · 대장균 · 칸디다 · 트리코모나스 등을 들 수 있으며, 결핵 · 매독 · 디프테리아 · 장티푸스 · 홍역 등 전염병의 한 부분증으로 일어나기도 한다. 일반적인 증세로는 대하가 많아지고, 더욱이 백색 · 황백색의 혼탁상이 되며, 때로 농성 · 혈성이 될 때도 있고, 대개는 악취가 난다.

콘딜로마 condyloma

문, 질, 귀두 등에 생기는 원형의 융기성 병변을 말하고 첨형 콘딜롬과 편평콘딜롬이 있다. 전자는 파포바 바이러스감염증으로 표피비후와 뚜렷한 유두종증을 볼 수 있고 후자는 매독감염시에 볼 수 있다. 모두 만성염증에 기인하는 것이다.

냉동요법 cryotherapy

저온을 이용하여 치료하는 방법이다.

딴곳임신, 자궁외 임신 ectopic pregnancy

수정란이 정상적인 위치인 자궁몸통의 내강에 착상되지 않고 다른 곳, 즉 난소에서 나온 난자를 자궁까지 운반하는 난관, 난자를 생산하는 난소, 자궁을 지지하는 여러 인대, 복강, 자궁의 입구에 해당하는 자궁경부 등에 착상되는 임신을 말한다.

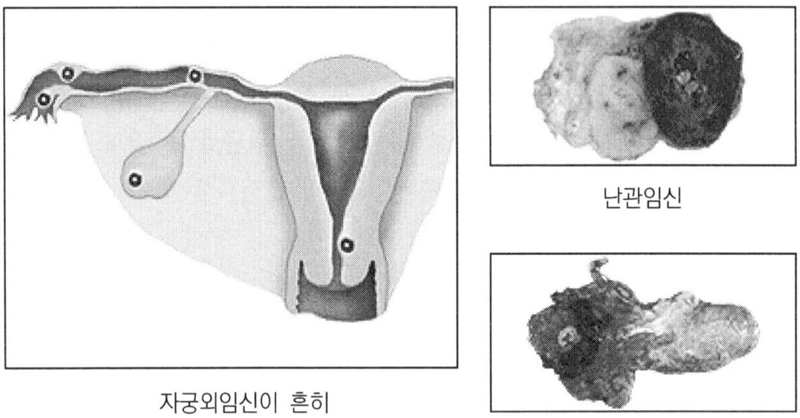

자궁외임신이 흔히 발생하는 부위들 / 난관임신 / 난소임신

그림 11-4. 자궁외 임신

자궁긁어냄술, 자궁소파술 dilatation & curettage

자궁 속에 병변이 있어 임신이 계속될 수 없거나 아니면 다른 이유로 임신되어 있는 태아를 제거하고자 할 경우에 사용되는 방법이다.

월경통 dysmenorrhea

가임기 여성의 약 50%에서 나타나는 흔한 부인과적 증상이다. 월경통은 골반 내 특별한 이상 징후 없이 월경 시에 주기적인 통증을 보이는 일차성 월경통과 골반 내의 병리적 변화와 연관되어 나타나는 이차성 월경통으로 나누어진다.

일차성 월경통은 대개 배란이 규칙적으로 일어나기 시작하는 초경 후 1~2년 이내에 처음 발생하고, 대부분 10~20대의 여성에게서 흔히 나타나는 증상이지만 40대까지도 지속될 수 있다. 이차성 월경통은 대개 초경 후 수년 이내에 발생하기 시작하고, 배란과 무관하게 나타날 수도 있다.

난산 dystocia

순조롭지 아니하게 아이를 낳거나 해산하는 것이다.

자간 eclampsia

정상 혈압을 갖고 있던 여성이 임신 20주 이후에 수축기 혈압이 140 mmHg 이상 또는 확장기 혈압이 90 mmHg 이상으로 고혈압을 보이면서 단백뇨가 배출되는 경우를 전자간증이라 한다. 심한 경우 핍뇨, 대뇌 장애 또는 시력 장애, 폐부종, 상복부 통증, 간기능 장애, 혈소판 감소증, 태아 발육 지연 등이 동반될 수 있고, 비만, 다태 임신, 당뇨 등의 경우 위험이 증가한다.

자궁내막과다형성, 자궁내막증식증 endometrial hyperplasia

자궁내막이 비정상적으로 증식하는 것이다.

자궁내막증 endometriosis

자궁내막의 선(gland)조직과 기질(stroma)이 자궁이 아닌 다른 부위의 조직에 부착하여 증식하는 것을 의미한다.

태아 fetus

임신 초기부터 출생 시까지의 임신된 개체를 의미한다. 수정 후 2주 후부터 8주(임신 10주)까지는 배아, 수정 8주(임신 10주) 이후부터 출생 때가지를 태아로 구별한다.

굳델징후 Goodell's sign

임신 시 질과 자궁 경부가 부드러워지는 증상이다.

여성형유방증 gynecomastia

남성의 유방에 발생하는 유방의 비정상적인 성장이다. 유아와 소년의 여성형 유방은 특정 호르몬의 불균형으로 인해 발생할 수 있다. 원인으로는 영양실조, 신장이나 간의 이상, 갑상선질환, 특정 약물이나 치료 등이 있다. 모든 연령에서 여성형 유방증이 발생할 수 있다.

양수과다증 hydramnios

양수과다증은 임신 후에 양수가 비정상적으로 과대하게 증가하여 2,000 cc 이상이 되는 질병이다.

물질증, 질수증 hydrocolpos

질 내에 물 같은 액체가 저류하는 것이다.

물자궁관증, 수난관증 hydrosalpinx

물자궁관증은 막힌 자궁관 안에 있는 액체 분비물이 고인 현상을 의미한다.

임신입덧, 임신과다구토 hyperemesis grabidarum

임신입덧은 임신 중에 발생되는 구역 및 구토 현상으로, 일반적으로 임신 초기에 발생되는 소화기 계통의 증상이다. 아침 공복 시 구역질이나 가벼운 구토, 식욕부진 그리고 음식물에 대한 선호도 변화가 발생되기도 한다. 대부분 임신부에서 발생되며, 질병이라기보다는 생리적인 현상을 의미한다. 보통 임신 9주 내에 시작되고 임신 11 ~ 13주에 가장 심하며 대부분 14 ~ 16주면 없어지지만 20 ~ 22주 이후까지 계속되는 사례도 있다.

월경과다증, 과다월경 hypermenorrhea

월경혈의 양이 정상량(120 ~ 250 ㎖)을 넘어 이상하게 많은 경우를 말한다. 과다월경에는 자궁근종, 자궁내막 용종(폴립), 자궁내막증등의 자궁질환에 기인하는 월경과다(기질성 과다월경)와 기질성의 이상은 없는데 난소호르몬의 분비이상에 따른 내막의 이상, 정신적 스트레스에서의 자율신경의 실조에 따른 월경과다(기능성 과다월경)가 있다. 기질적인 것에 대해서는 수술요법이 기능적인 것에 대해서는 주로 호르몬요법이 이루어진다.

월경과소증, 과소월경 hypomenorrhea

월경혈량이 이상하게 적은 것을 말한다. 자궁내막에 염증 또는 위축등의 기질적 변화가 있는 것(기질성 과소월경)과 없는 것(기능성 과소월경)이 있다. 진단은 내막의 조직, 세균배양, 호르몬 정량등에 의해서 이루어진다. 치료에는 카우프만 요법이 이루어진다.

자궁절제술 hysterectomy

자궁을 적출하는 수술이다.

자궁 고정술 hysteropexy

편위한 자궁을 외과적으로 고정하는 것이다.

자궁자궁관조영술, 자궁난관조영술 hysterosalpingography

자궁, 자궁관, 난소를 모두 떼어내는 수술이다.

미숙아 Immature infant

보통 임신 28주 이전에 태어나 출생 시에 체중은 500 ~ 999그램으로 생존률은 극히 낮다.

처녀막막힘증 imperforate hymen

처녀막이 비정상적으로 질 입구를 완전히 막고 있는 상태를 말한다.

유도유산, 유발유산 induced abortion

의도적으로 기구를 사용하거나 약물을 투여하거나 아니면 다른 방법으로 유산을 일으키는 것이다.

유도분만 induced labor

유도분만은 자발적인 분만 진통에 연관된 자궁 수축을 일으키는 물질(프로스타글란딘, 옥시토신 등)을 포함한 외부 물질을 부분적으로 또는 전신적으로 투입하여 인위적으로 분만 진통을 유발하는 시술이다. 일반적으로 자발적인 분만은 만삭 분만의 경우에는 예측 불가능하지만 임신 37주 이상이 되면 언제라도 발생 가능하다. 분만 예정일이 다가오면 발생되는 자발적인 분만 진통이 시작되기 전 임신을 종결시키기 위해 인위적으로 자궁 수축을 발생시키는 것을 유도분만이 한다. 산부인과 영역에서 가장 빈번하게 응용되는 시술이다.

불임증 infertility

피임을 시행하지 않은 부부가 정상적인 부부관계에도 불구하고 1년 이내에 임신에 도달하지 못한 경우로 정의한다. 이는 다시 이전에 한 번도 임신을 경험하지 못한 경우를 일차성 불임으로, 이전에 분만에 이르지 못했더라도 임신을 했던 적이 있었던 경우를 이차성 불임으로 세분할 수 있다.

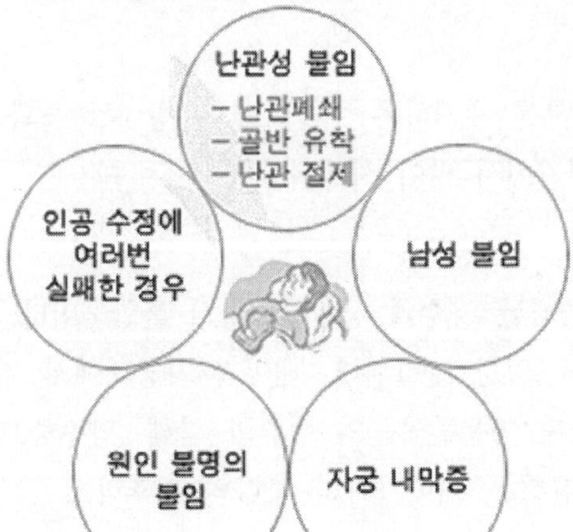

그림 11-5. 불임

분만, 출산 labor

수태에 의하여 만들어진 개체 즉 태아가 자궁, 질을 통하여 외계에 배출되는 현상이다.

복강경검사, 배안보개검사 laparoscopy

복벽에 소절개를 가하여, 이 부분에 가느다란 복강경을 삽입해 간표면, 비장, 복막, 난소 등 복강내장기를 육안으로 관찰, 사진기록하는 형태검사법으로 중요한 검사이다. 이 검사하에 간생검에 의해 조직을 채취하거나 직접 담낭을 천자하여 담낭조영을 실시하는 방법도 사용되고 있다. 최근에는 복강경으로 직접 생검이 행하여지고 있다. 금기는 복강내 염증, 범발성 유착, 순환부전이며, 시술중에 쇼크에 빠지는 수도 있기 때문에 환자의 활력징후의 확인이 중요하다.

백색질분비물, 백대하 leukorrhea

흔히 여성의 질 분비물이 흘러나오는 것을 냉대하 또는 대하라고 하는데 이 분비물이 하얗게 보인다 하여 백대하로 불린다.

유방염 mast-adenitis, mastitis

유방에 생긴 염증으로 대부분 18세에서 50세 사이의 여성에서 발생한다. 이러한 질환은 수유기의 염증성 질환과 비수유기의 염증성 질환으로 크게 구분하며, 유방 피부에 발생하는 염증성 질환과 기타의 특수한 염증성 질환들도 포함될 수 있다.

유방통증 mastalgia

유방의 통증을 말한다.

유방절제술 mastectomy

유방의 일부 또는 전부를 제거하는 수술이다. 유방 보존술과 전체 유방절제술을 포괄한 용어이다. 유방암 환자에서 많이 시행된다.

배내똥, 태변 meconium

태아가 자궁내에서 연하한 양수와 장관분비물의 혼합물이다. 정상 임신분만경과 중에서는, 출생직후부터 1～3일간 관찰된다. 태아가 자궁내에서 어떤 스트레스를 받아, 특히 저산소 상태로 빠지면 항문괄약근의 이완과 함께, 양수중으로 배설되어 양수혼탁을 초래한다. 따라서 양수혼탁은 태아가사의 하나의 징후라고 말할 수 있다. 아동이 이것을 호흡기계에 흡인하면 기도협착·폐색이나, 신생아폐렴을 초래한다. 따라서 신생아의 기도흡인은 중요한 조치이다.

메이그증후군 Meigs's syndrome

난소의 섬유종이나 다른 골반종양과 관련된 복수와 물가슴증이다.

첫월경, 초경 menarche

여성이 제 2차 성 발달을 시작하여 처음 맞이하는 월경이다.

폐경 menopause

여성의 생식기능이 소실하는 징후로 나타나는 월경폐지의 시기이다.

월경과다 menorrhagia

정규적인 주기의 월경에 일어나는 과도의 자궁출혈이며 월경기간이 보통보다 길다.

자궁출혈 metrorrhagia

자궁출혈은 월경이나 출산 시 발생되는 출혈이 아니고 기타 다양한 질병 등으로 발생되는 출혈을 의미한다.

근종 myoma

근육조직에서 근육층의 일부가 과다하게 증식해 덩어리로 뭉쳐진 종양이다.

자궁근종 myoma uteri

자궁을 대부분 이루고 있는 평활근(smooth muscle)에 생기는 종양이며 양성질환이다. 자궁근종은 자궁 내에 발생하는 위치에 따라 장막하, 점막하, 근층내 근종으로 나뉜다. 자궁근종은 여성에서 매우 흔하게 발생하는 질병이며, 35세 이상의 여성의 40～50%에서 나타난다.

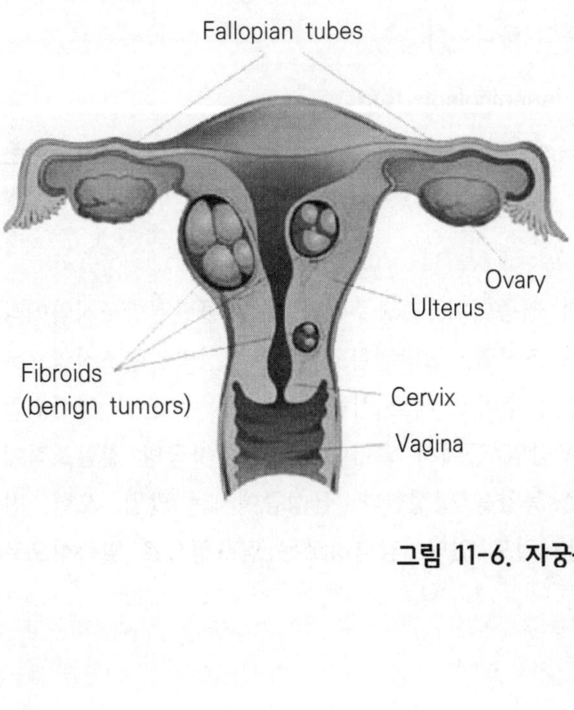

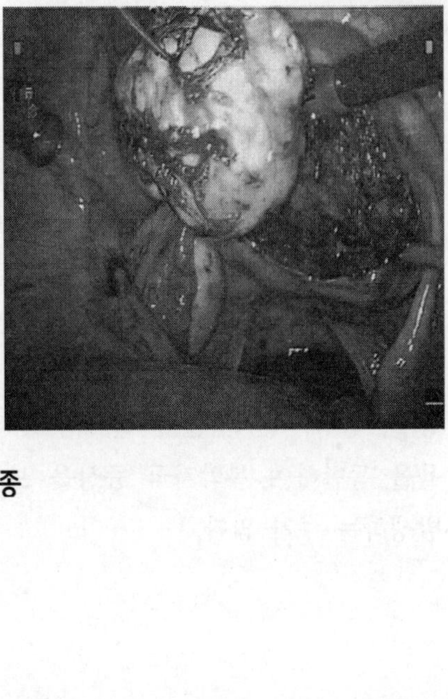

그림 11-6. 자궁근종

자궁후굴증 retroflexion of uterus

자궁 체부가 경부에 대하여 후방으로 굴곡하여 굽어 있는 상태이다.

사이뜬월경, 희발월경 oligomenorrhea

월경의 간격이 35 ~ 40일 이상으로 길어지는 증상이다.

난소절제술 oophorectomy

난소절제술은 종양이 있는 난소의 한쪽 또는 양쪽 모두를 떼내는 수술이다.

난소염 oophoritis

난소가 세균에 감염되어 염증이 발생한 질환이다. 대게는 염증이 난소에만 발생하는 경우는 드물고, 대개는 난관염이나 주위의 골반 내 염증과 동반되어 발생한다.

난소고정술 oophoropexy

불임을 예방하기 위해 방사선치료 전에 난소를 방사선으로부터 보호하는 방법이다.

유방 파제트병 Paget's disease of the breast

젖꽃판 및 젖꼭지의 염증성 암성 질환으로서 보통은 젖샘 및 유방 깊은 곳의 암을 동반한다.

촉진 palpation

진찰자의 손가락을 통하여 촉각으로 대상의 신체 상태를 파악하는 방법이다. 전신 상태의 파악과 더불어 자각 증상이나 시각적으로 나타나지 않은 종양이나 염증의 조기 발견에 이어지고 있으며 중요한 진단기술의 하나이다.

파파니콜로검사, 자궁경부질 세포질검사 Papanicolaou test

특히 여성 생식기의 암과 전암상태 등의 각종 상태를 찾아내고 진단하기 위해 행하는 박리세포의 염색방법이다.

자궁주위조직염 parametritis

자궁방결합조직의 세균감염으로 인한 염증이며, 자궁주위염 또는 골반결합조직염이라 한다. 염증부위에 따라서는 방광방결합조직염, 질방결합조직염, 직장방결합조직염으로 부른다. 대장균 등 화농균에 의한 염증이 주이고 때로 임균에서도 볼 수 있다 광범위한 자궁전적출술 등 부인과 수술이나 산욕감염 등에서 일어나기 쉽다. 자궁방 결합조직에 충혈, 종창, 장액삼출을 일으키고 때로 농양을 형성한다. 급성증에서는 발열, 오한, 전율을 동반하여 복막자극 증상을 보이는 일도 있다. 감염경로는 림프성으로 일측성으로 발생하는 수가 많다.

골반염증질환, 골반염 pelvic inflammatory disease

자궁내경관에 번식하고 있던 세균이 자궁내막과 나팔관, 혹은 복강까지 퍼지면서 염증을 일으키는 것을 말한다. 대개 질염이나 자궁경부염이 치료되지 않고 방치된 경우에 세균이 자궁을 통해 위로 올라가면서 골반염이 생긴다.

골반측정법 pelvimetry

임상적인 방법과 방사선학적 검사법으로 골반을 계측하는 방법이다.

샅꿰맴술, 회음봉합술 perineorrhaphy

회음 열상을 수복하기 위한 봉합이다.

폴립 polyp

외부 · 점막 · 장막 등의 면에 줄기를 가지고 돌출되어 구 · 타원 · 난원상을 띤 종류의 총칭이다.

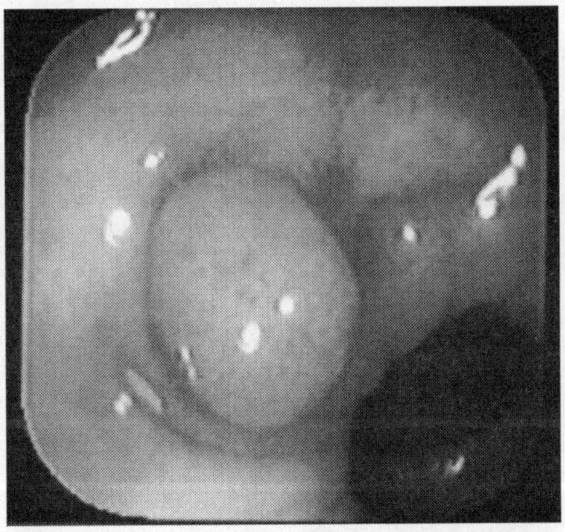

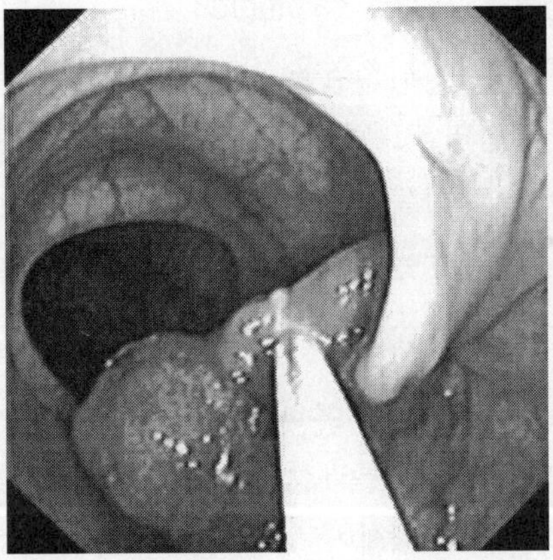

그림 11-7. 폴립

전치태반 placenta previa

태반이 자궁 경관을 일부 또는 완전히 덮고 있는 경우를 말하며, 자궁 하절부가 형성되고 자궁 출구가 열리게 되면 혈관이 파열되어 출혈이 동반될 수 있다.

태반염 placentitis

탈락막염에 병발하여 일어나는 태반의 염증을 말하며, 임신중에 발생하면, 임신중절로 되는 예도 있다. 또 분만후의 유착태반으로서 박리가 곤란한 경우가 있다.

태반조영술 placentography

조영제를 주입하여 태반소견이 잘 관찰되도록 촬영하는 X선 검사법이다.

자간전증, 전자간증 preeclampsia

임신과 합병된 고혈압성 질환을 말한다.

미숙아, 조산아 premature infant

생존가능 한계 이후에 정기 출산의 시기 이전에 자연적이거나 인공적으로 분만하는 것을 조산이라 하며 그 결과 태어난 아이를 조산아라고 한다.

산후기감염 prolapse of uterus

산후기나 분만 후기에 오는 감염이다.

첫태동감, 태동초감 quickening

처음으로 느낄 수 있는 태동이며 보통 임신 16 ~ 18주에 나타난다.

자궁관염, 난관염 salpingitis

대부분은 난소염을 동반하고, 부속기염으로서 취급된다. 양측에 일어나는 경우가 많다. 급성의 것은 자궁내막염에서 파급되는 것이 많다. 산욕, 유산후등 자궁내 처치후에 일어나며 하복통, 부속기 압통, 성교통, 자궁 통증이 특징적이다. 만성부속기염은 급성에서 이행하는 것과, 결핵성부속기염이 있다. 후유증으로서 불임증, 난관임신, 유착성 자궁후전증 등이 있다.

난관개구술 salpingostomy

양측난관의 통과장해를 원인으로 하는 불임증으로 난관자궁측의 소통성은 유지되며 복강측으로 폐색이 있는 것에 대해서 행하여진다. 복강단에 절개를 가하거나, 폐색부난관을 절제해서 내강을 연다. 현미경하에 안과용 수술기구를 이용해서 행한다. 난관에 폴리에틸렌관을 통과시키고, 한끝은 복벽상으로 나와서 고정한다. 다른 끝은 질에서 나와서 고정하고 후에 관을 제거한다. 수술후의 임신률은 10 ~ 30%이다.

자연유산 spontaneous abortion

의학적 시술을 하지 않은 상태에서 임신 20주 이전에 임신이 종결된 상태를 뜻한다. 자연유산은 임상적인 상태에 따라 절박유산, 불가피유산, 불완전유산, 계류유산, 감염유산, 완전유산, 반복유산(습관성 유산)으로 나뉜다.

자연분만 spontaneous labor

제왕절개 수술 따위의 인공적인 도움 없이 임부의 자연적인 분만력에 의하여 이루어지는 출산.

불임 sterility

피임을 시행하지 않은 부부가 정상적인 부부관계에도 불구하고 1년 이내에 임신에 도달하지 못한 경우로 정의한다. 이는 다시 이전에 한 번도 임신을 경험하지 못한 경우를 일차성 불임으로, 이전에 분만에 이르지 못했더라도 임신을 했던 적이 있었던 경우를 이차성 불임으로 세분할 수 있다.

사산 still-birth

출산 때에 태아가 사망해 있는 분만이다.

임신 중독증 toxemia of pregnancy

임신과 합병된 고혈압성 질환이다.

질편모충증 trichomoniasis

트리코모나스에 의한 감염으로 사람에게는 비뇨생식기 감염을 일으키며 여성의 질 부위에 자주 발생한다. 목욕탕이나 수영장 등지에서 감염되기 쉬우며 불결한 위생조건과 성교가 주요 발병요인이다.

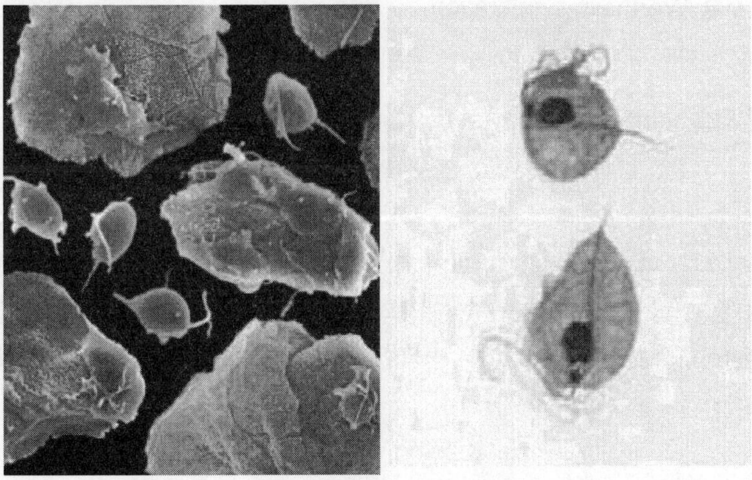

그림 11-8. 질편모충

초음파촬영술 ultrasonography

프로브로 불리는 더듬자를 피부에 밀착시켜 그곳에서 초음파를 내서 체내의 각 조직으로부터의 반사파를 영상으로 만드는 검사법이다.

질식자궁절제술 vaginal hysterectomy

질을 통해 자궁을 잘라내는 수술이다. 복부에 흉터를 남기지 않는 장점이 있지만, 전체적인 수술 시야가 확보되지 않는 점이 가장 큰 단점이다.

질절제술 vaginectomy, colpectomy

질의 일부 또는 전부를 제거하는 수술이다.

태지 vermix caseosa

태아피부의 상피세포의 탈락과, 피지선으로부터의 분비물의 혼합물로 태아의 표면을 덮고 있는 것을 말하며 양수의 침식을 방지하고 또한 분만시, 태아가 산도를 통과할 시의 저항을 감소시키는 작용을 갖는다.

외음 피부염 vulva dermatitis

외음부의 피부염이다.

음문질염, 외음질염 vulvovaginitis

질과 외음의 염증이다.

베르타임스 수술 Wertheim's operation

절개를 통해 자궁전체를 절제하는 수술이다.

건조방사선촬영술 xeroradiography(soft tissue X-ray)

전자 X-선사진을 말하는 것으로, X-선필름과 달리, 지금까지의 현상의 수고나 필름이 불필요하고, 또한 조작도 간단하다. 실제의 임상면에서는 변연효과 edge-effect를 위하여, 변연부나 미소한 구조, 병변이 강조되는 점을 이용하여, 골절과, 유암의 진단 등에 이용되고 있다. 그 외에도 연부종양의 진단, 발관절, 경부측면 등과 같이, 농도차가 적은 병변이나 뼈의 겹침이 많은 부위의 촬영에도 이용된다. 폭사량이 많은 것이 최대의 결점이다.

Chapter 12
신경 및 정신 의학계

[학습목표]

- 신경계통 관련 명칭을 알고 각각 기능에 대한 설명한다.
- 신경계통 접두어와 접미어를 이용하여 만든 용어를 설명한다.
- 신경계통 질환과 검사에 대한 용어를 설명한다.
- 신경계통 관련 병리학적 상태를 설명한다.
- 신경계통 관련 외과적 용어를 설명한다.
- 정신의학 계통 관련 용어를 이해한다.
- 정신의학 계통 접두어와 접미어를 이용한 용어를 설명한다.
- 정신의학 계통 관련 질병과 병리 상태를 설명한다.

12장 I 신경 및 정신 의학계

Nervous & Psychoneural System

I. 중추신경계 Central Nervous System(CNS)

대뇌 cerebrum

대뇌는 두개골 안에 있는 뇌 중 가장 많은 부분을 구성하고 있다. 좌우 2개의 반구로 구성되어 있다. 표면의 겉질과 내부의 백색질로 나뉘어 있으며 각 부위마다 기능이 다르다. 운동, 언어, 감각, 기억 및 고등 정신 기능뿐 아니라 생명 유지에 필요한 자율신경계 조절, 각성, 호르몬 생성, 항상성 유지 등의 기능을 수행한다.

소뇌 cerebellum

소뇌는 전체 뇌 용적의 10% 정도를 차지하는 중추신경계의 일부로 대뇌의 뒤쪽 아랫부분에 위치한다. 무게는 150 g 정도이며, 직접적인 자발적 운동을 일으키지 않으며, 뇌의 다른 부분이나 척수로부터 외부에 대한 감각 정보를 받아 처리, 구성, 통합하여 운동을 조절하는 특징을 가진다. 소뇌의 운동조절 기능은 시스템적으로 정밀한 운동까지 가능하게 한다. 또한 소뇌가 손상되면 자발적 운동 자체가 불가능하지는 않으나 세밀하고 정교한 운동을 하는 것이 어려워진다.

뇌줄기, 뇌간 brain stem

대뇌와 척수를 이어주는 다리 역할을 하는 뇌의 부분이며 이곳은 대뇌에서 나가는 운동신경과 대뇌로 들어오는 감각신경의 중요한 통로가 있는 곳이며 동시에 대부분의 뇌신경의 중요한 요지이다. 뇌의 가장 아랫부분으로 연수, 교뇌, 중뇌로 구성되어 있다.

척수 spinal cord

척수는 척추 내 위치하는 중추신경계에 포함되며 운동, 감각신경들이 모두 포함된다. 목에서부터 목 척수, 등 척수, 허리 척수, 엉치 척수로 분류되며 그에 따라 지배하는 신체 부위가 구분되어 진다.

Central Nervous System

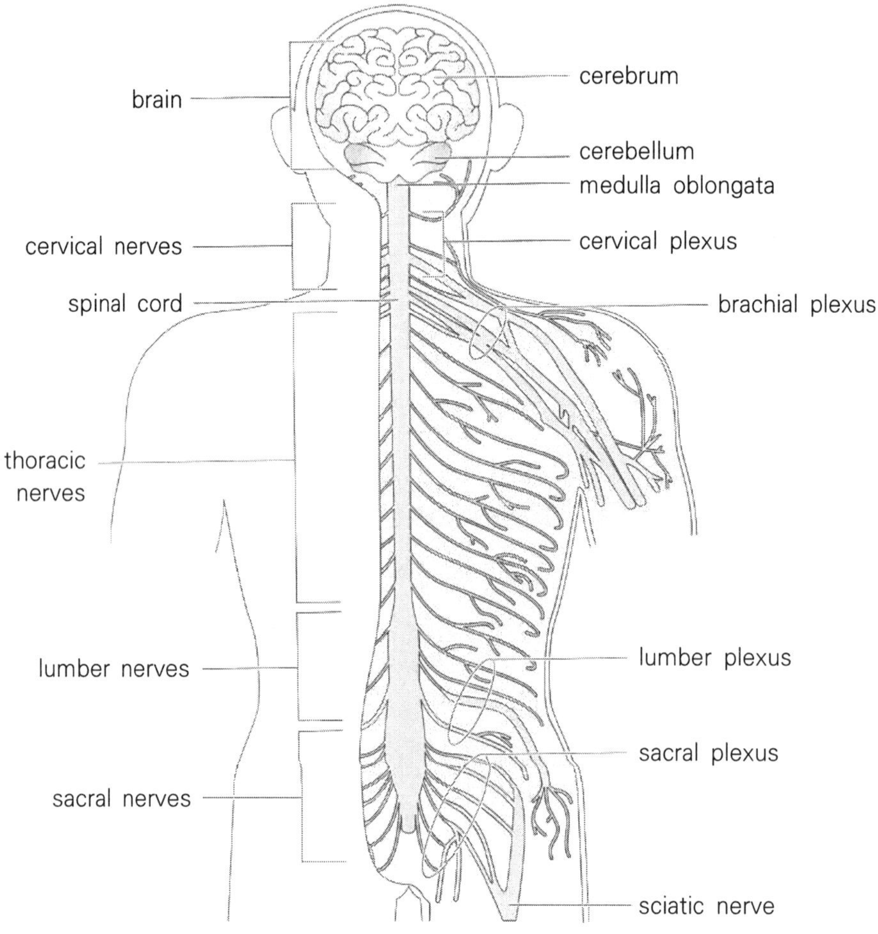

그림 12-1. 뇌와 척수의 중추신경계

수막, 뇌척수막 meninges(singular is meninx)

뇌와 척수를 싸고 있는 결합조직성의 피막이며 뇌신경 또는 척수신경을 감싸며 말초에까지 이른다. 수막은 신경능선과 추판에서 생기는 간엽세포로부터 발생하고 이것은 다시 신경관을 형성한 후 그 주위를 층상으로 둘러싼다. 이것을 원시수막이라고 한다. 내층의 수막과 외층의 수막으로 분화하여 전자는 거미막과 연막이 되고, 후자는 경막을 형성한다. 경막은 두껍고 강한 한 겹의 결합조직막으로서 척수부분에서는 두 장으로 되어 있고 뇌부분에서는 두 장의 경막이 융합되어 있으나 몇 군데에서는 안팎으로 분리되어 그 사이에 정맥동이 들어 있거나 신경의 줄기가 들어 있다.

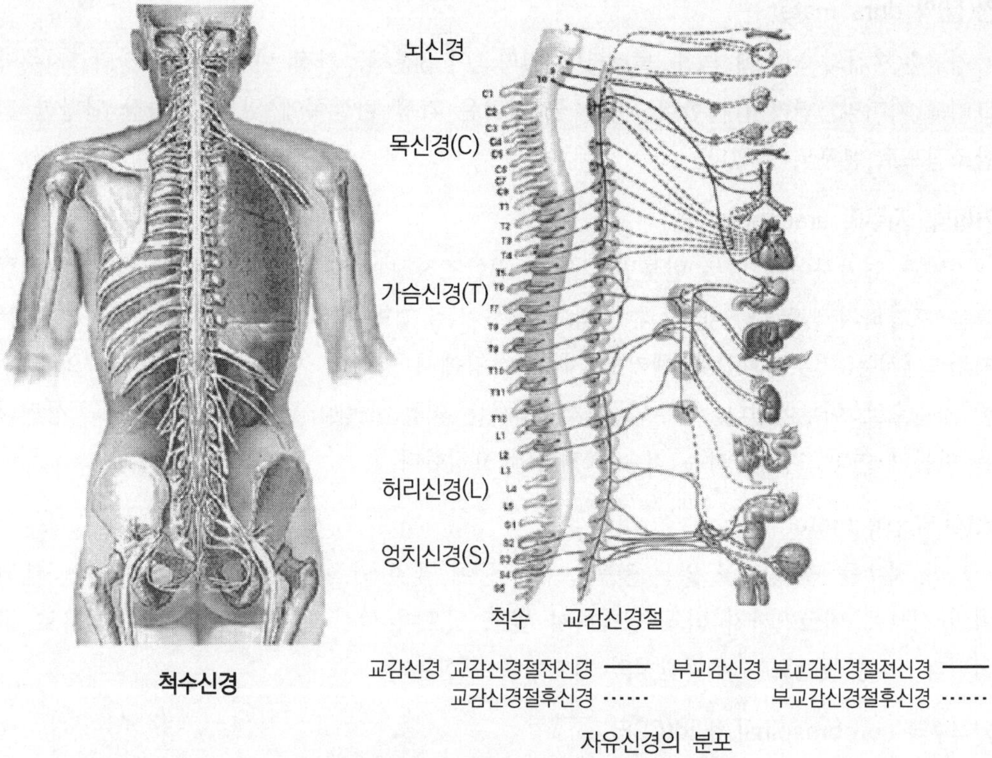

그림 12-2. 중추신경계 및 척수

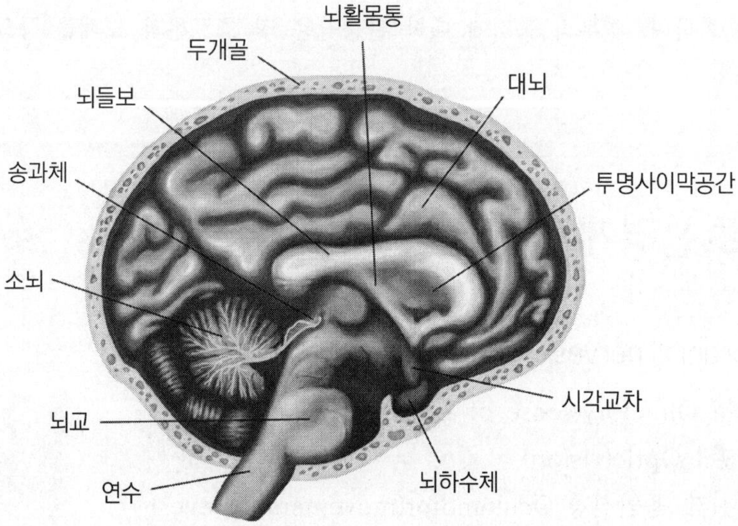

그림 12-3. 뇌 (Brain)

경(질)막 dura mater

경막은 3겹의 뇌막에 의해 둘러싸여 있다. 이 3겹 중 가장 바깥쪽부터 경막, 지주막 그리고 거미막, 연막이라 한다. 이들 중 경막은 가장 바깥쪽에 있으며, 가장 단단한 결합조직으로 분포되어 있다.

거미막, 지주막 arachnoid

경막과 연막사이에 있는 반투명의 엷은 결합조직성의 막이다. 다른 막과 달리 모세혈관을 포함하지 않는다. 이 막과 경막과의 사이는 경막하강이다. 정맥동에 따라서 있는 지주막에서는 지주막과립이 생기고 지주막하강에서 양자의 사이는 거미줄 모양의 무수한 소량으로 이루어진다. 척수의 바깥쪽에서는 이들 소량이 집합해서 강인한 치상인대를 만들고 연막, 나아가서는 척수를 경막에 고정한다.

연(질)막 pia meter

뇌와 척수를 덮어 싸고 있는 3층의 수막 중에 제일 안쪽에 있는 층으로 대뇌구, 대뇌열의 심부에 이르기까지 뇌와 밀착하여 덮고 있으며 망상직, 탄력 및 콜라겐섬유로 구성된다. 넓은 뜻으로는 무혈관성의 거미막을 포함한다.

뇌척수액 cerebrospinal fluid(CSF)

뇌척수액은 뇌에서 생성되고 뇌실과 거미막밑공간을 따라서 뇌와 척수를 순환하는 액체로 무색투명하다. 뇌의 맥락얼기에서 1일 약 500ml 정도가 생성되고 같은 양이 거미막밑공간의 거미막과립에서 분해, 흡수되어 일정한 양을 유지하게 된다. 또한 뇌와 척수 주위를 순환하며, 외부의 충격에 대한 완충작용 및 호르몬과 노폐물 등의 물질 운반 기능을 한다.

II. 말초신경계 Peripheral Nervous System(PNS)

뇌신경 cranial nerves

1) 후각신경 Olfactory(sense of smell)
2) 시(각)신경 Optic(vision)
3) 눈돌림신경, 동안신경 Oculomotor(movement of eyes)
4) 도르래신경, 활차신경 Trochlear(muscle of eyes)
5) 삼차신경 Trigeminal(facial movements)

6) 갓돌림신경, 외전신경 Abducens(eye muscles that turn eye outward)
7) 얼굴신경, 안면신경 Facial(muscles of face, ears, scalp)
8) 청(각)신경 Auditory(hearing and equilibrium)
9) 혀인두신경, 설인신경 Glossopharyngeal(secretion of parotid gland, taste)
10) 미주신경 Pneumogastric, vagus(voice and swallowing)
11) 척수신경 Spinal(neck muscles)
12) 혀밑신경, 설하신경 Hypoglossal(tongue)

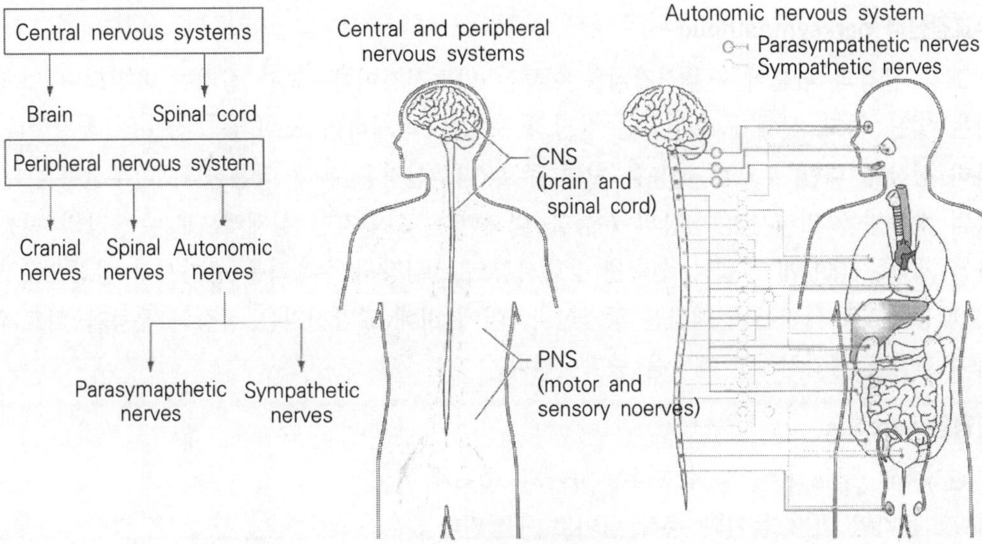

그림 12-4. 신경계 구분

척수신경 spinal nervese

척수에서 나오는 31쌍의 말초신경을 말한다. 각각 척추골사이구멍에서 밖으로 나오지만 이들을 척주의 구분에 따라서 8쌍의 경신경(C1 ~ C8), 12쌍의 흉신경(Th1 ~ Th12), 5쌍의 요신경(L1 ~ L5), 5쌍의 천신경(S1 ~ S5) 및 1쌍의 미추신경(C1)으로 분류한다. 각 척수신경은 척수의 전후에 있는 외측구로부터 앞뿌리와 뒷뿌리에서 나온다. 앞뿌리는 척수앞뿔에서 나온 운동신경 다발(운동섬유 다발)로 운동을 일으키고 뒷뿌리는 척수뒷뿔에서 나온 감각 섬유 다발(지각섬유 다발)로 감각을 전달한다.

얼기 plexus

신경이나 혈관의 다발을 의미하는 해부학적 용어이다. 예를 들어, 허리부위 근처에 여러 개의 신경들이 뭉쳐서 다발을 형성하고 있는데 이를 허리신경얼기라고 한다.

교감신경 sympathetic

교감신경은 신체가 위급한 상황일 시 이를 대처하는 기능을 하는 것이 특징이다. 교감신경이 흥분되면 근육의 세동맥은 확장되며 심장박동수가 증가하고 피부와 소화관의 세동맥이 수축하여 혈압이 상승한다. 또한 피부나 위장관의 혈액이 심장, 뇌, 근육으로 집중되는 현상이 발생한다. 그리고 동공의 확대, 항문과 방광의 조임근의 수축이 일어나며 소화기관과 방광 민무늬근육의 이완이 나타난다. 털세움근도 영향을 받아 털이 일어서고 땀이 분비되는 현상이 발생한다.

부교감신경 parasympathetic

교감 신경과 더불어 자율신경계를 이루는 말초신경이다. 교감 신경이 촉진되면 억제하는 일을 하고 신체가 흥분되면 심장의 구실을 억제하며 소화기의 작용을 촉진한다. 특히 심장에 대한 부교감 작용을 보면 주로 미주신경을 통해 작용한다. 미주신경은 심장의 박동원을 억제시켜 심장의 운동을 억제한다. 그렇지만 실제적으로는 심장의 박동을 억제하는 대신에 심실의 수축을 강화시킴으로 심장의 수축력을 증가시켜 심장으로부터 대동맥으로 나가는 혈액량은 증가한다. 이에 비해 교감신경은 심장의 운동을 빠르게 하여 혈압을 증가시키고 맥박을 증가시킨다.

신경원 nervous

신경계의 구조적, 기능적 단위. 하나의 세포체와 그 돌기인 가지 돌기와 축삭 돌기로 구성된다. 중추 신경계에서는 회색질에 모여 있고 말초 신경계에서는 신경절에 집합해 있으며 그 외 여러 장기에 여러 모양으로 무리를 짓고 있다.

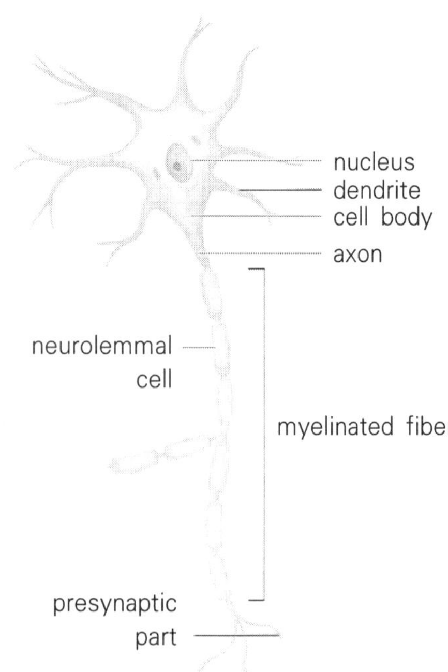

그림 12-5. 뉴런

뇌신경 cranial nerves

뇌신경은 중추신경계인 뇌로부터 시작되는 총 12종류가 있는 말초신경을 뇌신경이라고 말한다. 12개의 뇌신경은 후신경, 시신경, 눈돌림신경, 도르래신경, 삼차신경, 갓돌림신경, 안면신경, 속귀신경, 혀인두신경, 미주신경, 더부신경, 혀밑신경으로 분류할 수 있다. 이름에서 추측할 수 있듯 이 뇌신경들은 냄새 맡는 것, 보는 것, 얼굴의 감각, 혀의 맛 감각, 청각 등 감각 기능을 하는 것과 눈동자의 움직임, 얼굴의 표정운동, 인후두부 근육의 움직임, 혀의 움직임 등 운동기능을 수행하는 기능을 가진다.

Ⅲ. 전문용어

1. 어근

arachn/o	arachnoid membrane	거미막, 지주막
cerebell/o	cerebellum	소뇌
cerebr/o	brain, cerebrum	뇌, 대뇌
chord/o	cord, chord	끈, 줄, 삭, 다발
dur/o	dura, dura mater	경뇌막
encephal/o	brain	뇌
ganglio/o	ganglion	신경절, 신경종
gyr/o	gyrus	뇌회전
mening/o	meninges	뇌척수막
myel/o	spinal cord	척수
neur/o	nerve	신경
plex/o	plexus, network	망상조직
poli/o	gray matter	회색질
pont/o	pons	뇌교
thalam/o	thalamus	시상
ventricul/o	ventricle of brain	뇌실

-algia, odynia	pain	통증
-glia	neuroglia	신경교
-paesis	incomplete paralysis	불완전 마비
-plegia	paralysis	마비

2. 해부학적 용어

(1) 신경 Nerve

axon	축삭	neurofibril	신경원섬유
dentrite	수상돌기	neuroglia	신경아교
ganglion	신경절	neuron	신경세포
myelin sheath	말이집	Nissl's body	니슬소체
nerve cell, ganglion cell	신경세포	synapse	시냅스
nerve ending	신경종말		

(2) 신경계 Nervous system

arachnoid	거미막, 지주막	midbrain	중간뇌
brain stem	뇌줄기	pachymeninges, dura mater	경막
cerebrospinal fluid	뇌척수액	piamater	유막
cerebrum	대뇌	pons	다리뇌, 교뇌
gray matter	회백질	spinal cord	척수
leptomeninges	연질뇌척수막, 연수막	sympathetic nerve	교감신경

(3) 뇌신경 Cranial nerve

Ⅰ. olfactory nerve	후신경	Ⅶ. facial nerve	안면신경
Ⅱ. optic nerve	시신경	Ⅷ. vestibulocochlear nerve	와우신경

Ⅲ. oculomotor nerve	동안신경	Ⅸ. glossopharyngeal nerve	설인신경
Ⅳ. trochlear nerve	도르래신경	Ⅹ. vagus nerve	미주신경
Ⅴ. trigeminal nerve	삼차신경	Ⅺ. accessory nerve	부신경
Ⅵ. abducens nerve	외전신경	Ⅻ. hypoglossal nerve	혀밑신경, 설하신경

(4) 척수신경 Spinal nerve

cervical nerve	목신경	sacral nerve	엉치신경, 천골신경
thoracic nerve	흉신경	coccygeal nerve	미골신경
lumbar nerve	요신경		

3. 의학용어

무뇌증, 뇌없음증 anencephaly

사람이나 각종 척추동물에서 볼 수 있는 뇌부위의 신경판이 폐쇄되지 않고 열린 채로 뇌조직의 형성이 현저하게 억압된 기형이다. 종종 구개파열이나 척수의 부분적 결여를 수반한다. 양서류나 닭의 발생 초기 배를 산소결핍 상태로 둠으로써 이런 종류의 기형이 생긴다.

언어상실증, 실어증 aphasia

입으로 소리를 내는 구음기관의 뚜렷한 기능 부전이나 의식의 혼탁 없이 언어 기능에 장애가 발생하는 증상으로 흔히 뇌의 병적인 변화로 인해 발생하는 언어장애를 가리킨다. 가끔 섬망, 혼돈, 치매 등에서 전반적인 언어 기능의 장애가 나타나는데, 이 경우는 뇌졸중이나 뇌종양 등 국소적인 뇌의 병적인 변화에 의해 발생하는 언어 장애인 실어증과는 다소 다른 형태를 보인다. 고전적인 실어증은 주로 우성대뇌반구(오른손잡이 한국인에서는 대개 좌측 대뇌 반구) 주위에 있는 언어 영역의 병적인 변화에 의해 발생한다.

알츠하이머병 Alzheimer's disease

퇴행성 뇌병, 노인에서의 치매의 원인 중 가장 흔한 형태이다.

병리학적으로는 뇌의 전반적인 위축, 뇌실의 확장, 신경섬유의 신경원섬유뒤틀림과 노인반 등이 특징이다. 임상적인 특징은 점진기억・판단・언어능력 등 지적인 기능의 감퇴와 일상생활 능력, 인격, 행동양상의 장애이다.

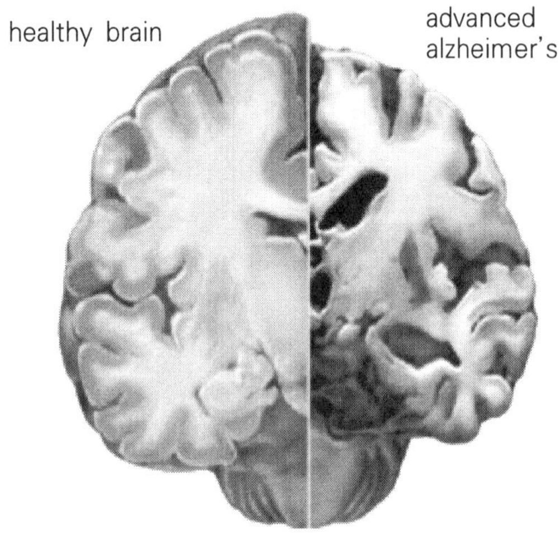

그림 12-6. 알츠하이머 병

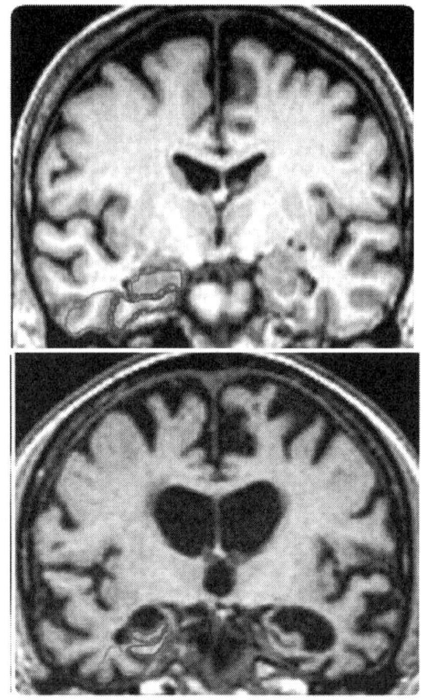

그림 12-7. 알츠하이머의 뇌사진

실조 ataxia

수의 운동에 참가하는 협조가 잘 안되고 운동이 원활하게 안되는 상태를 말한다. 소뇌성 실조, 척수(후색)성 실조, 미로성 실조등이 있다.

벨마비 Bell's palsy

얼굴근육을 지배하는 신경인 안면신경의 한쪽에 마비가 오는 것으로 안면신경이 마비가 되면 얼굴근육이 마비가 되어서 표정이 없어지고 눈을 감을 수가 없다. 원인은 확실히 모르나 대개 바이러스의 감염으로 추측하고 있다. 대개 시간이 지나면 자연히 호전되어 정상으로 돌아온다.

뇌사 brain death

임상적으로 뇌활동이 회복이 불가능하게 비가역적으로 정지된 상태를 의미한다. 뇌사 진단의 필수 전제 조건으로 급성의 심각한 비가역적 뇌손상을 일으키는 원인이 병력, 진찰, 혈액검사, 뇌영상검사에서 확인되어야 한다. 또한 뇌사 상태와 비슷한 증상을 유발할 수 있는 각종 대사성 질환(저체온증, 저혈압 등)이 없어야 한다.

이와 같은 전제 조건이 충족된 상태에서 혼수, 뇌간(숨골, 뇌줄기)에서 기원하는 모든 반사의 소실, 무호흡 증상이 모두 확인될 때 뇌사를 진단할 수 있다.

뇌혈관조영(술) cerebral angiography

뇌의 혈관을 보기 위한 특별한 방사선 촬영 기술법이다. 단순한 X선 촬영으로는 혈관을 관찰할 수가 없으므로 조영제를 뇌혈관 속에 투여하고 X선을 촬영하여 혈관의 모양, 변화를 알 수 있다.

뇌진탕 cerebral concussion

두부에 외력이 작용함과 동시에 일과성의 의식소실을 일으키지만 뇌실질의 파괴는 일어나지 않은 상태이다. 단시간 안에 의식이 회복되고 아무런 신경탈락증세가 남지 않는 경증의 두부외상을 말한다. 일과성의 의식소실을 일으키는 원인에 대해서는 뇌혈행장애설, 뇌신경세포의 기능적 손상설, 의식중추장애설, 뇌간망양체장애설 등이 있으나 정설은 없다.

뇌좌상, 뇌타박상 cerebral contusion

외상 또는 다른 충격에 의하여 뇌 실질에 출혈이 발생한 경우를 말하며, 흔히 피부에 멍이 들었다고 얘기하는 것이 뇌에 발생한 것으로 이해하면 된다.

뇌색전증 cerebral embolism

심장 내에 생긴 혈전이 벗겨져 혈류를 타고 뇌에 도달하여 뇌혈관을 막음으로써 발생하는 병이다. 드물게는 지방, 조직, 공기, 종양세포가 막혀 발생하는 경우도 있다. 청년기에서 중년기에 이르는 사이에 가장 많이 발병하며 대부분은 심장병을 가진 사람의 합병증으로 나타난다. 뇌출혈에 비해 사망률은 낮은 편이다.

뇌수막염 cerebral meningitis

뇌수막염은 보통 거미막과 연질막 사이에 위치하는 거미막 밑 공간에 염증이 발생되는 다양한 질환을 말한다. 염증이 발생하는 대부분의 원인은 거미막 밑 공간에 바이러스나 세균이 침투하여 발생되는 수막염이지만, 일부 화학 물질에 의한 염증 그리고 암세포가 뇌척수액공간으로의 전이에 의해 발생되는 염증 등도 있을 수 있다.

뇌성마비 cerebral palsy

뇌성마비는 하나의 질병이 아니라 비슷한 임상적 특징을 가진 증후군들을 총체적으로 일컫는 말이다. 다시말해 미성숙한 뇌가 출생 또는 출생 후의 여러 원인 인자에 의해 비진행성 병변이나 손상이 발생하여 임상적으로 운동과 장애를 보이게 되는 임상증상을 의미하며, 일부 임상적 유형은 성장함에 따라 변화될 수 있게 된다. 미성숙한 뇌의 기준에 대해서는 절대적인 시기를 규정하는 것은 어려우나 보통 생후 만 3~5세까지로 규정한다.

혼수 coma

외계의 자극에 전혀 반응하지 않고, 반사작용도 거의 소실된 의식장애의 최고도의 상태이다.

경련, 발작 convulsion

경련, 발작은 전신 또는 국소적 근육이 자신의 의지와는 관계없이 급격히 수축작용이 일어나는 현상이다.

머리뼈절개술, 개두술 craniotomy

두개내에서의 수술적 처치를 하기 위해 두개를 여는 조작이다. 골판을 바탕으로 반환강선 등으로 고정하는 골형성적 개두술과 골판을 제거한 채 두는 두개절제술이 있다. 개두하는 부위에 따라서 전두부 개두술, 두정·측두부 개두술등으로 불리고 제각기 가장 적합한 체위가 선택된다.

감압, 감압술 decompression

개체에 주어지는 압력이 평소보다 감소하는 것으로 높은 곳에 가던지 물 속 깊이 있다가 낮은 곳으로 나올 때 생긴다.

치매 dementia

뇌의 기질적 장애에 의하여 후천적으로 일어나는 회복불능의 지능장애로서 의식장애에 의한 것이 아닌 것이다. 지능, 의지, 기억 등 정신적인 능력이 두드러지게 감퇴한 상태로서 정신박약이 주로 지능발육이 지체되거나 정지된 것인데 비하여 치매는 일단 발단된 지능이 대뇌의 병으로 인해 지속적으로 저하된 상태라는 점에서 구별된다.

양측마비, 양측마비 diplegia

몸 양쪽의 같은 부분이 마비된 것으로 양쪽 상지 하지에 모두 운동마비가 있는 경우를 말한다. 중추성의 경련성 양측마비 이외에 말초성의 이완성 양측마비도 넓은 의미의 양측마비에 포함된다.

뇌염 encephalitis

뇌염은 뇌 실질의 염증성 질환을 총칭하는 의미이며 뇌를 감싸고 있는 뇌수막에 생기는 염증(뇌수막염)과는 다른 의미를 가진다. 뇌수막염과 뇌염이 동반된 경우는 이를 수막뇌염이라 한다. 뇌염은 원인에 따라 감염성, 혈관염성, 종양성, 화학성, 특발성 등으로 크게 구분할 수 있으며, 각각 세부 항목에 따라 구체적인 병인에 대한 뇌염에 대해 다시 분류를 하기도 한다.

뇌조영술 encephalography

뇌와 척수는 뇌척수액에 의하여 둘러싸여 있다. 그리고 뇌 속에는 뇌척수액이 들어있는 공간이 있고 이 공간을 뇌실이라 한다. 뇌조영술이란 이 뇌척수액이 들어있는 공간 즉 뇌실과 뇌, 척수의 바깥부분에 공기나 조영제를 넣어서 X선을 촬영하여 그 뇌실이나 뇌, 척수의 바깥부분의 구조를 알아내는 촬영방법이다.

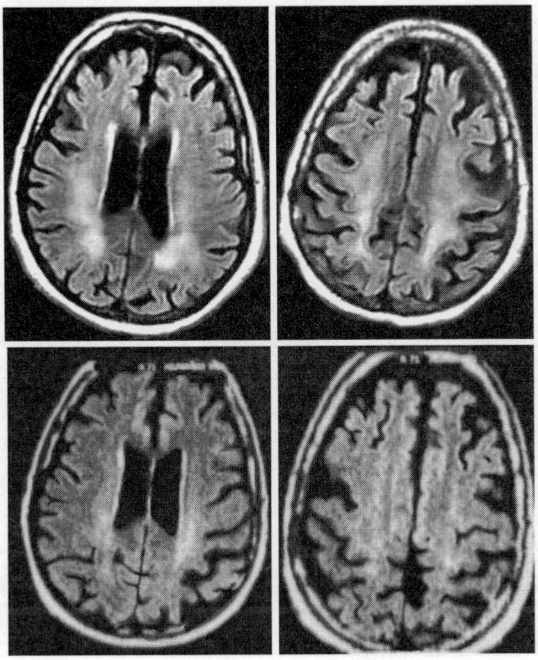

그림 12-8. 뇌조영술

뇌척수염 encephalomyelitis

미생물이나 바이러스의 감염에 의해 일어나며, 신경조직구성요소의 퇴행성변화, 혈액으로부터의 세포성 및 액성삼출, 혈관주위성 세포침윤, 신경교 및 혈관결합조직의 증식에 의해 특징지어지는 염증성 변화가 뇌척수에 발현한 상태이다. 수막염을 수반하는 경우가 많으며 농성삼출물의 유무에 따라 화농성(세균감염) 또는 비화농성 뇌척수염으로 분류한다.

동맥내막절제술 endarterectomy

미생물이나 바이러스의 감염에 의해 일어나며, 신경조직구성요소의 퇴행성변화, 혈액으로부터의 세포성 및 액성삼출, 혈관주위성 세포침윤, 신경교 및 혈관결합조직의 증식에 의해 특징지어지는 염증성 변화가 뇌척수에 발현한 상태이다. 수막염을 수반하는 경우가 많으며 농성삼출물의 유무에 따라 화농성(세균감염) 또는 비화농성 뇌척수염으로 분류한다.

간질 epilepsy

반복적인 발작을 특징으로 하는 만성적인 뇌 장애로서 동기화된 뇌 활동이 극단적으로 일어날 때 발생한다. 즉 많은 신경세포 집단들의 비정상적이고 동시화된 발화 현상이 원인이다. 뇌전증은 피질 신경세포들이 비정상적으로 동시 발화를 하기 때문에 뇌전도 검사를 통해 진단이 가능하다. 인구의 약 1% 정도가 영향을 받는다.

신경절절제술 ganglionectomy

어떤 방법을 써서 자율신경절이나 감각신경절을 제거하는 것이다.

신경아교종, 교종 glioma

뇌와 척수의 내부에 있는 신경교세포에서 기원하는 종양이다. 대부분은 주위 정상 조직에 침투하여 자라고, 빠른 성장을 보이며, 수술로 완전 제거가 어렵다. 수술, 방사선 치료, 항암화학요법 등 적극적인 치료에도 불구하고 대부분의 경우 단시간 내에 재발하며 예후가 나쁜 종양으로 매년 사망하는 수와 새로 진단되는 수가 비슷하다. 반 이상이 악성이며 양성인 분화형 신경교종도 시간이 지나면 악성화되는 경향이 있다.

혈종 hematoma

출혈이 국한되어 혈액이 주위조직을 밀어내고 생긴 종류상의 것으로 혈액은 응고하고 있다. 다양한 기전에 의해 여러 부위에 생기며 동맥혈종, 이혈종, 경막혈종, 경막외혈종, 태반간 혈종, 광인대혈종, 초생아혈종, 자궁 혈종등이 있다.

반신마비, 편마비 hemiplegia

몸의 어느 한쪽이 마비된 상태이며 얼굴의 반쪽과 같은 쪽 팔, 다리에 운동마비가 발생한 상태를 말한다. 수의운동을 지배하는 추체가 대뇌의 피질, 피질하, 내포, 뇌간의 어느 부위에서건 장애를 받아도 일어난다. 마비는 연수와 척수의 경계부에서 척수로가 대부분 교차되므로 장애 쪽과는 반대쪽에서 발생한다. 원인으로서는 뇌출혈을 비롯하여 동맥염, 뇌종양, 당뇨병, 요독증 등을 원인으로 볼 수 있다.

헌팅톤 무도병 Huntingtons chorea

상염색체 우성으로 유전되는 중추신경계 퇴행성 질환의 일종으로 무도성 불수의운동(손발이 춤추듯 마음대로 움직임), 인지 능력과 기억 능력의 점진적인 감퇴, 신경학적 운동이상을 보이는 질환이다.

물뇌증, 수두증 hydrocephalus

물뇌증은 두개내강내에 다량의 수액이 고이는 병으로 원인은 수액의 과다분비 또는 그 유출로가 차단되어 생기는데 선청기형이 일반적이고 후천적으로 생긴 것은 뇌염, 뇌막염 등에서 오는 경우가 많다. 선천적인 것의 증세는 생후 머리가 커졌다가2~3개월이면 뚜렷한 기형으로 나타난다. 천문, 뼈봉합이 벌어지며 안구가 아래로 압박되어 시력도 감퇴된다. 뇌실질이 납작하게 눌려 위축되기 때문에 지능과 신체적 발육이 나빠지며 사지에 강직성마비가 일어나기도 한다.

감각이상 hyperesthesia

감각이상은 피부 또는 특수감각기관의 자극에 대한 감각이 비정상적으로 항진된 상태를 말한다.

과다환기, 과호흡, 잦은숨 hyperventilation

폐포 내에 유입하는 공기의 양이 증대되는 상태이며, 그 결과 탄산가스 분압의 감소를 초래하여 최종적으로 알카리증에 이르는 것을 말한다.

체온저하, 저체온(증), 저온법 hypothermia

체온저하는 임상적으로 중심체온(심부체온)이 35℃ 이하로 떨어진 상태를 말한다. 인체의 열 생산이 감소되거나 열 소실이 증가될 시 또는 두 가지가 복합적으로 발생할 시 초래된다. 저체온증은 갑자기 생겨나거나 점진적으로 발생될 수 있다. 체온이 정상보다 낮아지면 혈액 순환과 호흡, 신경계의 기능이 느려진다.

기면 lethargy

심한 졸음이 있는 상태이다. 중간정도의 양적 의식혼란을 가리킨다. 경면과 거의 같은 뜻으로도 사용한다. 방치하면 계속 자게 되는데 심한 자극을 주면 깨어난다. 그러나 또 곧 잠들어 버린다. 생리적으로 철야한 뒤, 월경전기 등에도 볼 수 있다. 병적으로 온갖 의식장애의 경우에 볼 수 있고 이를테면 유행성 기면성뇌염(에코노모), 간뇌·중뇌의 종양, 약물중독, 주기성 경면증, 피크위크증후군, 증상정신병 등을 들 수 있다.

수막종 meningioma

뇌를 둘러싸고 있는 지주막 세포에서 기원하는 종양으로, 주로 40~50대 성인에 많이 발생하고 2:1의 비율로 여자에게서 더 많이 발생한다. 생기는 위치는 90% 이상이 천막 상부에 발생하고 후두개와에서 10% 미만, 그리고 뇌실 내에서도 드물게 발생한다.

수막염 meningitis

뇌막에 생긴 염증으로 염증의 원인은 세균에 의한 것, 바이러스에 의한 것, 결핵균에 의한 것, 곰팡이에 의한 것 등을 나눌 수 있으며 대개 어린 나이나 나이가 많은 노인에게서 면역이 떨어져 있으므로 생기는 경향이 많고 중년에서는 알코올 중독자 등에서 폐렴균에 의해 발생하는 경향이 있다.

수막탈출(증), 수막류 meningocele

두개골의 일부 또는 척추의 고리판에 유합부전이 있어서 그 결손부로부터 이탈된 수막, 수막의 내용물은 수액뿐일 때도 있고 뇌실질을 포함할 때도 있다. 머리에서는 정중선 위에서 흔히 볼 수 있으며 그 중에서도 두정골, 후두골 다음에는 전두골에 많고 척추에서는 허리부분에 많이 나타난다.

다발경화증 multiple sclerosis

신경세포의 축삭돌기를 감싸고 있는 미엘린의 손상에 의해 유발되는 탈수초 질환이다. 뇌, 척수, 시신경 등 몸의 전반에 걸쳐 미엘린이 손상되며, 따라서 신경계의 기능과 관련된 감각, 인지, 행동 등에 있어 다양한 신체능력이 저하된다.

중증근(육)무력증 myasthenia gravis

활동 시에 근위약과 피로를 호소하다가 안정 후에는 회복되는 특징적인 증상을 호소하는 질환으로 근육과 신경접합부 사이 연결부분 이상으로 발생한다. 주로 젊은 여성에서 빈발하고 눈주위 근육을 잘 침범한다. 대개 아침이나 휴식 후에는 호전되었다가 운동시 악화되는 피로현상을 보인다.

척수염 myelitis

뇌와 말단 팔다리 신경을 연결하는 다리 역할을 하는 중추신경계인 척수의 백색질 , 회색질에 감염이나 염증 혹은 종양에 의해 발생되는 비특이적인 척수의 염증을 가리키며, 감각 이상, 근력 저하 등의 국소적인 신경학적 증후가 발생한다. 만약 병변이 회색질에 국한되면 회색질척수염이라고 부르며, 반대로 백색질에만 있는 경우에는 백색질척수염이라고 부른다. 척수의 전 단면을 침범하는 경우를 횡단척수염이라고 하며, 수막과 척수에 염증이 있는 경우를 수막척수염이라고 분류하기도 한다. 척수염의 병변은 보통 좁은 부위에 발생하기도 하나, 척수 여러 부위에 침범할 수도 있다.

척수조영술 myelography

척수강이 잘 보이도록 조영제를 넣고 촬영하는 방법이다.

신경통 neuralgia

일정한 말초신경계의 분포에 따라서 저린 것 같은 가벼운 통증과 견디기 힘든 격통 등 강약이 다양한 통증이 발작적 · 지속적으로 일어난다. 통증은 발작성으로 강렬한 것이 많고, 각 신경의 특정 부위에 뚜렷한 압통점이 인정되며, 그 신경 지배의 방향으로 통증이 방산하고, 대개는 압통점의 압박에 의하여 통증이 유발된다. 그러나 발작 중에 압박하면 오히려 통증이 가벼워지는 경우도 있다. 동통은 단발성으로 일어나는 일이 많으며 만성으로 되기 쉽다. 외상 · 염증 · 감염 · 중독 등 원인이 분명한 증후성과 원인이 불명한 특발성이 있다.

신경절제술 neurectomy

근의 경직성이 강할 때 말초신경운동지가 근에 들어가는 바로 앞에서 부분적으로 절제해 경직성을 감약시키는 수술이다. 절제량에 따라서 경직성은 줄어드는데, 동시에 근력의 저하도 생긴다.

신경염 neuritis

뇌척수신경질환의 총칭이다. 단발성과 다발성으로 구분한다. 단발성 신경염은 국한성 변화, 예컨대 타박이나 압박 · 신전 · 창상 등의 외상, 인접조직의 염증이나 종양에 의해 발생한다. 다발성 신경염은 정신성 질환, 예를 들면 바이러스나 세균감염, 중독, 물질대사이상, 비타민결핍증, 유전 등에 의해 일어난다. 증상은 모두가 지각장애, 근긴장의 저하, 반사의 소실 등으로 치료법은 대중요법으로서 스테로이드, 비타민, 항염증제, 진통제, 말초혈행 개선제 등의 투여, 이학요법 등을 시행한다.

신경종 neuroma

신경에서 발생된 대부분이 신경세포 및 신경섬유로 이루어진 종양으로 신경에 생기는 종양을 통틀어서 일컫는 말.

신경척수염 neuromyelitis

신경 및 척수의 염증으로 신경염을 동반한 척수염이다.

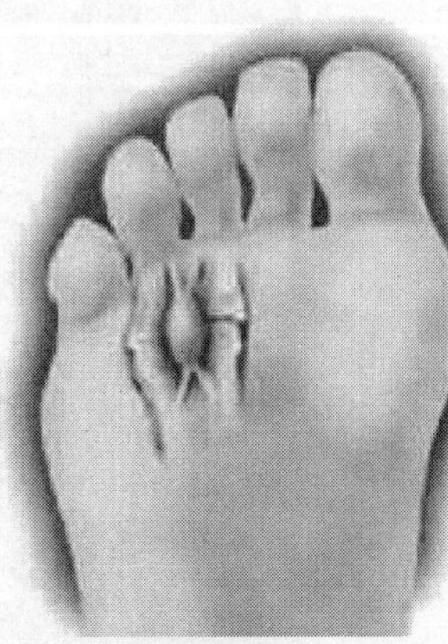

그림 12-9. 신경종

눈떨림, 안진, 안구진탕 nystagmus

무의식적이고 빠른, 눈의 리듬감 있는 운동을 말한다. 이는 안구운동계의 이상, 혹은 외부적인 요인으로 안구가 원하는 위치에 머물러 있지 못하고 서서히 주시점을 벗어났을 때, 주시점을 회복하려는 무의식적인 안구의 빠른 움직임이다.

떨림마비 paralysis agitans

연소형도 보고되어 있지만 보통은 노년기에 생기는 원인불명의 파킨슨 증후근의 한 형으로 서서히 진행하며 가면상 얼굴모양, 정지근의 특징적 떨림, 아주 느린 수의운동, 빠른 보행, 특이한 자세 및 근육의 쇠약 등이 특징이다.

하반신마비 paraplegia

척추의 질환이나 상해에 의한 양하지의 마비이다.

파킨슨병 Parkinson's disease

파킨슨병은 치매 다음으로 흔한 대표적인 퇴행성 뇌 질환이다. 중뇌에 위치하는 흑질이라는 뇌의 특정부위에 도파민을 분비하는 신경세포가 원인 모르게 서서히 소실되어 가는 질환으로, 파킨슨 환자들에게서는 서동증(운동 느림), 안정 시 떨림, 근육 강직, 자세 불안정 등의 증상이 나타난다. 주로 노년층에서 발생하는 질환으로 연령이 증가할수록 이 병에 걸릴 위험은 점점 커지게 된다. 발생빈도는 인구 1,000 명 당 1명 내지 2명 정도로 알려져 있으며 60세 이상의 노령층에서는 약 1%, 65세 이상에서는 약 2% 정도가 파킨슨병을 앓고 있다.

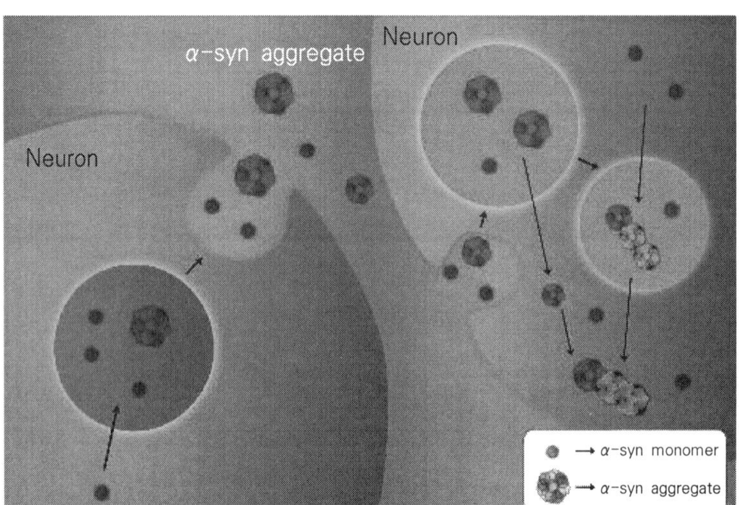

그림 12-10. 파킨스병

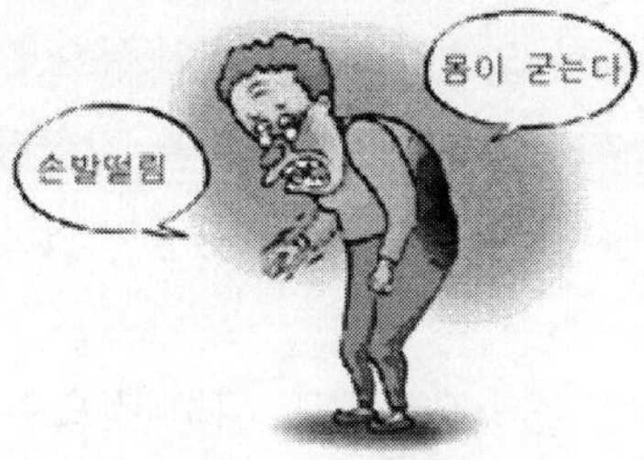

그림 12-11. 파킨스병의 증상

회색질척수염 poliomyelitis

산발적 또는 유행성으로 발생하는 급성바이러스 질환으로서, 임상적으로는 발열, 인두발적, 두통 및 구토 등을 특징으로 하고 흔히 목덜미와 배부의 강직을 동반한다. 경증형에서는 이와 같은 증상만으로 그친다. 그러나 중증형에서는 경증증상의 전구가 있기도 하며 없기도 하고, 중추신경계의 장애, 목덜미 강직, 수액내 세포증가증 및 마비를 특징으로 한다.

회색질뇌염 polioencephalitis

대뇌회백질을 주로 침범하는 염증으로 대부분의 바이러스성 뇌염이 회색질 뇌염의 형태를 보인다.

여러신경염, 다발신경염 polyneuritis

말초신경염 중에서 단발성 신경염과 대립되는 것으로서 주로 척수신경이 좌우 대칭적으로 손상을 받는데 때로는 뇌신경장애도 따른다. 또한 운동마비는 불완전한마비로부터 전신마비까지 여러 경우가 있다. 원인으로는 다수의 전염성 병원균 및 그 독소, 체내독소, 체외로부터의 화학적 독소, 비타민B1의 결핍, 빈혈, 동맥경화, 한랭 등이 있는데 그 밖에도 원인을 알 수 없는 것이 있다.

뇌종양 pyencephalus

뇌종양은 두개골 내에 생기는 모든 종양을 말한다. 발생 부위에 따라 원발성 뇌종양과 전이성 뇌종양으로 분류되며, 원발성 뇌종양은 다시 두 부류로 나뉘는데, 주변의 신경조직을 침윤하는 신경교종과 뇌조직을 침윤하지 않고 압박하는 비교종성 종양으로 나뉜다. 악성도에 따라 악성 뇌종양(악성 신경교종, 뇌전이암)과 양성 뇌종양(뇌수막종, 청신경초종, 뇌하수체종양, 양성 신경교종 등), 뇌종양을 구성하는 세포에 따라 신경교종, 뇌수막종, 신경초종, 뇌하수체종양 등으로 분류된다.

궁둥신경통(증), 좌골신경통(증) sciatica

좌골신경(궁둥뼈신경)에 발생한 압박, 손상, 염증 등으로 인해 좌골신경과 관련된 부위(대퇴부, 종아리, 발 등)를 따라 나타나는 통증을 말한다. 좌골신경과 관련된 통증은 엉덩이에서부터 아래쪽으로 대퇴부와 다리까지 통증이 있을 수 있고 발과 발가락의 통증을 동반할 수도 있다.

좌골신경통은 평생 유병율이 13~40% 정도 되는 것으로 보고되고 있고, 발생은 남녀 간에는 차이가 없다고 알려져 있다. 20대 이전 연령에서는 거의 없지만 나이가 많을수록 발병률이 증가해 40대에서 가장 많고, 50대 이후부터는 빈도가 감소하는 것으로 알려져 있다.

척추갈림증, 이분척추 spina bifida

척추발생상의 결함으로 척추의 융합이 안 된 신경관 형성의 선천기형이다. 따라서 척추의 뒤쪽은 텅 빈 공간으로 남게 되고 그 안에 존재하는 척수는 보호물이 없이 외부에 노출된 상태가 된다.

실신 syncope

뇌혈류량 감소로 인한 일시적 의식소실로 정의된다. 발생이 즉각적이며, 지속 시간이 짧고 회복이 자발적으로 이루어지는 것을 특징으로 한다.

사지마비 tetraplegia

척수신경이 손상을 받아서 신경증세가 발생하여 양쪽 팔과 다리의 움직임이 약하거나 전혀 못 움직이는 상태이다. 척추뼈는 목에서부터 허리까지 있는데 이 속에는 척수라는 신경이 있다. 어떤 원인으로 척추뼈가 골절되거나 뼈가 어긋나면 척수가 손상을 받는다. 뼈에는 이상 없이 척수신경이 손상을 받을 수도 있다. 이 경우에는 손상된 아랫부분이 마비되는데 이는 영구적인 장애를 초래한다.

떨림, 진전 tremor

신체 일부 또는 여러 부분에서 작용근과 대항근이 교대로 혹은 동시에 수축하여 규칙적으로 일정한 빈도를 가지는 굴모양의 불수의 진동운동으로 정의된다.

삼차신경통 trigeminal neuralgia

삼차신경에 병적인 변화가 생겨 얼굴의 감각이상과 함께 씹기 근육의 근력 약화 등의 증상이다. 비교적 흔한 뇌신경통으로 연간 인구 10만 명당 4.5명 꼴로 발생하며, 중년 이후의 여성에서 비교적 흔하다.

Ⅳ. 전문용어(2)

1. 어근

anthrop/o	man, human	인류
gnos/o	knowledge	지식
hyster/o	hysteria	히스테리
narc/o	stupor	혼미
neur/o	nerve	신경
physi/o	physiology, nature	생리학
psych/o, ment/o, phren-	mind	마음, 정신
schiz/o	division	분열, 분할
somat/o, corpor-	body	몸통, 소체
somn/o, hypn/o	sleep	잠, 수면
-mnesia	remember	기억
-philia	abnormal fondness	비정상적 자애
-phobia	abnormal fear	비정상적 공포
-phoria	abnormal feeling	비정상적 감각
-somnia	sleep	잠, 수면
-thymia	ondition of mind	마음의 상태

2. 의학용어

고소공포증 acrophobia

높은 장소에 대해 국한된 공포를 특징으로 한다. 이러한 공포는 지나치거나 비합리적이고, 지속적인 두려움으로 나타난다. 자신이 무서워하는 대상이나 상황을 최대한 피하려 하며, 피할 수 없는 상황이 되면 두려움이 유발된다. 높은 곳에 가면 예외 없이 즉각적인 불안 반응이 나타나고, 심하면 공황발작의 양상으로 나타날 수 있다. 환자 본인은 이러한 공포가 너무 지나치거나 비합리적임을 인식하고 있으며, 일상생활이나 직업적, 사회적 기능에 심각한 지장을 초래할 정도이다.

정동정신병 affective psychosis

들뜸과 우울 어느 것이든 기분의 심한 장애를 특징으로 하는 정신병이다. 여러 형의 조울병에서와 같이 이차적으로 행동이나 사고의 장애를 볼 수 있다.

광장공포증 agoraphobia

광장이나 공공 장소, 특히 급히 빠져나갈 수 없는 상황에 도움 없이 혼자 있게 되는 것에 대한 공포를 주 증상으로 하는 불안장애의 일종이다.

알코올중독 alcoholism

지속적으로 그리고 많은 술을 마셔서 생기는 비정상적인 신체, 정신 상태. 급성중독과 만성중독이 있는데 일반적으로는 장기간의 음주에 의한 만성중독으로 정신적, 신체적인 장애를 남기는 것을 말한다. 증세는, 정신적으로는 이해나 판단능력이 약해지고 사고는 얕고 정리가 되지 않으며 기억, 기명의 능력도 저하된다. 신체적으로는 만성위염, 말초혈관확장, 심장의 비대, 간장애, 신장장애, 다발신경염, 떨림, 평형장애 등의 여러 증세를 수반하는 경우가 많다.

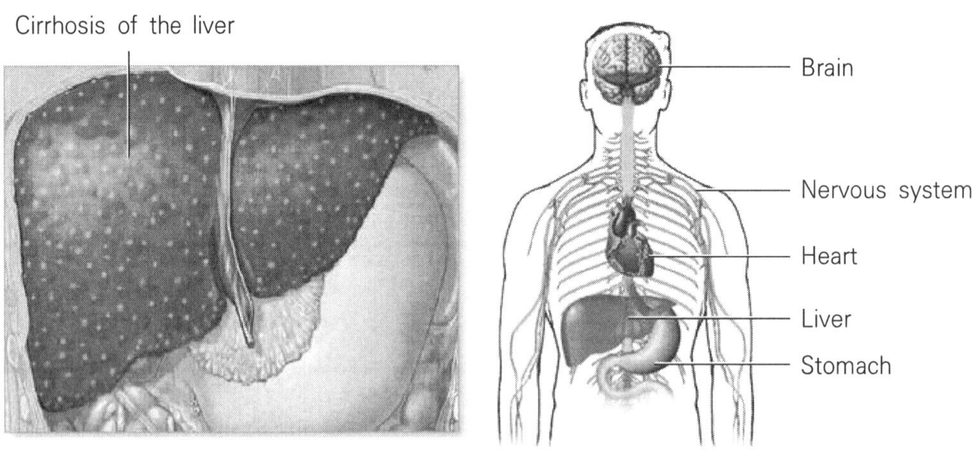

그림 12-12. 알코올중독으로 인한 간경화증과 영향을 미치는 기관

정신박약 amentia

심신의 발달기(대체로 18세까지)에 나타나, 생활상의 적응장애를 수반하는 지적기능의 장애(지능저하)를 나타내는 상태이다. 지능장애의 정도에 따라 약한 정도부터 심한 정도까지 구분된다. 의학적인 치료나 특별한 양호가 필요하다.

기억상실 amnesia

기억을 잃어버리는 것으로 특히 과거에 있었던 일을 생각해내지 못하는 것이다. 뇌의 기질적인 손상에 의할 수도 있고 심리적인 원인에 의한 것일 수도 있다. 전향성 기억상실과 심인성 기억상실 그리고 역행성기억상실이 있다.

불안 anxiety

마음이 조마조마하고 걱정이 있는 것으로 이는 대개 정상적인 반응이다. 그러나 과도한 불안 상태나 걱정이 6개월 이상 지속되는 경우에는 불안장애를 의심할 수 있다.

언어상실증, 실어증 aphasia

말을 하거나 글을 쓰는 것 등 표현력 또는 언어의 이해력이 없어진 상태이다. 운동성 언어상실증 (부로카부위의 손상으로 생기는 언어상실증, 워니케부위가 정상이므로 타인의 말을 잘 이해하지만 자신의 뜻을 표현하지 못한다.)과 감각성언어상실증 (워니케부위의 손상으로 생기는 언어상실증, 부로카부위가 정상이므로 자신의 생각을 잘 말할 수는 있지만 타인의 말을 이해하지 못하고 묻는 말에 대하여 동문서답을 한다.)의 두 가지가 있다.

환청, 소리환각 auditory halluciation

환청은 환각의 일종으로 가장 흔히 나타나는 증상이다. 뇌의 생화학적 물질의 변화모인해 생기는 것으로 알려져 있으며, 그 중 가장 대표적인 물질이 도파민이라는 신경전달 물질이다. 벌레 울음소리, 소음 같은 단순한 잡음부터 뚜렷한 내용이 있는 특정한 사람의 말소리가 들리는 것까지 다양하며, 사람 말소리인 경우에는 일반적으로 간섭하거나, 욕하거나, 명령하는 내용으로 환자에게 불쾌감을 준다. 그러나 환자를 즐겁게 하고 아첨하는 내용도 드물게 있다. 조현증(정신분열증) 환자의 경우 특히 현저하게 나타난다. 환청 때문에 보일 수 있는 행동으로는 다음과 같다. 첫째, 주위에 사람이 없는데도 대화를 나누듯이 혼자서 중얼거리며 말을 한다. 둘째, 뚜렷한 이유 없이 갑자기 울거나 웃는다. 셋째, 주의가 산만하거나 어떠한 생각에 몰두하여 말을 걸어도 즉시 대답하지 못 한다. 넷째, 허공을 보고 무엇이 보이는 것처럼 행동한다.

조짐 aura

간질발작 직전 수초에서 1분 정도 환자가 느끼는 이상한 기분이나 신체적 증상이다. 복통, 두통, 어지럼증 등의 자율신경성 계통조짐, 이상시각, 청각, 후각 등의 감각성 조짐, 손, 발, 입주위의 근육수축 등의 운동성 조짐 그리고 불안, 극치감 등 정신적 조짐 등이 있다.

자폐증 autism

3세 이전부터 언어 표현-이해, 어머니와의 애착 행동, 사람들과의 놀이에 대한 관심이 저조해지는 양상으로 나타난다. 이는 3세 이후에는 또래에 대한 관심의 현저한 부족, 반복행동, 놀이행동의 심한 위축, 인지 발달의 저하 등이 함께 나타나는 발달 상의 장애이며, 전반적 발달장애라는 이름으로도 알려져 있다.

행동요법 behavioral therapy

무의식적 사고나 감정보다 실제 행동양상에 중점을 두는 심리치료법이다. 불안을 제거하고 두려움증을 치료하기 위하여 사용하는 훈련과 반복에 의한 행동양식의 변화와 반응이다.

강박행위 compulsion

전혀 바보스럽고 불합리한 일이라는 것을 알고 있으며서도 어떤 일정한 행위에 내몰려 해버리지 않으면 불안해서 견딜 수 없어 되풀이해서 행하는 것을 말한다. 강박행위는 종종 강박관념에 결부되고 있다. 예를들면 가스의 밸브, 문단속등이 마음에 걸려 몇번이나 가보는 것에서부터 불결공포때문에 피부가 벗겨질 정도로 손을 씻는 것과 같은 병적인 것까지 있고 심해지면 일상생활을 속박해서 본인에게 고통을 준다.

섬망 delirium

신체 질환이나, 약물, 술 등으로 인해 뇌의 전반적인 기능장애가 발생하는 증후군이다. 주의력 저하와 의식 수준, 인지 기능 저하를 특징으로 하며, 그 외 환시와 같은 지각의 장애, 비정상적인 정신운동 활성, 수면 주기의 문제가 동반되기도 한다.

망상 delusion

망상은 사고내용의 장애로 병적인 상태에서 생기는 그릇된 생각이다. 다음과 같은 세 가지 특성을 가지고 있는 잘못된 생각이라고 할 수 있다.

① 확신성 - 강한 확신을 갖는다.

② 정정불능성, 무비판성 - 믿을 수 있는 사람이 경험에 비춰볼 때 그런 일은 있을 수 없다고 설득하고 또 그런 사실이 없다는 증거를 보여줘도 자신의 잘못된 판단을 고치려하지 않는다.

③ 불합리성 - 망상의 내용이 불합리하거나 불가능하다.

치매 dementia

후천적인 뇌기질장애에 의하여, 한번 획득된 지능이 침범된 결과 생긴 불가역적인 지능의 지능저하를 치매라고 한다. 진행마비, 노년치매, 초로기치매(알쯔하이머병, 픽병), 뇌동맥경화증, 한친톤무답병, 두부외상, 간질, 만성알코올중독 등에 의하여 생기게 된다. 뇌의 광범한 기질장애에 의하여, 기억력, 기명력, 사고력, 판단력의 장애를 중심으로 언어, 지각, 감정, 행동 등의 이상도 수반하게 된다.

우울증 depression

우울한 기분에 빠져 의욕을 상실한 채 무능감, 고립감, 허무감, 죄책감, 자살충동 등에 사로잡히는 일종의 정신증세이다. 임상적으로 가장 흔한 정신장애 중 하나로 남자의 2~3%, 여자의 5~9%에서 우울증이 생기며 평생 동안 남자의 10%, 여자의 23% 정도에서 이 병이 생긴다고 한다.

지남력장애, 방향감장애 disorientation

시간, 장소, 환경 따위를 정확하게 파악하는 능력이 없는 상태이고 자신에 관한 인식도 제대로 되지 않고 있는 상태이다. 의식장애, 낮은 지능 따위가 원인이다.

전기충격요법 electric shock(convulsive) therapy

통상 50~60 c/s, 80~110 V의 전류를 양쪽 앞이마부위에 2~3초가량 통전한다. 통전함과 동시에 환자는 의식을 상실한다. 강직성일간대성경련을 일으킨 후 수면상태로 이행하고 20~30분이면 의식을 회복한다. 주당 2~3회, 8~10회를 한주기로 삼는다. 최근에는 약물요법으로 대행함에 따라 시행회수는 점차 줄고 있다. 울병 , 혼미상태, 흥분상태 등에 적응한다.

뇌파검사법 electroencephalography

두피에 전극을 붙여 뇌의 전기적 활동을 기록하는 검사이다. 뇌전증의 진단, 분류 및 치료 경과를 평가하는 데 매우 중요하며 국소적·기질적 뇌병변이나 특이한 파형을 나타내는 신경 질환, 의식 장애 등을 진단하는 데 유용하다. 뇌파검사는 각성 시와 수면 시에 각각 시행하는데 어린 소아의 경우 검사 때 협조가 안 되기 때문에 주로 수면 뇌파를 하는 경우가 많다. 뇌파상 비대칭 소견이 지속되거나 서파가 수면 상태 또는 각성 시에 많이 보이는 경우는 뇌의 기질적 질환을 생각할 수 있다. 뇌전증양 파는 나타나는 종류에 따라 뇌전증의 진단과 뇌전증 증후군 또는 발작형을 분류하는 데 도움이 된다. 장시간 비디오-뇌파 감사법은 임상적 발작과 이상 뇌파 발생을 동시에 평가할 수 있어 진단이 모호한 경우와 뇌전증의 수술 전 평가 방법으로 이용되고 있다.

간질 epilepsy

반복적인 발작을 특징으로 하는 만성적인 뇌 장애로서 동기화된 뇌 활동이 극단적으로 일어날 때 발생한다. 즉 많은 신경세포 집단들의 비정상적이고 동시화된 발화 현상이 원인이다. 뇌전증은 피질 신경세포들이 비정상적으로 동시 발화를 하기 때문에 뇌전도 검사를 통해 진단이 가능하다. 인구의 약 1% 정도가 영향을 받는다.

이상행복감, 이상황홀감 euphoria

실속 없이 겉으로만 상쾌한 기분을 느끼는 상태이며 자발성 감퇴를 수반하는 경우가 많다. 환자는 자기의 형편이나 처지와 걸맞지 않게 기분이 좋아져서 행복감을 느낀다. 이 증상은 인격수준의 저하에 따라 일어난다고 생각되며 전신성 진행마비, 노인성치매, 뇌 외상, 뇌종양 등의 뇌 기질성 질환이나 모르핀, 시너, 알코올 등의 중독에 의한다.

노출증, 성기노출증 exhibitionism

성적 도착증의 일종으로, 반복적으로 낯선 사람 앞에서 자신의 성기, 가슴, 엉덩이 등을 드러냄으로써 성적인 흥분을 강하게 느끼는 행동을 의미한다. 나체로 거리를 활보하는 일, 자신의 성기 사진이나 자위행위 동영상을 배포하는 일 또한 노출증에 속한다.

가족치료 family therapy

정신치료의 하나이고 정신적 또는 정서적으로 장애가 있는 개인에 대해서 그 문제 발생의 원인을 역동적 가족관계에서 구하는 입장에서 개인을 포함한 가족 전체에 대해서 이루어지는 특수한 정신치료이고 한 사람의 치료자 또는 복수의 치료자에 의해서 동시에 합동한 형태로 이루어지는 치료면접이다. 가족이라는 소집단을 대상으로 하는 점에서 가족집단 정신치료라고도 한다.

여성물건애, 물품음란증 fetishism

성도착의 한 가지로 신체 일부인 털, 손, 발, 어깨, 입술 등이나 몸에 걸치는 장식품과 의류 즉 양말, 내의, 손수건 또는 그 상징이 되는 모든 물품을 성애의 대상으로 삼는 것을 말한다. 사랑하는 사람의 상징으로 여성의 물건을 성적으로 만족하는 증세이다.

발열요법 fever therapy

물리적 수단 또는 발열 백신의 주사에 의해서 체온을 높여서 병을 치료하는 방법이다. 고전적으로 유명한 것은 독성이 약한 말라리아 원충을 주사하여 40℃의 열을 10회 이상 오르게 만듦으로써 신경 계통의 매독을 치료하는 방법이다.

초점발작 focal seizure

대뇌피질이 있는 부위의 병소로 인해 부분적 발작증상이 생기는 것이다. 시간은 짧고, 회복도 빠른데 2차적으로 전환해서 대발작이 되는 수도 있다. 초점이 전중심회부근에 있으면 운동성 초점발작, 후중심회 부근에 있으면 지각성 초점발작이 생긴다. 지각성, 청각성, 비각성의 감각성 초점발작도 있다.

대발작 grand mal seizure

간질의 대표적 발작형으로 빈도가 가장 높은 것이다. 돌연한 의식상실과 성문경련에 의한 초기구성하여, 전신근육의 강직경련이 5 ~ 30초 계속되고, 간대경련으로 이행한다. 1 ~ 2분 지나면 경련과정은 끝나고 강한 호기를 가지고 호흡은 회복하나, 전신의 근이완과 혼수는 수분후에 서서히 회복되기 시작한다. 이 때에, 몽롱한 상태를 경과하는 일도 있으나, 대개는 수면으로 이행한다. 경련기에 호흡정지, 청색증, 산동, 대광반사소실, 타액분비항진 등이 있다.

과대망상 grandiose delusions

자신이 아주 위대한 인물이거나 특별한 능력(돈 · 권력)을 가졌다고 여기는 증상이다. 이를테면 자신이 초능력 인간이 되었다거나, 또는 영적인 힘을 지니게 되어 무슨 일이든지 할 수 있다고 믿는 것을 말한다. 이런 증상은 자신의 열등감 · 패배감 · 불안감 등을 보상하기 위해 노력하다가 생기는 경우가 많다.

과대망상인 사람은 자신의 중요성이나 능력에 대하여 확신을 가지고 있기 때문에 함부로 돈을 쓰거나 일을 벌여 경제적 또는 법적 문제를 일으키기도 한다. 조현증이나 기질성 정신장애보다는 조증에서 흔히 나타나는 증상이다. 자신이 유명한 사람의 자손이라고 믿는 혈통망상, 종교적으로 영적인 힘을 지녔다고 믿는 예언자망상 등이 있다. 또 상상이나 공상에 그치지 않고 그 사람의 지나친 상상이나 공상이 자신이나 타인에게 피해를 끼치는 결과에 이르는 증상도 포함된다.

집단정신요법 group psychotherapy

정신장애를 치료하기 위해 심리적 부적응 상태에 있는 사람들을 일정 기간 동안 집단토론 등의 집단활동을 시킴으로써 적응에 도움을 주는 정신 요법이다.

환각 hallucination

환각은 눈이나 귀, 코나 피부 등에 지각되는 실체적 대상이 존재하지 않는 심적 현상을 말한다. 일반적인 환각은 지각되는 감각에 따라 환시, 환청, 환후, 환미, 환촉, 체감환각 등으로 구분한다. 정신분열병 등에 발생되는 경우도 많지만, 사지를 절단한 후 상실된 사지에 동통을 느끼는 환지통 등 정신장애 이외의 요소에서도 나타날 때도 있다. 청각성 환청은 정신분열증, 약물성 정신병, 알코올성 정신병 등에서 나타나는 것 외에 전간발작 시 음악 등이 들리기도 한다고 한다.

최면요법 hypnotherapy

최면의 특성을 이용한 심리요법이다. 최면에 의한 의식의 변성 상태를 이용하여 증상을 완화 시키거나 고통을 줄이는 방법으로 신경증, 심신증, 악습 등을 치료하는데 사용된다.

건강염려증 hypochondriasis

사소한 신체적 증세 또는 감각을 심각하게 해석하여 스스로 심각한 병에 걸려 있다고 확신하거나 두려워하고, 여기에 몰두해 있는 상태이다.

착각 illusion

실제로 존재하는 자극을 잘못 지각하는 것이다. 지각항애의 일종으로 착각과 환각을 합쳐서 망각이라 한다. 착시와 착청이 많으나 착촉, 착미도 있다. 의식 장애가 있을 때, 감정의 변화가 있을 때, 부주의 때, 약물중독일 때 등에 나타난다. 서있는 나무가 유령으로 보이고 옆방사람의 목소리가 자기를 암살하려는 계획으로 들리거나 한다. 소나기 구름이라고 알고 있으면서도 사람의 얼굴로 보이기도 한다.

불면, 불면증 insomnia

수면 시간과 질의 이상이다. 주관적 불면과 객관적 불면이 있으며, 양자가 반드시 일치하지는 않는다. 불면의 종류에는 입면곤란형, 숙면곤란형, 중도 각성형, 조기 각성형 등이 있다. 원인으로서 기계적 불면, 신체질환에 의한 불면, 신경증성 불면, 우울증, 분열증, 조증등의 정신병에 의한 불면, 뇌기질질환에 의한 불면 등이 있다.

인슐린 쇼크 nsulin shock treatment

혈액 속에 인슐린의 양이 지나치게 많아서 저혈당 증상이 나타나 혼수상태에 빠지는 일이다. 인슐린의 과다 투여 따위로 일어난다.

갱년기우울병 involutional melancholia

초로기에 볼 수 있는 정신병으로 보통의 우울증보다 불안이나 고민이 심하며 침착성이 떨어지며 초조와 흥분의 정도가 강하다. 갱년기에 호발 하는 우울증으로 여성에서는 40대 후반, 남성에서는 50대 후반에 주로 나타나며 여성 대 남성의 비율은 대략 3대1 정도이다. 강박적인 성격의 소유자에서 발생하기 쉬우며 전형적인 우울증에서 보이는 비애, 침울 보다는 고민, 불안의 색채가 강하고 침착하지 못하며 초초, 흥분이 두드러지게 나타난다. 자살의 위험이 특히 많은 우울증으로서 전기 치료에 효과가 좋은 편이다.

코르사코프증후군 Korsakoff's syndrome

건망증후군과 같은 뜻으로 사용되는 수가 있다. 방향상실, 기억력장애, 건망(또는 전형건망), 작화증 등을 주증상으로 하는 것을 말한다. 코르사코프 최초로 만성알코올중독예에서 보고한 것으로 이 명칭이 붙여져 있다. 유두체영역에 병변이 있을 때에 나타난다고 한다. 만성알코올중독증, 일산화탄소중독, 두부외상, 뇌혈관장애, 뇌종양 등에서 볼 수 있다.

타성, 메너리즘 mannerism

분열병자 특히 긴장병자의 기묘한 행위나 태도, 어떤 개인에게 특이한 운동이나 습관, 같은 움직임을 반복하는 증상이다.

조증, 조급증 mania

기분이 들떠서 쉽게 흥분하는 상태가 1주일 이상 계속되는 증세이며 정확한 원인이 밝혀지지는 않았지만 뇌신경 세포의 전달 물질이 많아지거나 그 기능이 너무 활발해져서 발생한다. 유전, 호르몬의 변화, 환경적인 요인에 의한 스트레스도 원인이 될 수 있다. 성격적으로는 활동적이고 다혈질적인 사람에게 많이 생긴다. 우울증과 교대로 나타나는 경우도 있다.

멜랑콜리아 melancholia

우울하고 불행한 감정상태로서, 정신적 신체적 활동의 비정상적 억제를 동반한다.

환경요법 milieu therapy

환자가 속한 치료적 공동체를 활용하는 심리치료법으로, 거주환경 내에서 환자 스스로 책임감을 갖도록 타인 및 주변과의 관계를 활용하는 치료법이다.

자기애 narci(ssi)sm

물에 비친 자신의 모습에 반하여 수선화가 된 그리스신화의 미소년 나르키소스에서 유래한 말로 너무나 자기만을 믿고 사랑하는 정신상태를 말한다. 자기의 가치를 높이고 싶은 욕망에서 생기는 자기에 대한 사랑이다.

발작수면, 기면증 narcolepsy

일상 생활을 하다가 갑자기 잠에 빠져버리는 증상을 의미하며 주간 졸음증의 심한 정도를 나타낸다.

악몽 nightmare

강하고 피할 수 없는 공포, 테러, 억압에 대한 느낌이나 극도의 불안을 느기며 대개 자는 사람을 깨우는 급속 안구운동수면 중 발생하는 꿈이다.

강박사고 obsession

자신의 의지에 반해서 전혀 바보스럽고 불합리한 것으로 알고 있으면서도 끊임없이 머리에 떠올라 그것을 생각하지 않으려고 해도 저지할 수가 없는 관념을 말한다. 이를테면 「이 책상은 왜 둥근가」 등으로 되풀이해서 생각하는 것과 같은 것, 종종 강박행위가 뒤따른다. 불합리한 것을 자각하고 있는 점에서 망상과 구별되고 있다. 이 관념은 거의 모두 불안이나 공포를 수반하고 생각하지 않으려는 것은 도리어 불안을 가중한다. 강박신경증에서도 가장 현저한데 조현증(정신분열증), 우울증, 뇌기질장애뒤에도 볼 수 있다.

어린이성애증 pedophilia

사춘기 이전의 어린이들과 성적 접촉을 더 선호하거나 이에 대한 상상을 통해서만 성적 흥분이 일어나는 정신병이다. 환자의 대부분은 남성이지만 드물게는 여성도 있다.

피해망상 persecutory delusions

타인이나 조직, 미지의 힘으로부터 피해를 당하고 괴롭힘을 당해 고통받고 있다고 하는 망상이다. 대인관계에서 인식이나 판단의 실수가 근저에 있다고 본다. 이 망상에 속하는 것으로는 관계망상, 주찰망상, 박해망상, 피독망상, 질투망상, 물리적 영향망상, 귀신망상, 병신망상, 호소망상 등이 있다. 피해망상은 종종 정신병으로 간주되는데, 특히 분열병에서 가장 전형적으로 볼 수 있다. 과대망상과 공존하고 있는 경우도 있다.

소발작, 실신발작, 작은발작 petit mal seizure

간질의 증상이고 대발작에 비교되는 것으로 전조가 없이 갑자기 극히 단시간(1~20초)의 의식상실(결신, 어프선스)이 생기는 발작이다. 뇌파로 3헤르츠의 극파와 서파의 결합 spike and wave complex이 특징이다. 넓은 뜻으로는 유사한 뇌파 소견을 포함해서 (1) 결신발작(순수 소발작) (2) 마이오클로니 발작, (3) 무동발작을 소발작 3형(레녹스의 명명)이라고 한다. 소발작은 어린이에게 많이 발생하고 1일~주 10회에 미치는 것도 있는데 예후는 양호하고 청년기까지 소실하는 예가 많다.

공포증 phobia

특정 대상이나 상황에 대해 국한되어 발생하는 공포를 특징으로 한다. 이러한 공포는 지나치거나 비합리적이고, 지속적인 두려움으로 나타난다. 자신이 무서워하는 대상이나 상황을 최대한 피하려 하며, 피할 수 없는 상황이 되면 두려움이 유발된다. 공포자극에 노출되면 예외 없이 즉각적인 불안 반응이 유발되며, 심하면 공황발작의 양상으로 나타날 수 있다. 환자 본인은 이러한 공포가 너무 지나치거나 비합리적임을 알고 있으며, 일상생활이나 기타 직업적, 사회적 기능에 심각한 지장을 초래할 정도이다. 청소년기 이전에는 유사한 증상이 일시적으로 나타났다 사라지는 경우도 있으므로, 18세 이하에서는 최소한 6개월 이상 지속되어야 공포증 진단의 기준이 된다.

정신분석 psychoanalysis

무의식과 같은 정신의 심층에 있는 내용을 관찰, 분석하는 일로써 프로이트는 무의식 세계에 감추어진 강력한 심리적 과정의 존재를 인식하고 자유연상이나 착오 행위, 꿈의 현상 따위를 분석함으로써 그 내용을 이해할 수 있다고 보았다. 한 개인의 정신적인 측면을 분석하여 정신질환을 진단하고 치료하는 방법으로 환자의 무의식적인 갈등을 분석하고 해석하여 진단, 치료에 이용하는 방법이다.

심리검사 psychological test

한 개인의 지능, 성격 등을 측정하여 그 사람에 대해 보다 심층적이고 분석적인 이해를 돕기 위해 수검자에게 수행하는 일련의 심리학적 측정 절차로, 이를 통해 정신 병리나 개인차를 평가할 수 있다. 심리 검사는 표준화된 방식에 따라 전문적인 교육을 받은 임상가에 의해 수행된다.

성기학증, 성가학병 sexual sadism

성적 대상에게 고통을 줌으로써 성적인 쾌감을 얻는 이상 성행위이다. 프랑스의 문학가 사드에서 유래된 명칭이며 고통을 받음으로써 성적 쾌감을 얻게 되는 마조히즘과 대응된다. 프로이트는 모든 생리적 기능에는 사디즘이 숨어 있으며 마조히즘은 자기 자신에게 행하는 사디즘이라고 말했다. 때로는 성 목표에만 한정시키지 않고 공격적이며 고통을 주는 것에 쾌감을 느끼는 경향을 가리킬 때도 있다.

사회요법 social therapy

정신장애인의 사회적 기능을 개선하고 사회에 복귀시키는 것에 주안을 둔 요법을 말한다.

몽유병 somnambulism

몽유병은 히스테리 증상으로 드물게는 정상적인 젊은 층에서도 볼 수 있다. 야간 수면 중 무의식적으로 일어나 사방을 배회하는 것으로 일정한 시간이 경과 한 후에 비로소 의식을 회복한다.

성전환증 transsexualism

자신의 성과 반대의 성을 가진 것으로 생각하거나 결정하고 그렇게 행동하는 병태나 반대 성으로 살고 싶은 욕망이 있는 증세이다.

Chapter 13
피부계통

[학습목표]

- 피부계통 관련 명칭을 알고 각각 기능에 대한 설명한다.
- 피부계통 접두어와 접미어를 이용하여 만든 용어를 설명한다.
- 피부계통 질환과 검사에 대한 용어를 설명한다.
- 피부계통 관련 병리학적상태를 설명한다.
- 피부계통 관련 외과적 용어를 설명한다.

13장 ‖ 피부계통 Integumentary System

I. 해부생리학적 용어

보호 protection

위험이나 곤란이 미치지 않도록 잘 보살펴 돌봄

감각기관 sensory organ(receptor)

외부의 자극을 받아들이고, 감각기관의 자극 수용기를 통하여 신경자극의 형태로 전환하여 중추신경계에 전달한다. 감각기관은 빛을 인지하는 눈, 냄새를 인지하는 코, 소리를 듣는 귀, 맛을 분별하는 혀, 그리고 피부가 대표적인 감각기관들이며 감각기관 수용기를 통해 뇌의 특정 부위로 전달된다.

온도조절기 temperature regulator

온혈동물이 그 체온을 일정하게 유지하려는 작용

노폐물배출 waste elimination

분비물질의 배설기능

피부 skin

무게를 기준으로 몸에서 가장 큰 기관이며 각질화된 바깥쪽 표피와 혈관이 풍부하게 발단된 내부 결합조직인 진피, 그리고 가장 안쪽의 피하조직의 3층으로 되어 있으며, 피부와 연관된 여러 부속기구(털, 손발톱, 감각수용기, 분비샘)와 함께 피부계를 이룬다. 피부는 몸 안의 여러 기관의 주요한 기능 수행을 위해 몸의 안과 밖의 경계를 이룬다.

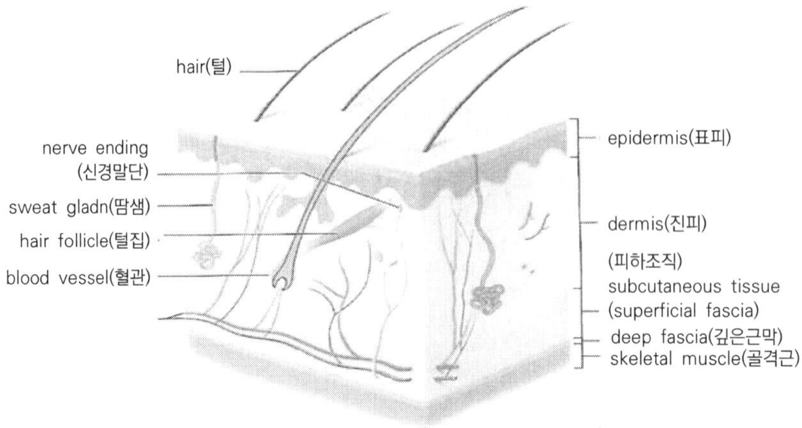

그림 13-1. 피부의 층 및 보조기관

표피 epidermis(cuticle)

피부의 가장 바깥층으로서 외배엽에서 기원하며 혈관이 없는 층으로 0.5 ~ 1.1 mm의 두께를 가진다. 조직학적으로 밖으로부터 각질층, 과립층, 가시층, 기저층으로 되어 있으며 편평상피세포이다. 이 외에 멜라닌세포, 랑게르한스세포, 머켈세포 그리고 부정형 세포가 있다. 기저세포에서 세포분열이 일어나 점차 표면으로 올라가면서 형태가 바뀌고 결국 각질화한다. 부위에 따라 두께가 다르지만 기본적으로 생체보호작용을 하는 것은 같다.

층 layers

거의 일정한 두께의 홑이불 모양의 조직 구조 표피와 같이 어떤 것은 다른 조직을 덮고 있는 것이다.

진피 dermis or corium

척추동물의 표피 밑에 있는 조직이다. 표피와 같이 피부를 형성한다. 진피는 중배엽성의 치밀결합조직으로 다량의 교원섬유 외에 탄성섬유, 혈관, 신경, 평활근섬유 등이 혼합하여 있다. 진피 밑에 소성결합조직으로 이루어지는 피하조직이 존재하지만, 양층의 경계가 분명하지는 않다. 일반적으로 진피는 하등척추동물에서는 얇고, 포유류에서는 두껍다.

또한 포유류에서는 표피에 접하는 면에 다수의 소돌기, 즉 진피유두를 형성하여 표피-진피간의 접촉면적을 증대하는 경향이 있으며, 이 유두를 갖는 진피의 천층을 유두층, 좀더 심층을 망상층이라고 하는 경우가 있다. 진피는 종종 색소 내지 색소포를 함유한다. 진피 속에 형성된 골질을 피골이라고 한다. 또 피부에 큐티클을 갖는 동물에서는 표피를 진피라고 하는 경우도 있다.

털, 손발톱 hair and nails

피부의 부속물. 주로 케라틴으로 구성되어있다.

피하조직 subcutaneous tissue

피부의 최심층이며 소성 결합 조직으로 이루어졌는데, 피부를 근막, 기타 심부에 결합시키고 있다. 또 다량의 지방 조직을 가지고 영양분을 저장하며, 동시에 체온의 발산을 방지하고 있다.

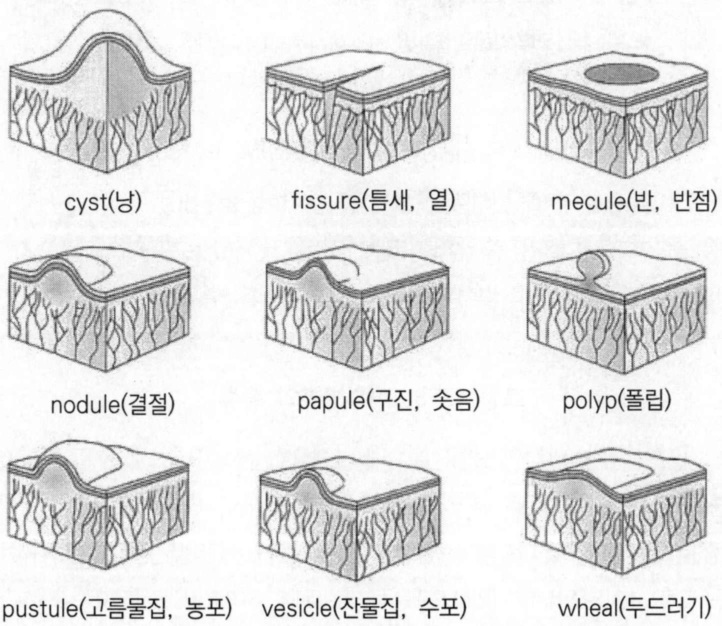

그림 13-2. 피부의 주된 피부병변 종류

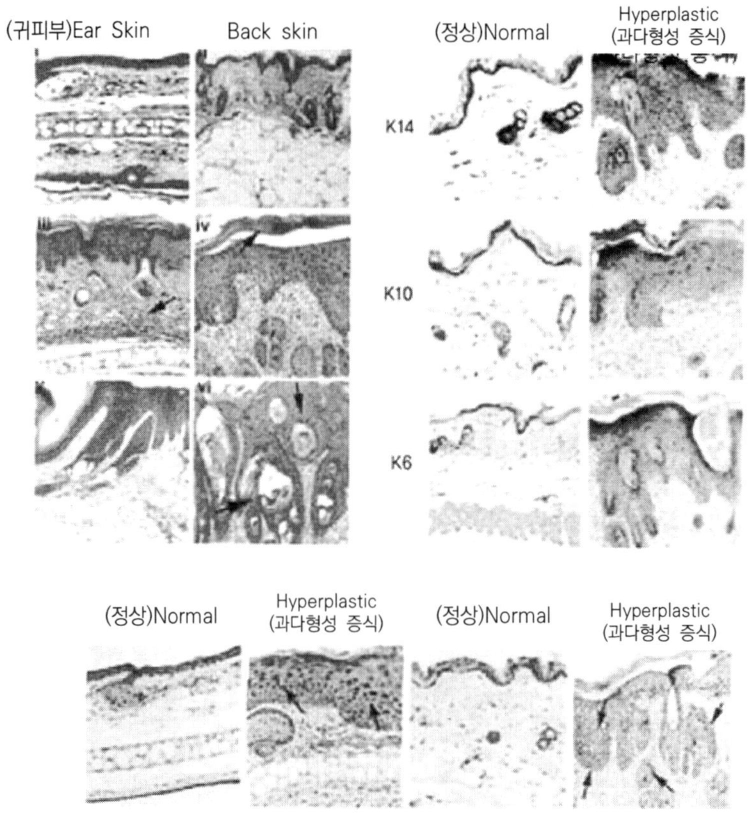

그림 13-3. 피부병변의 종류

II. 전문용어

1. 어근

actin/o	ray	선, 가락열
adip/o, lip/o	fat	지방
albin/o, alb/o, leuk/o	white	백색
caus/o	burns	화상
derm/o, dermat/o, cutane/o	skin	피부
hidr/o	sweat	땀

hydr/o	water	물
kerat/o, corn/i	horny, hard	각질
leuk/o, albin/o, alb/o	white	백색
lip/o, steat/o, stear/o	fat	지방
melan/o	black	흑색
onych/o, ungu/o	nail	손톱, 발톱
seb/o	sebum, sebaceum	피지
squam/o	scale	비늘
syring/o	tube, fistula	관, 통로
trich/o, pil/o	hair	털
vesic/o	vesicle	물집, 수포
xanth/o	yellow	황색
xer/o	dry	건조

2. 해부학적 용어

dermis, corium	진피	stratum corneum	각질층
epidermis	표피	stratum germinativum	기저층
hair	털	stratum granulosum	과립층
papillary layer	유두층	stratum lucidum	투명층
reticular layer	그물층	stratum spinosum	가시층
sebaseous gland	피부기름샘	sweat gland	땀샘
sebum	피지		

3. 의학용어

보통여드름 acne vulgaris

털주머니 기름샘 부분의 만성 염증으로서 병터는 얼굴, 가슴 등에 가장 자주 생긴다. 염증을 일으킨 샘은 작은 핑크색의 구진을 형성하고 그것은 때때로 여드름을 둘러싸기 때문에 흑색의 중심부를 가지며 또는 고름주머니나 낭포를 형성한다.

여드름 acne

여드름은 피부 표면의 모공이 막혀서 생기는 피부질환을 의미하며, 깊숙한 모낭에 염증이 생기면 모낭염이라고 한다. 피지 과다분비 및 모공폐쇠 등의 원인으로 인해 여드름이 발생된다. 보통 사춘기 기간에 발생되며, 사춘기 청소년의 85%에서 관찰된다.

백색증 albinism

멜라닌 세포에서 멜라닌 합성이 결핍되는 선천성 유전질환으로, 피부, 털, 눈에서 모두 증상이 나타나는 눈 피부 백색증과 눈에서만 증상이 나타나는 눈 백색증으로 나눌 수 있다. 눈 피부 백색증은 돌연변이가 일어난 유전자에 따라서 1형에서 4형으로 분류되며 혈액학적이나 면역학적 이상을 동반하는 특정 증후군들도 눈 피부 백색증을 동반할 수 있다.

알레르기피부염 allergic dermatitis

알레르기에 의한다고 생각되는 피부의 염증이다.

탈모, 털빠짐 alopecia

생리적으로 털이 빠지는 일로, 생장기와 퇴행기를 지나 휴지기에 들어간 털은 색소가 엷어지고 윤기가 없으며 모근이 가늘어지게 되어 빠지게 된다.

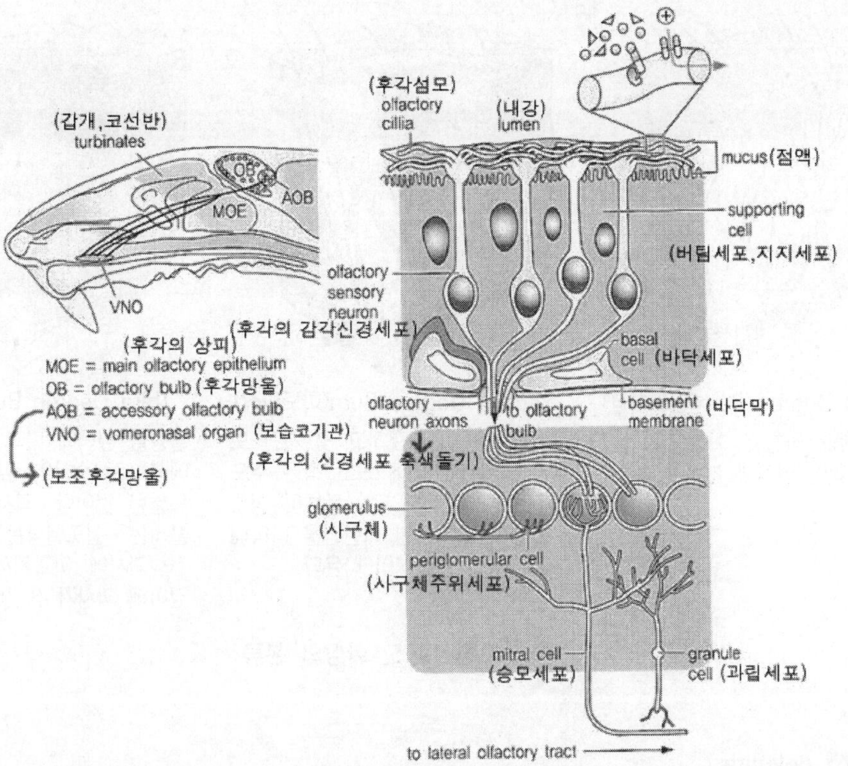

그림 13-4. 피부의 2차 피부병변

화상 burn

불이나 뜨거운 물, 화학물질 등에 의해 피부 및 조직이 손상된 것을 화상이라고 하며, 일반적으로 증상에 따라 1도에서 4도로 구분한다. 정도를 파악할 때는 화상을 입은 넓이와 깊이에 따라 중증도를 결정하며, 화상을 입은 부위와 연령적인 요소를 고려한다.

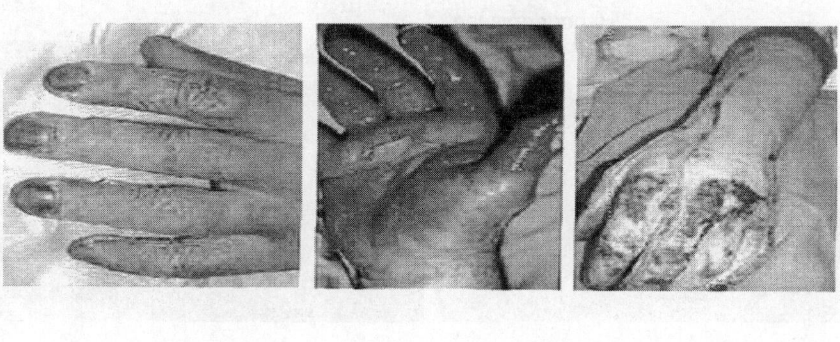

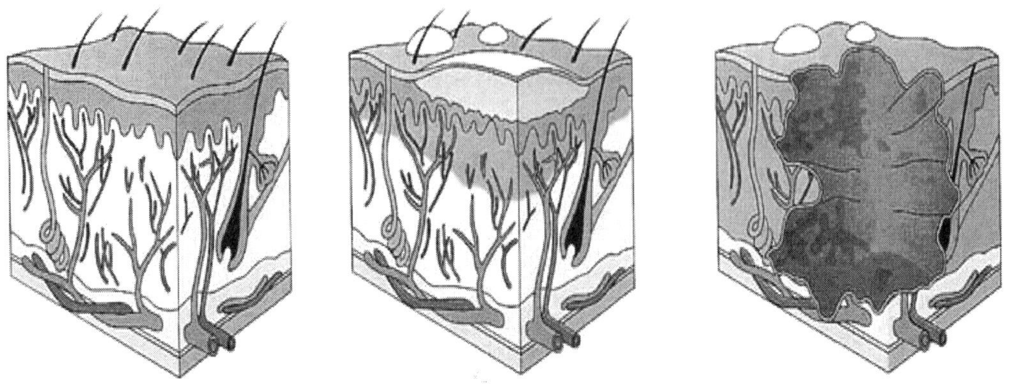

First Degree Burn(일도화상)
표피에만 국한된 화상으로 물집 형성 없이 발적과 부종을 일으킨다.

Second Degree Burn(이도화상)
발적, 부종이 뚜렷하고 몇 시간 또는 24시간 이내에 크고 작은 수포가 형성된다. 작열감, 동통이 심하고 수포가 터지면 미란면을 나타내고 다량의 분비액이 나온다.

Third Degree Burn(삼도화상)
열상을 깊이에 따라 분류하는 방법에서 조직손상이 깊은 진피에까지 도달한 것이다. 괴사성 화상이라고 불리는 삼도열상은 습성괴사에서 건성괴사에 이르기까지 여러 가지 깊이에 괴사가 생긴다.

그림 13-5. 화상의 분류

연조직염 cellulitis

피부 및 연부조직에 발생하는 감염증으로 대부분 세균 특히 A군 용혈성 사슬알균이나 황색포도알균에 의해 발생한다. 현재는 항생제 및 배농술로 대부분 합병증 없이 치료되지만 예전에는 이 때문에 해당 부위를 절단하거나, 생명이 위독해지기도 했던 질환이다. 건강한 성인은 대부분 완치되지만, 면역 기능이 약한 소아나 노인, 그리고 면역이 억제된 환자에게 발생한 연조직염은 방치하면 치명적으로 진행할 수 있는 질환이므로 각별히 주의해야 한다.

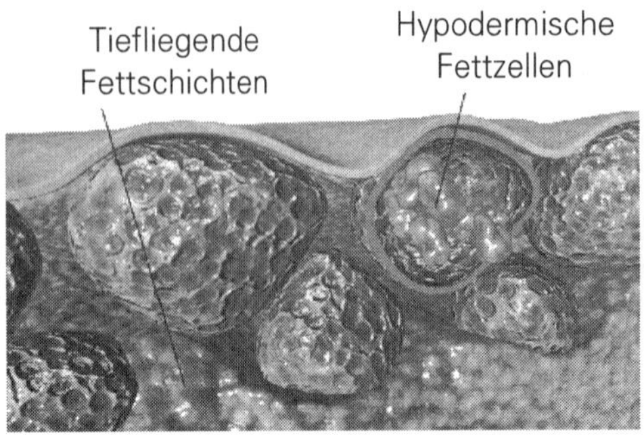

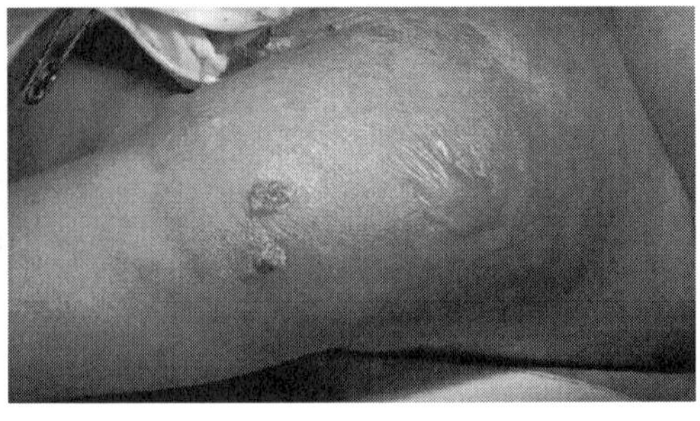

그림 13-6. 연조직염

무감각, 마비 anesthesia

감각을 못 느끼는 증상이다.

땀없음, 무한증 anhidrosis

땀의 분비 능력이 완전히 결핍된 상태를 말한다. 전신성 무한증과 국부성 무한증의 두 가지가 있다. 신경중추의 손상과 질환, 선천적 기형, 피부의 반흔 형성 위축 등이 중요한 원인이 된다.

무좀 athlete's foot

백선균이나 효모균이 손바닥이나 발바닥 특히 발가락 사이에 많이 침입하여 생기는 전염성 피부병으로 Tricbophyton의 종 또는 Epidermophyton floccosum에 의해서 생긴다. 여러가지 형이 있고 그 증상도 여러가지이다.

물집, 수포 bleb

소수포 보다 큰 직경이 0.5 cm가 넘는 물집을 물집, 수포라 말한다. 피부의 세포 사이에나 세포 안에 단백질 성분 띈 묽은 액체가 고여 발생되며, 대부분이 그 표면이 반구 모양으로 솟아오른 상태이다. 여러 가지 모양으로 나타날 수 있으며, 그 표면이 팽팽하거나 쭈글거리게 된다. 얇아서 가벼운 충격에도 쉽게 터져 건조되면 얇은 딱지를 형성한다. 물집이 표피 밑에 깊게 존재하면 팽팽하며 궤양과 흉터로 남을 수 있다.

기미 chloasma

불규칙한 모양, 다양한 크기의 갈색 점이 노출부위, 특히 얼굴에 발생하는 질환으로 태양 광선에 대한 노출, 임신, 경구 피임약 혹은 일부 항경련제 등에 의해 악화될 수 있다. 주로 좌우 대칭적으로 뺨과 이마, 눈 밑에 멜라닌 색소가 침착된다.

흉터 cicatrix

외상이 치유된 후 그 자리의 피부 위에 남는 변성부분을 말한다. 진피로부터 피하조직까지의 결손 즉 창상이나 피부병이 치유된 후 그 조직결손부를 메운 육아조직의 표면을 표피가 덮어서 생긴 면이다. 다소 융기되어 있거나 음푹 패어져 있다. 결합조직이 많고 세포나 모세혈관은 적다.

면포, 여드름집 comedo

여드름의 특징적인 병터로 피지와 지방성분을 함유하고 있는 피부의 융기물을 말한다.

탈모 common baldness

정상적으로 모발이 존재해야 할 부위에 모발이 없는 상태를 말하며, 일반적으로 두피의 성모(굵고 검은 머리털)가 빠지는 것을 의미한다. 성모는 색깔이 없고 굵기가 가는 연모와는 달리 빠질 경우 미용 상 문제를 일으킬 수 있다.

접촉피부염 contact dermatitis

접촉피부염은 외부 물질과의 접촉에 의해 발생되는 모든 피부염을 의미한다. 물이나 세제 등 접촉물질의 자극에 의하여 생기는 원발성 접촉피부염과 접촉물질에 대한 알레르기 반응을 가지고 있는 사람에게만 생기는 알레르기성 접촉피부염으로 분류된다.

미용수술 cosmetic operation

성형복귀, 교정, 흉터의 제거 등에 의해서 환자의 외관을 개선하도록 계획된 방법을 취급하는 성형외과의 한 부분이다. 특히 얼굴 등을 아름답게 하기 위해 피부조직을 재구성하는 외과적 수술이다.

딱지 crust, scab

상처부위의 외측에 신체의 배출물이나 분비물이 건조하여 형성된 딱딱한 고형물이다. 혈청과 고름 또는 혈액의 마른 덩어리로 보통 세균과 표피 부스러기가 섞여있다.

피부칸디다증 cutaneous candidiasis, moniliasis

효모성 진균인 칸디다에 의해 생긴 피부 진균증으로 그 원인균은 대부분이 Candida albicans이다. 본균은 건성피부에도 존재하고 본증의 발생에는 국소의 환경요인 혹은 전신의 감염방어기구가 크게 관여하고 있다. 임상형태는 분아균성지지간미란증, 분아균성간찰진, 유아분아균성홍반, 구각미란증, 칸디다성조이스염, 음낭칸디다증, 범발성피부칸디다증, 만성피부점막칸디다증, 칸디다성육아종 등으로 나뉘어진다.

비듬, 두부지루성피부염 dandruff

두피에서 쌀겨 모양으로 표피 탈락이 발생하여 각질이 눈에 띄게 나타나는 현상이다.

죽은조직제거, 데브리망 debridement

이물, 괴사조직, 오염조직을 상처 또는 감염병터나 그 인접부분에서 제거하고 주위의 건강한 조직을 노출시키는 것이다.

욕창궤양 decubitus ulcer

오랫동안 병상에 있어서 쇠약해진 환자나 뇌척수신경의 장애로 체위를 자유롭게 바꿀 수 없는 환자에게서 볼 수 있으며, 체중으로 압박받는 부위, 특히 뼈가 드러난 곳에서 생기기 쉽다. 부목이나 깁스에 압박받아 생기는 경우도 있다. 압박된 부분의 피부는 혈행이 나빠지기 때문에 처음에는 창백해지고, 주위가 붉어져 압통이 생긴다. 나중에는 수포(물집)가 생기고 더 진행하면 거무스름해지며 괴저를 일으킨 부분은 탈락하고, 궤양을 형성하여 악취가 나는 분비물이 나오게 된다.

박피 dermabrasion

피부 표면에 있는 흉터나 흔적들을 깎아 내어 없애기 위하여 동결한 표피와 필요량의 진피를 기계적 방법을 이용하여 제거하는 것이다.

피부염 dermatitis

습진성 변화를 보이는 것 중 외인에 기인하는 것을 피부염이라 하며, 체내 또는 체외의 영향으로 일어나는 피부의 염증. 발적, 종창, 부종, 수포, 작열, 미란, 소양, 동통 따위의 증상이 생긴다.

피부분절, 피부절편기 dermatome

피부 절편을 채취하는 칼을 말한다.

압시법 diascopy

유리 또는 투명한 플라스틱판이나 보통 편편한 칼날 또는 현미경용 받침유리로 피부에 압착하여 혈관을 비우게 하고 피부가 파랗게 된 후에 피부에 발생한 변화를 관찰하는 법을 말한다.

건성괴저 dry gangrene

세균성 분해를 수반하지 않는 괴저로서 조직은 건조하고 위축된다.

반출혈, 얼룩출혈 ecchymosis

반출혈은 점상출혈보다 다소 크며 보통 1~2cm 정도이다. 조직 안에서 나온 혈액이 표면에서 자색 반문으로 보이는 것을 말한다. 원인으로는 보통 둔기에 의한 타박이다. 비출혈·잇몸 출혈 등을 나타내기도 한다. 출혈반의 크기는 출혈량에 따라 다르지만, 보통 동전만한 크기이고 출혈 직후에는 선명한 자주빛을 보이던 것이 시간이 경과하면서 점차 갈색으로 변하고 황색이 되었다가 차차 엷어지면서 며칠 내로 사라진다.

습진 eczema

습진은 공통적으로 임상적, 조직학적 특징을 보이는 피부 질환을 통칭하는 용어이다. 피부 증상 초기에는 주로 가려움과 물집 구진, 홍반, 부기 등이 관찰되며, 만성기에는 부기, 물집은 줄어드는 대신 피부 주름이 두드러지게 나타나거나 피부가 두꺼워지는 태선화, 비늘, 색소침착 등을 보인다. 일반적으로 피부염과 습진은 동의어로 사용되고 있으나, 피부염은 모든 염증을 지칭하는 용어로 피부염이 습진보다 광범위한 의미를 포함한다.

표피낭, 표피주머니 epidermal cyst

각질화 물질로 가득 채워져 각질화 편평상피를 내면에 가진 낭포로 피부에서 가장 자주 볼 수 있으나 두개관, 뇌, 수막과 같은 다른 부위에서도 발생한다. 표피낭종은 피부 표피로 둘러싸인 각질과 그 부산물을 함유한 낭종으로 진피 내에 표면 표피세포 증식의 결과로 생긴다. 단단한 원형의 진피내종양으로는 크기는 대개 1~5cm 이며 낭종을 절개하면 악취가 나는 치즈모양의 지방질과 연화된 각질이 배출된다. 성인에서 호발하며 얼굴, 목, 몸통에 호발한다.

수포성표피박리증 epidermolysis bullosa

피부와 점막성 세포막에 수포를 일으키는 유전성 결합 조직의 결함이다. 케라틴이나 콜라겐 유전자 돌연변이로 1/50,000의 확률로 나타난다. 피부가 매우 연약해져 작은 물리적 자극이나 외상에도 피부층에 분리가 일어나고 수포가 형성된다. 이러한 경우 피부암의 위험이 증가하고 피부에 영구적 손상이 가해진다.

미란, 까짐, 짓무름 erosion

피부, 점막의 표피가 박리되어 진피나 점막하조직이 노출된 것이다. 피부에서는 찰과상, 수포, 농포 등에 계속해서 일어나며 위, 자궁강부 등의 점막에서는 만성염증, 기계적 자극이 원인이 되어 발생한다. 보통 흔적을 남기지 않고 치유된다.

얕은연조직염, 단독 erysipelas

화농성 연쇄상 구균에 의한 접촉전염성의 피부 및 피하 조직의 질환으로, 전신증상을 동반하는 환부의 발적과 종창을 특징으로 한다. 때로는 소수포성과 병행해서 대수포성 병변을 동반한다.

홍반 erythema

여러 가지 외적, 내적인 자극에 의해서 발생하는 가장 흔한 피부 반응 중 하나이며, 피부가 붉게 변하고 혈관의 확장으로 피가 많이 고이는 것을 의미한다. 작은 혈관들에 혈류가 많아지거나, 혈류가 많아지지 않더라도 주변 조직의 변화로 인하여 작은 혈관들이 우리 눈에 보이는 정도가 될 때 나타난다.

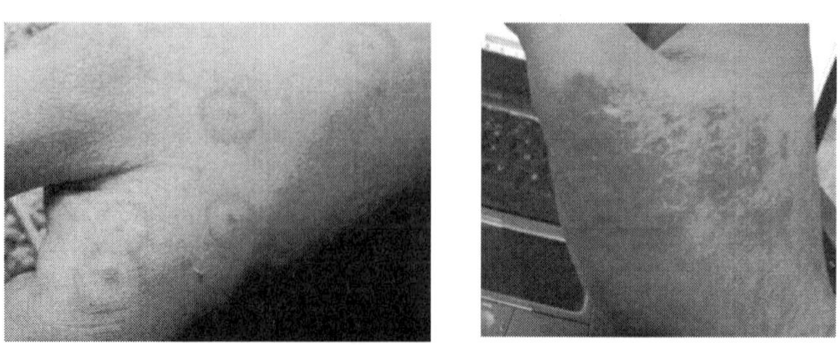

그림 13-7. 홍반

괴사딱지절개, 가피절개 escharotomy

화상 후에 행하는 것과 같이 협착 혹은 수축을 감소시키기 위하여 괴사딱지를 외과적으로 절개하는 것이다.

피진 exanthema

열로 피부에 작은 좁쌀 같은 것이 돋는 것으로 원발진과 속발진으로 나눠어진다. 원발진이라는 것은 홍반, 자반, 백반, 색소반 등의 구진, 결절, 수포, 농포, 낭종, 두드러기가 있다. 속발진은 원발진 또는 다른 속발진에 이어서 생기는 것으로 표피박리, 미란, 궤양, 농양, 파열, 비늘, 딱지, 반흔, 위축을 포함한다.

긁은상처, 줄까짐 excoriation

긁혀서 피부에 상처가 생기는 것처럼 물질이 표재성으로 상실되는 것이다.

털집염, 모낭염 folliculitis

모낭염, 털집염은 대게 피부에 있는 털집의 염증을 의미하며, 포도알균이 피부 털구멍에 감염되어 발생되는 화농성 염증을 말한다.

괴저 gangrene

혈액 공급이 되지 않거나 세균 때문에 비교적 큰 덩어리의 조직이 죽는 현상이다. 원인균은 무산소성균인 클로스트리듐이 가장 많다. 괴사조직의 마름, 젖음 여부에 따라 건성과 습성으로 나눈다.

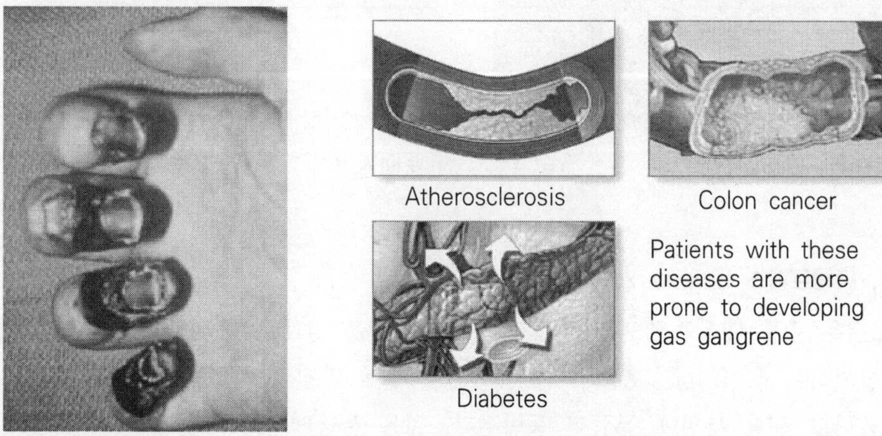

그림 13-8. 괴저

가스괴저 gas gangrene

Clostridium속과 같은 혐기성그람양성 간균감염에 따라서 발생하는 괴사성중독 염증의 일종이다. 외상시 감염하는 경우가 많다. 효소의 작용에 의해서 병소조직내에 가스 기포를 생성한다.

헤르페스 herpes

헤르페스는 집합성의 작은 물집을 특징으로 하는 급성 염증성 피부병이며 헤르페스바이러스 감염에 의한다. 헤르페스라고할 경우에는 단순헤르페스(단순포진)와 띠헤르페스(대상포진)를 말한다. 헤르페스는 피부나 점막 접촉을 통해 감염된다. 바이러스는 피부나 점막에서도 번식하며, 말초감각신경 줄기를 통해 척추 근처의 감각신경세포가 있는 신경절에 자리를 잡아 1차 감염 후 일생을 두고 재발을 유발시킨다. 대부분의 성인에서 이 바이러스에 감염된 적이 있을 정도로 우리의 일상생활과 건강에 매우 밀접한 관계가 있는 바이러스다.

단순포진, 단순헤르페스 herpes simplex

DNA 바이러스인 헤르페스 바이러스 감염에 의해 성기 바깥 부분 및 항문의 피부가 붉게 변하고 물집이 생기며 피부가 짓무르고 헐게 되는 질환이다.

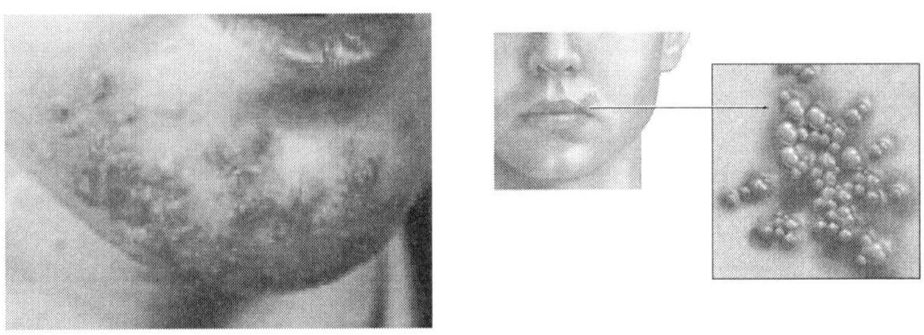

그림 13-9. 헤르페스

대상포진, 띠헤르페스 herpes zoster

대상포진은 수두-대상포진 바이러스가 몸 속에 잠복 상태로 존재하고 있다가 활성화되면서 발생하는 질병이다. 보통 수일 사이에 피부에 발진과 특징적인 물집 형태의 병변이 나타나고 해당 부위에 통증이 동반된다. 젊은 사람에서도 드물게 나타나며, 일반적으로 면역력이 떨어지는 시점인 60세 이상의 성인에게서 발병한다.

인간 면역결핍바이러스 감염 환자 또는 장기이식이나 항암치료를 받아 면역기능이 저하된 환자에게서 흔히 발생되며, 이 경우에는 젊은 나이에도 발병할 수 있다. 대부분의 경우 병적인 증상은 피부에 국한되어 나타나지만, 면역력이 크게 떨어져있는 환자에서는 전신에 퍼져서 사망에 이를 수도 있다.

동종이식, 동종이식편 homografts

어떤 개체에서 동종이지만 유전적으로 다른 개체로의 이식이다. 이식편 제공자와 수용자가 같은 종에 속하지만 각각의 유전적 배경이 같은 것과 다른 것의 2가지 종류가 있다. 전자의 경우는 1란성 쌍생아나 동계 사이의 이식으로 동종동계이식이라 하고, 약한 성염색체관련항원을 제외하면 수용자에게 이 물질이 되는 항원은 제공자의 이식편에는 포함되어 있지 않으므로 기술적 실패가 없는 한 영구적으로 생착한다. 후자는 동종이계이식이라 하며, 일반적으로 동종이식이라고 할 때에는 이것을 가리킨다.

물치료법 hydrotheraphy

물치료법은 채내에 투여하거나 체표면에 투입하는 등, 외부에서 병을 치료할 시 물을 사용하는 것이며, 물을 이용하는 여러 가지 물리 치료 방법을 통틀어서 일컫는 말이다. 전신욕, 물결욕, 기포욕, 냉수마찰, 온도 상승욕, 물찜질 등이 있다.

땀과다증, 다한증 hyperhidrosis

땀과다증은 과도한 땀 분비가 일어나는 것을 말한다. 땀 분비에 따라 국소적 혹은 전신적 다한증으로 분류한다. 국소적 다한증은 신체 일부에서 국소적으로 과도하게 땀 분비가 일어나는 현상으로, 손바닥, 발바닥, 팔다리의 접히는 부분, 겨드랑이(액와부), 서혜부(허벅지가 시작되는 우묵한 부위), 회음부 등에 주로 나타난다. 그 외 이마, 코끝 등에 나타나기도 한다. 정서적 자극에 의한 반응으로 땀이 나는 것은 일반적인 사람이 경험하는 것으로 보통의 경우 별 문제가 되지 않으나 어떤 사람에서는 사회생활에 지장을 줄 정도로 심각하게 나타난다. 전신적 다한증은 피부의 온도 수용체에서 자극이 전달되기도 하지만 대부분 주위의 높은 온도에 의한 외부적 요인이나 질병에 의해 체온이 상승하는 경우를 말한다. 미각 다한증은 대게 자극적인 음료나 음식물을 섭취 후 몇 분 내에 얼굴, 이마, 윗입술, 입 주위, 흉골부, 뺨 등에 땀이 많이 나는 경우를 말한다.

과다각화증 hyperkeratosis

과한각화증은 피부 각질층이 증식되어 인한 비타민 A 결여, 물리적 자극, 과다한 남성호르몬 및 에스트로겐의 자극 등이 원인이 되어 발생한다.

과다색소침착 hyperpigmentation

일반적으로 피부나 손발톱, 구강이나 비강을 둘러싸고 있는 점막 등에 멜라닌 증가에 의하여 색이 검거나 갈색 등을 띠는 피부 증상을 말한다.

털과다증, 다모증 hypertrichosis

털이 과다하게 많이 나는 것으로 선천적인 요인이 대부분이다. 각종 내분비샘 질환 또는 남성 호르몬이나 부신겉질 호르몬제 사용으로 발생되는 후천적인 원인의 작용하는 경우도 있다. 후천적인 원인인 경우 털의 양이 연령이나또는 성에 비해 이상하게 많이 나고 눈에 잘 띄지 않는 체표상 은밀한 부위에서 많이 나타난다. 내분비샘 질병이 원인일 경우에는 치료를 해야하며, 호르몬제 사용에 의한 경우 호르몬제 사용을 중지해야한다.

색소침착저하 hypopigmentation

주위 피부에 비해 상대적으로 피부 멜라닌이 감소하여 피부색이 희게 보이는 상태를 말한다.

비늘증 ichthyosis

건조하고 거친 물고기 비늘과 같은 모양을 특징으로 하는 만성 피부병이다. 케라틴의 과다생성이나 케라틴분자 결합의 결과로 생긴 각질층 비후가 원인이며 보통 이것을 단독으로 사용할 때는 보통 비늘증을 뜻한다.

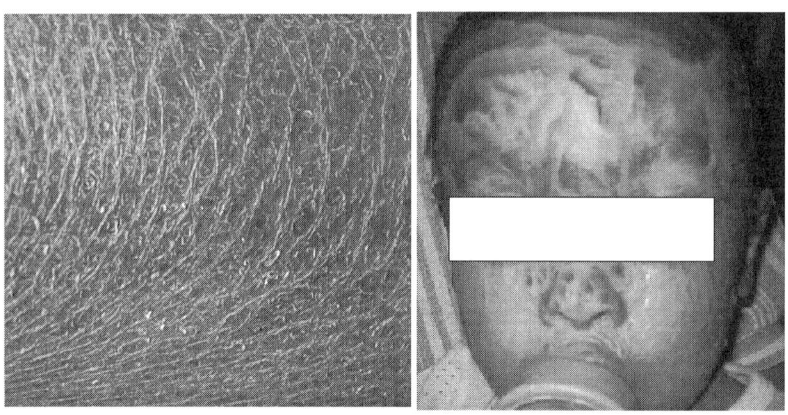

그림 13-10. 비늘증

고름딱지증, 농가진 impetigo

주로 여름철에 소아나 영유아의 피부에 잘 발생하는 얕은 화농성 감염을 말하며, 물집 농가진과 비수포 농가진의 두 가지 형태로 나타난다. 황색 포도알균이 주 원인균이나 화농성 사슬알균에 의해서도 발생한다.

연소성흑색종 juvenile melanoma

양성, 융기성이며 단단하고 핑크색 내지 자적색을 띤 구진이며 대개 약간 낙설성표면을 갖고 일반적으로 얼굴 특히 뺨에 발생하며 사춘기 전에 발병하는 경우가 많다. 조직학적으로 병터가 악성으로 보여 악성흑색종과 오인되어 왔다.

흉터종, 켈로이드 keloid

피부의 결합조직이 병적으로 증식하여 단단한 융기를 만들고, 표피가 얇아져서 광택을 띠며 불그스름하게 보이는 양성종양이다.

털집각화증,모낭각화증 keratosis follicularis, Darier's disease

가렵고 가피를 동반한 사마귀 모양의 구진으로서, 보통 몸통, 겨드랑이, 목, 얼굴, 귀에 대칭적으로 발생한다.

나병 leprosy

나균에 의하여 감염되는 만성 전염성 난치병이다. 피부에 살점이 불거져 나오거나 반점 같은 것이 생기고 그 부분의 지각이 마비되며 눈썹이 빠지고 손발이나 얼굴이 변형되며 눈이 잘 보이지 않게 된다. 나병은 호산성 막대균인 나균에 의한 만성 전염병으로 피부와 말초신경을 침범하여 발생되는 질병이다. 일반적으로 인도에서 발견되며, 우리나라에도 있는 질병이다. 병형 분류로서 나병종형, 결핵나병, 경계나병 그리고 부정나병이 있다. 감염은 고름, 콧물, 침에 직접 접한 경우에 나타난다. 증상으로는 나병종형은 침윤, 결절, 홍반, 탈모이며, 결핵나병형은 경계가 명확한 홍반, 신경증상으로서 지각이상, 신경비후, 발한장애, 팔다리의 변형이 특징이다. 구강영역에서는 혀, 입술, 치은에 결절성 홍반을 동반한다.

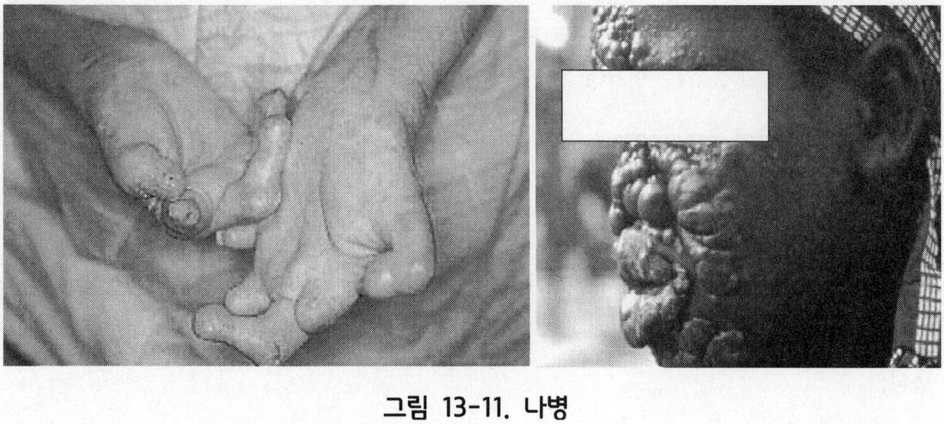

그림 13-11. 나병

백색피부증, 백피증 leukoderma

피부에 흰 반점 즉 색소탈실반이 생기는 병증으로, 간기가 울결되고 기혈이 부족하거나 풍습이 서로 얽혀 기혈이 조화되지 못하여 생기는 병증이다.

태선화 lichenification

표피 전체와 진피의 일부가 가죽처럼 두꺼워지는 현상으로 피부는 광택을 잃고 유연함이 없어지며 딱딱해지고 피부 주름이 뚜렷해진다. 만성 단순태선, 아토피 피부염, 결절성 가려움 발진 등의 만성 가려움증 피부병에서 흔하다.

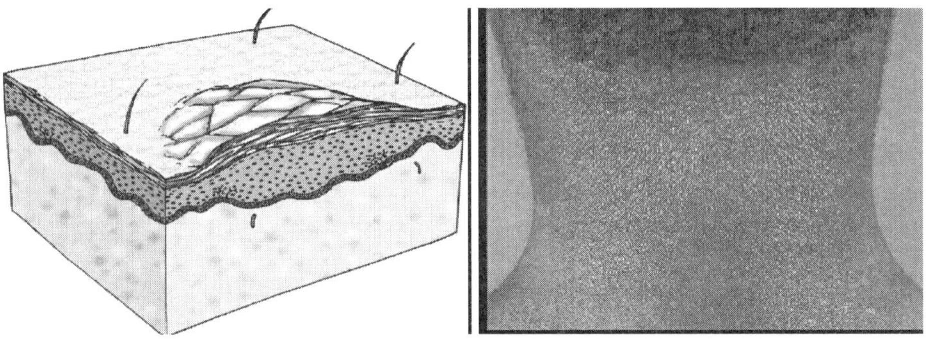

그림 13-12. 태선화

반,반점 macule

피부 표면에 대개 원형이나 타원형으로 색깔 변화만 있는 것을 가리킨다. 융기나 함몰은 없으며 경계는 명확하나 주변으로 갈수록 색이 차차 흐려지기도 한다. 색 변화의 정도와 양상에 따라 홍반, 자반, 갈색반, 청색반, 과다색소침착 또는 색소침착저하 등의 다양한 형태로 나타날 수 있다. 보통 크기가 작은 경우 반점(macule)이라 칭하고, 직경이 0.5 cm 보다 큰 경우는 반(patch)이라 부른다.

악성흑색종 malignant melanoma

피부에 발생하는 악성흑색종은 주로 표피의 기저층에 산재하여 있는 멜라닌 세포에서 발생한다. 멜라닌세포의 악성종양으로서 멜라닌세포가 존재하는 곳에는 어느 부위에서나 발생할 수 있으나 피부에 가장 많이 발생한다. 흑색종은 이 멜라닌세포 또는 기존에 존재하는 모반세포(점을 구성하는 세포)의 악성 형질변환으로 정의할 수 있으며 악성도가 높다.

멜라닌피부증 melanoderma

정상적으로 존재하는 멜라닌세포에 의한 멜라닌생성의 증가 또는 멜라닌세포수의 증가에 의해서 피부의 멜라닌량이 정상이상으로 증가해서 색소반을 생성 하는 것을 말한다.

흑색종 melanoma

멜라닌 색소를 생산하는 멜라닌 세포로부터 유래된 암종이다. 신경능세포에서 유래된 멜라닌 세포는 피부와 모공 뿐만 아니라 몸 안의 다양한 조직에 퍼져 있으며 흑색종 역시 대부분의 경우 피부에서 발생하나 안구, 점막, 중추신경계 등에서도 발견된다. 흑색종은 현재 지속적으로 발생빈도가 높아지고 있는 암이며 특히 멜라닌 색소가 부족한 백인에서 높은 발병율이 보인다. 조기 발견과 치료가 이루어지지 않을 경우 전이로 이어질 수 있으며 이럴 경우 예후가 좋지 않다.

습성 괴저 moist gangrene

괴사조직이 부패균의 감염으로 부패하고 더러운 검붉은 색을 나타내 악취를 풍기며 액성성분이 많은 것이다. 폐, 자궁등에서 보게 되는 경우가 많다.

괴사용해 necrolysis

괴사에 의한 조직의 파괴와 용해를 말한다.

지방층염 panniculitis

모든 지방층의 염증이나 주로 피하지방층의 염증을 의미한다.

구진, 솟음 papule

피부면에서 반구상, 원추상, 때로는 편평하게 융기하는 피진을 일컫는다. 색조는 대개의 경우 홍색을 띠는데, 황색조, 갈색조, 흑색조 그리고 정상피부색인 것도 있다. 육안적 관찰에서 구진의 내부에 장액을 넣은 것처럼 보이는 것을 장액성 구진이라하고 내용이 충실한 것을 충실성 구진이라고 한다.

손발톱주위염 paronychia

원위 및 외측손발톱주름의 염증을 말한다.

이감염증 pediculosis

머릿이, 몸이 및 사면발이에 의하여 각각 머리, 몸, 두덩 부위에 발생한다. 감염은 개인위생이 청결치 못하거나 주거 환경이 불량한 경우 발생되기 쉽다.

점출혈 petechia

피내 또는 점막하의 출혈에 의하여 생기는 직경 1mm이하의 약간 돋아 오른 원형의 자적색의 출혈로 대개 모세혈관의 파열에 의한다.

땀구멍각화증, 한공각화증 porokeratosis

우성유전의 질환이고, 임상적으로는 원형내지 타원형의 각화성 변연융기를 나타내며, 중앙부는 위축성으로 함몰하는 피진이 사지신측, 안면에 자주 발생한다. 조직학적으로는 부전각화각판의 기둥 cornoid lamella가 개재하는 특징을 지닌다. 난치성으로 유극세포암이 발생하는 수도 있다.

건선, 마른비늘증 psoriasis

은백색의 비늘로 덮여 있고, 경계가 뚜렷하며 크기가 다양한 붉은색의 구진이나 판으로 주로 구성된 발진이 전신의 피부에 반복적으로 발생하는 만성 염증성 피부질환으로, 조직 검사상 표피의 증식과 진피의 염증을 특징으로 하며, 인구의 1 ~ 2%의 빈도로 나타난다.

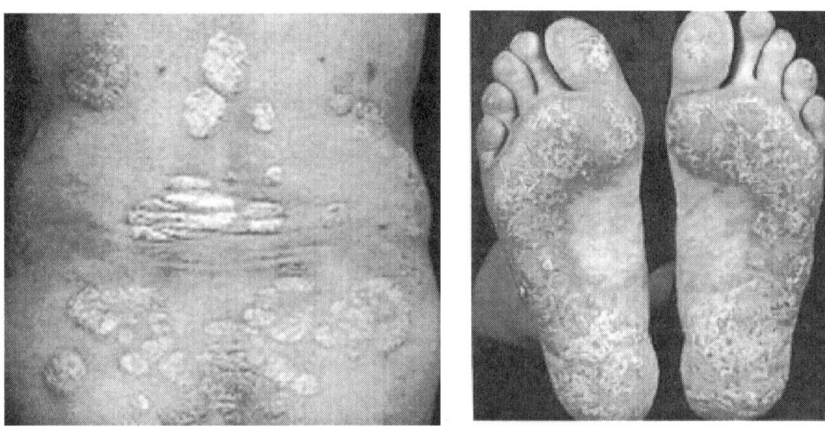

그림 13-13. 건선

자색반, 자색반병 purpura

진피층으로 적혈구의 유출이 발생하여 피부가 붉은색이나 보라색으로 변색되어 해당 부위를 압박하여도 색이 변하지 않는 상태를 말한다. 자반과 점상 출혈은 같은 병변이며 크기에 따라서 직경이 3 mm 이상이면 자반, 3 mm 미만을 점상 출혈이라고 부른다. 구진성 홍반을 보이는 경우, 즉 자반이 생긴 피부가 주위보다 솟아오른 경우 촉지자반이라고 하며 이는 혈관에 염증이 있음을 말해준다.

고름물집, 농포 pustule

고름을 포함한 피부의 작은 융기로 모양은 수포와 비슷하며 단일 또는 군집으로 생긴다. 이들은 처음부터 고름물집으로 생기기도 하나 구진과 수포로부터 생기기도한다.

가려움증 pruritus

가려움증은 피부를 긁거나 문지르고 싶은 충동을 일으키는 불쾌한 감각으로 가장 흔한 피부증상이다. 다양한 요인으로 발생되며, 증상은 개인 감각에 따라 다양하게 나타난다.

고름피부증, 화농피부증 pyoderma

피부의 화농성 질환을 말한다.

발진 rash, eruption

피부나 점막에 돋아난 작은 종기를 지칭한다. 보통 일시적으로 피부가 붉어지면서 염증과 부종을 동반한다. 많은 질환에서 발진을 동반하며 대표적으로 홍역, 수두, 농가진 등의 감염과 약물 알레르기에서 발진이 나타난다.

백선, 버짐 ringworm

피부사상균에 의해 발생하는 피부병으로 둥근 색소반위에 소수포 혹은 비늘이 덮여있다.

흉터 scar, cicatrix

질병이나 손상에 의해 손상되었던 피부가 치유된 흔적이다. 흉터에는 몇 가지 종류가 있으며 위축흉터, 표면이 융기된 양상을 보이는 비대흉터와 켈로이드, 그리고 그 외의 흉터들로 구성된다. 이들 중에 비대흉터나 켈로이드는 가렵거나 따갑고 아플 수 있다.

일광각화증 solar keratosis

윤곽이 뚜렷한 적색내지는 정상 피부색의 편평하거나 융기한 사마귀모양 또는 각질증식으로서 편평세포암종으로 발전할 가능성이 있다. 보통 중년, 노년에 많으며 특히 피부가 흰 사람에게 발생하며 일광에 과도로 노출해서도 발생한다.

지방종, 피지낭종 steatoma, sebaceous cyst

피부 진피층에 주로 다발성으로 나타나며 피지선 소엽을 포함한 낭종 질환이다.

매독 syphilis

스피로헤타과에 속하는 세균인 트레포네마 팔리듐균에 의해 발생하는 성병이다. 매독균은 성관계에 의해 주로 전파되지만 모체에서 태아에게로 전파되는 경우도 있다. 병의 전파는 성관계를 통해 이루어지지만 전반적인 신체 장기에 염증성 질환을 일으킬 수 있다.

땀관종, 한선종 syringoma

땀관종은 에크린 땀샘의 분비관에서 기원한다고 알려진 양성종양 중 하나이다. 일반적으로 사춘기 이후 여성에게서 잘 발병하며 동양인에게 더 흔하게 나타난다. 호발 부위는 눈 주위, 뺨, 이마이며, 그 외 다른 얼굴 부위나 목에도 발생하며, 드물게는 몸통, 생식기 및 사지에 발생한다. 대부분은 다발성으로 발생하며, 대칭적으로 산재하는 양상으로 분포하지만, 단독 또는 편측성, 군집성, 범발성으로 발생하는 사례도 드물게 보고되고 있다. 피부 위로 융기된 1 ~ 3 mm 정도 크기의 피부색 또는 홍갈색의 구진 형태로 발생하며, 보통 특별한 증상은 없다고 알려져 있다.

백선증 tinea

피부의 많은 여러 종류의 표재성 곰팡이 감염에 주어진 명칭이다. 특징적인 외관이나 원인균 또는 부위에 따라 통상 수식하는 말로서 부르고 있다. 일반적으로 버짐이라고 부른다. 둥근 색소반위에 소수포 혹은 비늘이 덮여 있다.

어루러기, 전풍 tinea versicolor

말라세지아라는 효모균의 감염에 의해 발생하는 표재 곰팡이증으로 가슴, 등, 겨드랑이, 목 등에 많이 생기며 연한 황토색, 황갈색, 붉은빛을 띠는 다양한 크기의 각질 같은 인설반이 발생한다.

저림 tingling

한랭 또는 신경에 대한 충격에 의하거나 또는 중추 말초신경계의 여러 가지 병의 결과로서 생긴 얼얼한 감각이다.

담마진 urticaria

평탄하거나 다소 팽융된 발진을 일시적으로 나타내는 피부의 혈관성 반응이다. 주위 조직보다 붉은 듯하거나 창백함을 띠며 때때로 심한 가려움을 가져오고 발진은 2일 이상 길게 계속되는 일은 드물지만 만성적으로 지속되기도 한다. 원인은 어떤 종류의 식물, 약물, 감염, 감정적 스트레스 등이다.

잔물집, 수포, 소수포 vesicle

직경 0.5 cm 이하의 맑은 액체를 포함하는 물집을 말하며, 직경이 0.5 cm 보다 클 경우 수포(물집)이라고 한다. 원인이 되는 질환에 따라 집단으로 분포하기도 하며 일렬 또는 불규칙하게 분포하기도 한다. 소수포는 처음부터 소수포로 생기거나, 구진이나 반점에서 생길 수 있으며 수포와 농포로 변하는 등 여러 가지 형태의 과정을 거칠 수 있다.

사마귀 warts, verruca

피부 또는 점막이 사람 유두종 바이러스(human papilloma virus, HPV)에 감염되어 발생하는 질환으로, 표피의 과다한 증식이 일어나 임상적으로는 표면이 오돌토돌한 구진(1 cm 미만 크기로 피부가 솟아오른 것)으로 나타난다. 어느 부위의 피부에나 발생할 수 있으나 노출 부위인 손, 발, 다리, 얼굴 등에 주로 발생하고, 성 접촉을 통해 성기에도 발생할 수 있다.

팽진 wheal

평탄하거나 다소 부풀어 오른 발진을 일시적으로 나타내는 피부의 혈관성 반응이다. 주위조직보다 붉은 듯하거나 창백함을 띠며 때때로 심하게 가려움을 호소하며 발진은 2일 이상 길게 계속 되는 일은 드물지만 만성적으로 지속되기도 한다.

우드등검사 wood' light examination

자외선 파장을 이용해 병변부위에 조사하는 방법이다. 머리덮개 곰팡이감염과 홍색음선 진단을 위해 광범위하게 사용된다. 이 빛은 머리백선과 같은 곰팡이에 감염된 머리가 밝게 형광화 되게 한다.

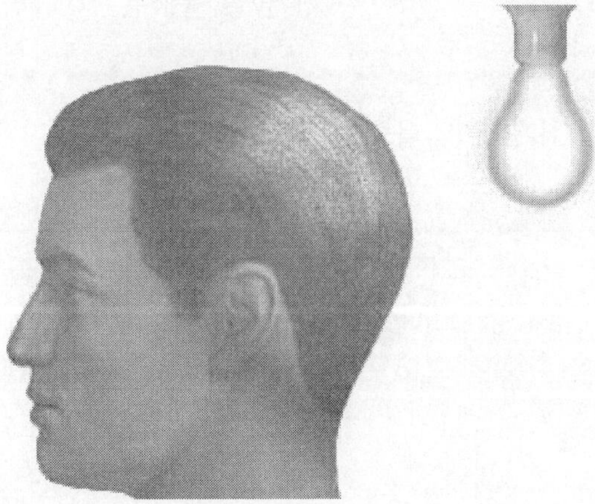

그림 13-14. 우드등

피부건조증 xeroderma

건조함으로 인해 불편감을 느낄 수 있는 피부의 상태를 의미한다. 또한 피부에 수분이 정상의 10% 이하로 부족한 상태를 가리키며, 임상적으로는 약간의 붉은 반점과 열창이 있으면서 비늘을 보이고 표면이 거친 피부 상태를 말한다.

Chapter 14
시각계통

[학습목표]

- 시각계통 관련 명칭을 알고 각각 기능에 대한 설명한다.
- 시각계통 접두어와 접미어를 이용하여 만든 용어를 설명한다.
- 시각계통 질환 검사에 대한 용어를 설명한다.
- 시각계통 관련 병리학적 상태를 설명한다.
- 시각계통 관련 외과적 용어를 설명한다.

14장 ▮ 시각계통 Visual System

I. 해부생리학적 용어

흰자위막, 공막 sclera

공막은 표면이 희고 눈의 흰자위를 구성하며, 안구를 보호하는 기능을 하는 기관이다. 눈의 움직임을 유도하는 근육이 연결되어 있고 조직이 매우 치밀하게 구성되어 눈이 공처럼 유지되도록 기능하며 외부 충격으로부터 눈 보호해 역할을 담당한다.

이음막, 결막 conjunctiva

안구와 눈꺼풀을 결합하는 점막으로 각막과 더불어 안구가 외계와 접하는 경계부를 이루는 점막조직이며 전체적으로 눈꺼풀 틈새를 경계로 하나의 낭을 형성한다. 안검결막과 안구결막으로 나뉘며 양자의 이행부에 구석결막이 있다. 또 각막과 안구결막의 이행부를 각막연이라 하고 그 부분의 결막을 윤부결막이라고 한다. 결막에는 모세혈관망과 림프관망이 발달해 있으며 감각신경섬유도 많이 분포한다. 따라서 작은 이물에도 민감하며 곧 다량의 눈물을 분비하여 씻어낸다. 결막은 외계와 직접 접해 있어 자극을 받기 쉽고 병에 걸리기 쉽다. 결막을 만지면 안검을 신속히 닫는 결막반사가 일어나는 것은 병에 대한 방어작용이다.

얼킴막, 맥락막 choroid

안구의 망막과 공막 사이에 있는 혈관층으로, 망막 외층에 산소와 영양을 공급한다. 모양체, 홍채와 함께 포도막을 형성하며, 동공에 의해 앞쪽으로 뚫린다.

홍채 iris

망막은 안구를 구성하는 세 개의 층인 안구 섬유층, 안구 혈관층, 안구속층 중 중간층인 안구혈관층에는 맥락막, 모양체, 홍채로 구성되어 있다. 홍채는 수정체 앞에 위치하는 동공 주변의 조직으로 수축과 이완의 반족 작용을 통해 동공의 크기를 조절된다.

동공의 크기 변화는 눈으로 들어오는 빛의 양을 조절해 준다.

동공 pupil

동공은 홍채의 중심에 위치한 둥근 모양의 빈 공간으로 이 부분을 통하여 외부의 빛이 망막까지 전달된다. 동공이 검게 보이는 원인으로는 동공을 통해 눈의 망막에 도달한 빛이 망막에 흡수, 반사되어 반사되는 빛이 미미해지고 상대적으로 어둡게게 보이는 현상이다.

수정체 lens

수정체는 눈 안의 앞부분에 있는 구조물로서 양면이 볼록한 렌즈로서 무색 투명한 구조이며, 빛을 모아주는 역할을 한다. 두께 조절을 통해 멀리 있는 물체와 가까이 있는 물체의 초점이 망막에 정확하게 형성 해 주는 기느을 한다.

방수 aqueous humor

눈의 각막 뒤와 홍채 사이의 공간이나 홍채 뒤와 수정체 사이에 들어있는 액체이며 눈알 안의 영양과 일정한 압력을 유지하는 작용을 하는데 이것이 많아지거나 배출 작용에 장애가 생기면 녹내장을 일으킨다.

유리체방 vitreous humor

안구 내에 존재하는 구조물로써 수정체의 뒷부분부터 망막에 이르는 부위를 말한다. 안에는 유리체액이 가득 차 있으며 투명도가 유지되어 명확한 시력이 가능하도록 한다.

망막 retina

망막은 안구의 가장 안쪽을 감싸고 있는 투명한 신경조직이며, 안구 내로 흡입된 빛은 망막의 내층을 통과하여 망막의 시세포에 감지된다. 시세포는 빛 정보를 전기적 정보로 전환하고 이 정보는 망막 내층의 시신경을 통하여 뇌로 전달된다. 이러한 과정을 통하여 사물을 확인할 수 있다.

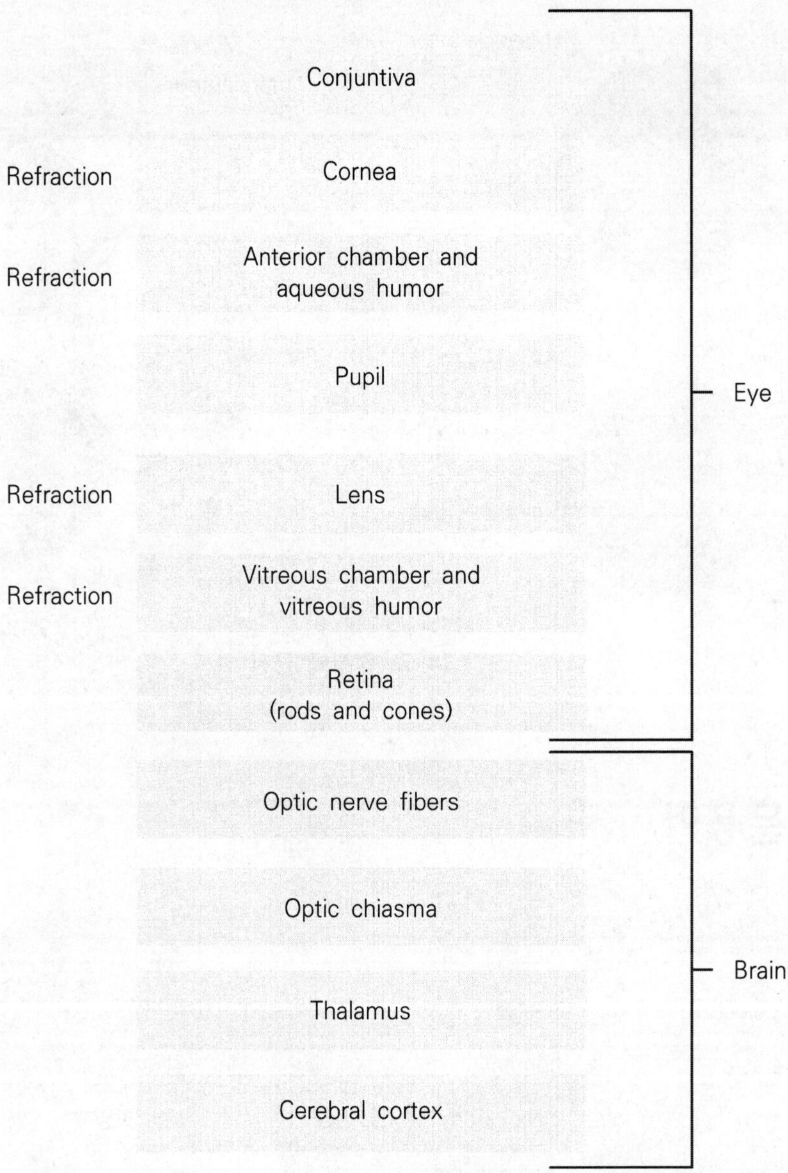

그림 14-1. 빛의 전달 경로

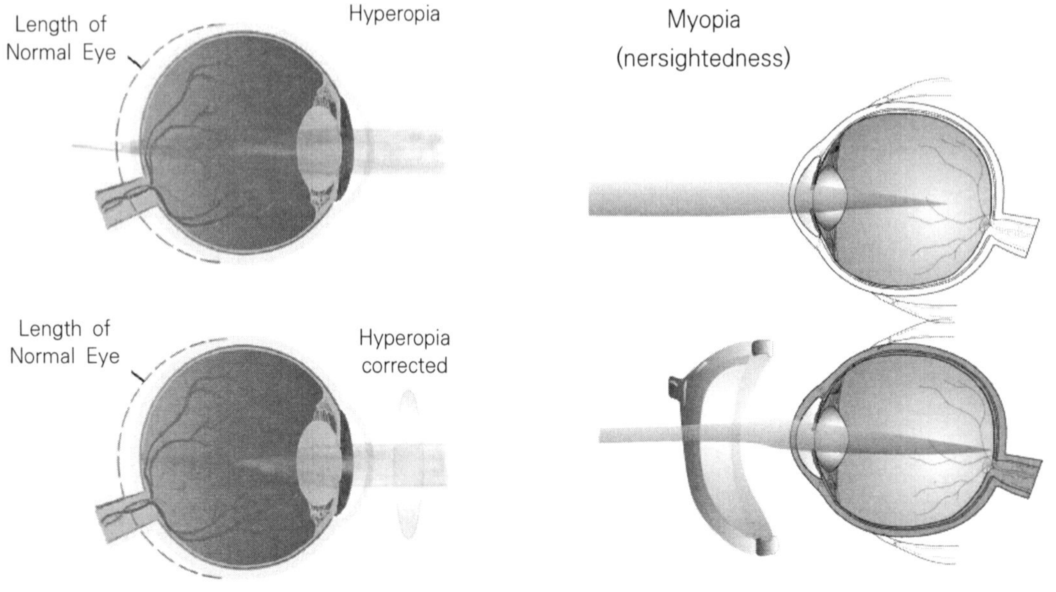

그림 14-2. 원시와 근시

II. 전문용어

1. 어근

blephar/o, palpebr/o	eyelid	눈꺼풀
corne/o, kerat/o	cornea	각막
cycl/o	ciliary body of the eye	눈의 모양체
dacryocyst/o	lacrimal sac	누낭
dacry/o, lacrim/o	tears, lacrimal duct	눈물관
ir/o, irid/o	iris	홍채
kerat/o, corne/o	cornea , horny tissue	각막
lacrim/o, dacry/o	tear, lacrimal duct	눈물관
opt/o	eye, vision	눈

phac/o, phak/o	crystalline lens	수정체
phot/o	light	빛
presby/o	old age	노년
pupill/o, cor/o	pupil	동곤
retin/o	retina	망막
scler/o	sclera	공막, 흰자위막
tars/o	edge or the eyelid	눈꺼풀의 가장자리
typhl/o	blindness	실명

2. 해부학적 용어

aqueous humor	방수	lacrimal gland	눈물샘
blind spot	맹점	macula lutea	홍반
canthus	눈구석, 안각	Meibomian gland	마이봄샘
choroido	맥락막	optic disc or optic papilla	시각신경원반
ciliary body	섬모체	orbit	눈확, 안와
cilium	속눈썹	posterior chamber	뒷방, 후방
conjuctiva	결막, 이음막	pupil	동공
cornea	각막	retina	망막
crystalline lens	수정체	sclera	공막, 흰자위막
eyelid	눈꺼풀, 안검	tarsal plate	눈꺼풀 판
fovea centralis	황반중심와	uvea	포도막
iris	홍채	vitreous body	유리체

3. 의학용어

완전색맹 achromatopsia

태양의 스펙트럼 전체가 무색 즉 회색대로 보이는 상태이다. 원뿔과 막대의 두 가지 형으로 일어나며 황반중심오목의 기능이 있는 경우와 없는 경우가 있다.

흑암시 amaurosis

녹내장이 진행하여 생기는데, 겉으로 보아서는 별다른 이상이 없어 보이지만 물체를 전혀 볼 수 없는 질병이다. 뇌졸중의 한 증세로 나타나는 일과성 흑암시는 순간적으로 한쪽 눈이 보이지 않거나, 커튼이 위에서 내려오는 듯한 시력장애가 일어난다. 레버 선천성 흑암시는 선천적으로 매우 약한 시력이나 시각장애를 가지고 태어나는 것으로, RPE65라는 유전자의 결함으로 인한 것으로 알려져 있다.

약시 amblyopia

교정시력(안경이나 콘택트렌즈 등으로 교정한 시력)이 잘 나오지 않는 상태로, 시력표에서 양쪽 눈의 시력이 두 줄 이상 차이가 있을 때 시력이 낮은 쪽을 약시라고 한다.

약시경 amblyoscope

약시의 눈을 시각에 참여시키도록 훈련시키거나 증강시키기 위한 기계이다.

동공부동 anisocoria

생리적 또는 병적상태에서, 좌우동공의 크기차이가 0.3mm 이상인 경우를 말한다.

난시 astigmatism

각막이나 수정체 등 안광학계의 굴절이상으로 눈 안에 입사하는 평행광선이 초점을 만들지 못하는 상태이다.

눈꺼풀염, 안검염 blepharitis

눈꺼풀의 피부와 속눈썹 부위에 만성적으로 염증이 생기는 질병으로 눈꺼풀가장자리를 포함해서 눈꺼풀을 구성하는 피부 그리고 그 부속분비선의 염증을 말한다. 차이스 마이봄선으로의 감염에 따른 다래끼, 눈꺼풀판선의 분비물 저류에 의해서 생기는 콩다래끼 그리고 피부염이 있다.

눈꺼풀처짐, 안검하수 blepharoptosis

윗눈꺼풀이 늘어지므로 검렬이 좁아져, 자력으로는 윗눈꺼풀을 올릴 수 없는 병이다.

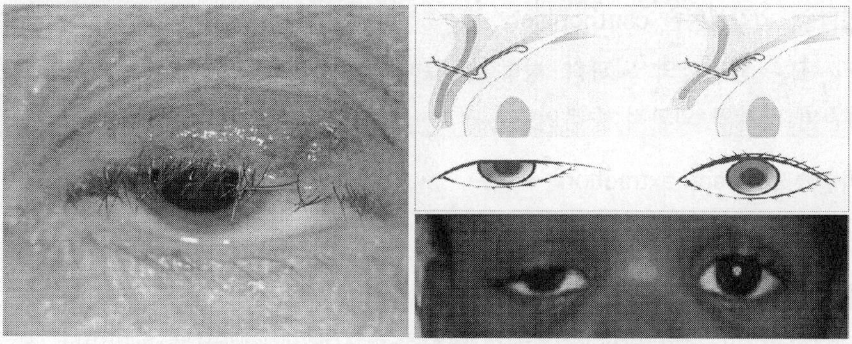

그림 14-3. 눈꺼풀염 (왼쪽), 눈꺼풀쳐짐 (오른쪽)

눈꺼풀성형, 안검성형 blepharoplasty

눈꺼풀이나 눈썹을 복원하거나 회복시키는 성형술로 보통 눈꺼풀처짐 환자에게 행한다.

눈꺼풀연축, 안검연축 blepharospasm

안륜근의 강직성 경련으로 안검이 거의 완전히 닫혀지는 현상이다.

시각상실, 맹, 실명 blindness

눈의 이상이나 신경학적 원인으로 시각능력을 상실한 상태를 말한다.

안구 내에서 빛이 전달되는 경로 상의 매질(각막, 수정체, 유리체)이 혼탁하게 되어서 시력이 저하된 경우, 그 이후 경로인 망막과 시신경의 상태가 양호하다면 각막이식술, 백내장 수술, 유리체절제술 등의 수술을 통해 시력을 호전시킬 수 있다. 또한 일부 망막 질환에서 비가역적인 망막 시세포의 손상이 아직 일어나지 않았다면 20/200(0.1) 이하의 법적 실명에 이른 눈이라도 수술이나 투약을 통해 시력을 호전시킬 수 있다.
하지만 광범위한 망막 손상이나 시신경의 질환, 또는 뇌의 질환 때문에 발생한 실명이라면 시력을 호전시킬 수 있는 방법은 거의 없다.

청색공막 blue sclera

공막이 병적으로 파란 상태로서 골형성부족증의 두드러진 특징이며 그 외에 장애에서도 볼 수 있다.

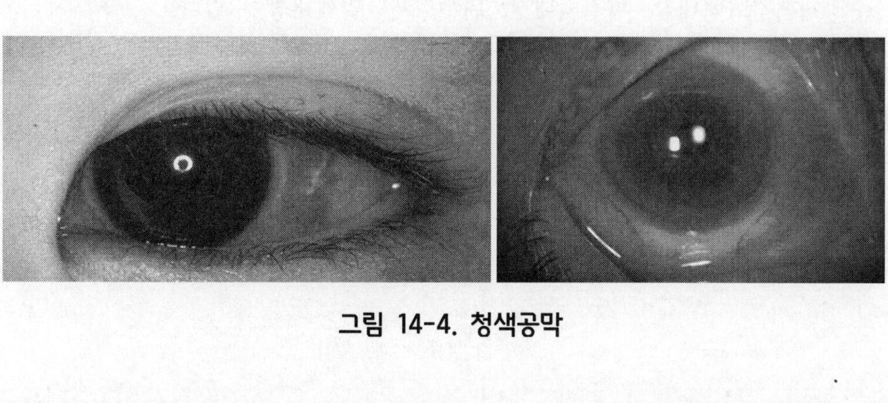

그림 14-4. 청색공막

눈구석성형술, 안각성형술 canthoplasty

내안각 또는 외안각의 외과적 성형술, 특히 안열을 길게 하기 위한 외안각의 절개. 혹은 결손된 안각의 외과적 수복이다.

백내장적출술 cataract extraction

백내장이 생긴 수정체를 외과적으로 제거하는 방법이다.

맥락막염 choroiditis

맥락막에 염증이 생겨 망막과 유리체가 상하고 시력이 나빠지는 눈병이다. 순수한 의미의 맥락막염은 드물고 망막의 염증을 수반하는 맥락망막염과 홍채나 섬모체의 염증을 수반하는 포도막염의 형태가 많다. 자각증세로서 시력저하, 비문증이 나타나며 타각적으로는 유리체 혼탁이나 망막 아래에 삼출물을 볼 수 있고 그 밖의 병터도 나타난다. 원인은 결핵, 매독, 바이러스, 알레르기 등과 원인불명인 것도 많다.

결막부종, 결막부기 chemosis

검은자 주위의 흰 부분인 구결막이 부풀어 오른 것이다.

색각검사 color sense test

빛의 파장을 느껴 색채를 식별하는 감각을 검사하는 검사법이다.

결막염 conjunctivitis

결막에 염증이 생겨 눈 충혈, 삼출물 및 눈물 증가, 붓기 등의 증상이 나타나는 것으로, 세균, 바이러스, 알레르기 등이 원인이 되어 발생한다.

백내장 cataract

눈에서 카메라의 렌즈에 해당하는 부분인 수정체가 혼탁하게 되어서 시력장애가 생기는 것이며 눈동자 속이 희게 보이므로 이런 이름이 붙었다. 증상은 서서히 진행하고 통증이 없는 시력감소가 특징이며 시력소실의 정도는 렌즈의 혼탁 정도 및 위치와 관련이 있다. 노화, 방사선 노출, 당뇨병 같은 전신적 질환, 포도막염, 만성적 자외선 노출 등에 의해 발생한다. 백내장에는 다양한 형태가 있지만 나이가 들수록 생기기 쉬운 백내장에는 수정체핵경화백내장, 피질백내장, 뒤수정체낭밑백내장이 있다.

냉동적출 cryoextraction

백내장이 된 렌즈의 적출에 저온을 사용하는 것이며 기구를 사용하여 렌즈를 흡착시켜 제거한다.

눈물샘염 dacryoadenitis

눈물샘에 생기는 모든 종류의 염증을 말한다.

눈물주머니제거, 누낭제거 dacryocystectomy

눈물샘을 외과적으로 잘라내는 방법이다.

눈물주머니염, 누낭염 dacryocystitis

대부분은 눈물주머니에서 비강으로 연결되는 비루관이 막혀서 눈물주머니부에 눈물이 괴고 거기에 세균이 침입·번식함으로써 생긴다. 급성 눈물주머니염은 만성 눈물주머니염의 경과 중에 급성 눈물주머니 주위염 형태로 발생되는 일이 많고, 강한 통증이 수반된다. 만성 눈물주머니염은 유루와 눈물주머니부의 압박에 의하여 고름이 역류하는 것으로써 진단한다.

투과열요법 diathermy

초음파, 단파, 극초단파를 이용하여 체내의 깊은 곳의 온도를 상승시키는 것으로 주로 근육, 골격계의 이상을 치료하는데 많이 사용되는 방법이다.

겹보임, 복시 diplopia

1개의 물체가 2개로 보이거나 그림자가 생겨 이중으로 보이는 것이다.

눈알함몰, 안구함몰 enophthalmos

안구가 안확의 안쪽뒤쪽으로 들어가는 것이며 생리적인 현상일 때도 있고 영양 부족, 피로, 외상, 한쪽 교감 신경 마비가 원인이 되어 생길 때도 있다.

눈물흘림증, 유루증 epiphora

눈물이 넘쳐 흘러서 눈 밑이 젖어 있는 상태를 말한다. 세균의 성장에 좋은 조건이 형성되어 쉰듯한 냄새의 원인이 되고 피부염을 일으킨다. 그 원인으로는 알레르기, 감염, 이물질, 비정상적인 위치의 속눈썹, 누점·누낭·누관 등 눈물 배액로의 형성부진 또는 감염, 눈꺼풀의 이상, 신체의 다른 감염 등이 있다. 유루증은 한 가지 또는 그 이상의 원인으로 발생하므로, 그 원인을 파악하기 위한 여러 검사가 필요하다. 정신건강검사와 안과검사는 물론 눈물 분비력 검사, 배액로 개통성 검사 등을 한다.

눈알돌출증, 안구돌출증 exophthalmos

눈 주변의 구조물에 비해 상대적으로 안구가 앞쪽으로 튀어나온 상태이다.

검안경검사, 눈보개검사 funduscopy

눈의 내부를 관찰하고자 고안한 검사기구이며 직상검안경과 도상검안경이 있다.

녹내장 glaucoma

녹내장은 눈으로 흡입된 빛을 뇌로 전달하는 시신경에 이상이 생겨서 시야손상이 나타나는 증상으로, 진행성 시신경병증이라 한다. 시신경의 이상 증상은 시야손상이 발생되고 방치하면 실명에 이르게 된다. 안압이 높아서 발생되는 경우도 있지만, 안압이 정상 범위라도 안압의 변동 폭이 크거나 시신경으로 가는 혈액 순환이 불규칙 한 경우, 혹은 유전자 이상 등의 여러 가지 원인에 의해 녹내장이 발생된다.

다래끼, 맥립종 hordeolum, stye

눈꺼풀에는 여러 종류의 분비물을 분비하는 샘 조직이 있으며, 이런 샘 조직에 급성 염증이 생긴 것을 말한다. 발생된 위치에 따라서 바깥다래끼와 속다래끼로 구분된다.

원시 hyperopia

시력이 약하여 가까이 있는 물체를 잘 볼 수 없는 눈을 말한다. 조절근의 신축이 불충분하거나 수정체가 평평하여 가까운 물체의 상상이 망막의 뒤에 생기는 것이다. 다시 말해 수정체의 두께를 조절하지 않은 상태에서 평행광선이 망막 뒤에서 초점을 맺는 경우를 말한다. 이것의 원인으로는 주로 각막의 굴절력이 약해서 각막을 통과한 빛이 적게 꺾이기 때문일 수도 있고 또는 망막에서 각막까지의 길이가 비정상적으로 짧은 경우도 있을 수 있다. 축성 원시와 굴절성 원시가 있는데 볼록 렌즈를 착용하여 물체의 상이 망막에 맺히도록 교정할 수 있다.

고혈압망막병 hypertensive retinopathy

고혈압에 관련하여 나타난 망막병증을 말한다. 망막 소동맥의 불규칙한 협착, 신경성 유층 및 삼출물 및 면화반, 외망상층의 출혈, 동맥경화성 변화 및 유두부종 등을 특징을 가진다.

홍채절제술 iridectomy

녹내장 수술의 한 방법이고 급성녹내장 등, 동공차단에 의해 생긴 우각의 해부학적 폐색에 다른 안압상승에 대해서 전방과 후방의 교통을 좋게하고 동공차단을 개방해 우각을 열음으로써 안압조절을 꾀하려는 것이다. 그러기 위해서는 우각폐색이 개방되었을 때 방수유출률이 양호하고 주변홍채에 기질적인 우각 유착이 적은 것이 바람직하다. 이 방법에는 주변 홍채 절제술과 전홍채 절제술이 있다. 또 백내장 전적출술에 있어서 수정체 만출후의 초자체전지에 수반하는 동공차단에 따른 녹내장 발생을 방지하는 의미에서 수정체만 출전에 반드시 주변 홍채 절제술이 이루어진다. 레이저를 사용해 비관혈적으로 홍채를 절제하는 방법이 이루 어지고 있다.

홍채염 iritis

홍채의 염증으로 홍채와 섬모체는 서로 이웃해 있는 조직이므로 홍채의 염증은 섬모체에도 미쳐서 일반적으로는 홍채성모체염의 형태를 취한다. 자각적으로는 시력장애, 눈부심, 눈물 때로는 통증이 있고 타각적으로는 각막 주위의 충혈, 전방수의 혼탁, 홍채의 종창, 각막 후면의 침착물 및 축동밝은 빛을 받을 때 눈동자가 작아지는 현상이 나타난다.

각막염 keratitis

눈의 검은자를 덮는 가장 바깥쪽 구조인 각막에 생긴 염증을 의미한다. 세균, 바이러스, 곰팡이균 등의 병원균 감염에 의한 감염성 각막염과, 나머지 비감염성 각막염으로 구분된다. 최근 콘택트렌즈를 착용하는 사람이 늘어나면서 비위생적인 렌즈 관리로 각막염 발생 위험이 높아진 만큼, 더욱 주의를 기울여 눈 건강에 신경쓰는 것이 중요하다.

각막연화증 keratomalacia

유아에게 많은 비타민 A결핍시에 생기는 양안성각막질환. 결막건조증이 선행한다. 고도의 영양장애를 가져오는 환경에서 볼 수 있는데 최근에는 거의 볼 수 없다. 지난날에는 인공영양아, 선천매독, 홍역, 폐렴, 소화불량 등의 경우에 볼 수 있었다. 결막의 변화에 이어서 각막이 건조, 광택을 잃고 각막중앙부 또는 주변부에 혼탁이 생기고 궤양이 된다. 전방축농을 수반하고 진행하면 각막천공에 이르게 된다.

각막곡률계, 각막계 keratometer

각막 표면의 굴곡정도를 측정하여 각막의 난시 여부를 검사하는 기구이다.

각막이식술 keratoplasty, corneal graft

각막혼탁으로 시력을 잃어버린 사람의 개안수술로서 행하여지는 수술이다. 대부분의 경우 사망한 사체의 안구에서 채취한 새로운 각막을 환자의 혼탁된 각막을 절제한 면에 치환하여 그것이 자연히 유합되는 것을 기다리는 수술이다.

각막절개술 keratotomy

각막의 외과적 절개술이다.

변형시증,변시증 metamorphopsia

물체가 비뚤어지거나 변형해서 보이는 상태를 말한다. 난시, 황반부망맥락막의 부정표면이 생기는 병변에 의해서 일어난다. 중심성 망맥락막염, 원전병 등에 나타나며, 병기 고정후에도 변시증이 남는 경우가 많다.

동공확대, 산동 mydriasis

동공은 빛이 눈에 들어가는 부분을 의미하는데 밖에서 보아 중앙의 가장 까만 부분을 말한다. 대개 밝은 곳에 가면 축소하고 어두운 곳에 가면 넓어져서 들어오는 빛의 양을 조절하여 명확한 시야형성에 기여하고 너무 강한 빛에 의한 망막의 손상을 방지한다.

근시 myopia

먼 곳은 확실하게 보지 못하지만 가까운 곳은 잘 보는 눈이다. 수정체가 가장 얇게 되어 있는 무조절 상태일 때 외계에서 들어오는 평행광선이 망막 앞쪽에서 결상되는 눈을 근시 또는 근시안이라고 한다. 근시에는 굴절상과 축성의 두 종류가 있다. 굴절성근시는 안축의 길이가 정상인데도 각막 또는 수정체의 굴절이 지나치게 강한 경우이고 축성근시는 반대로 굴절력은 거의 정상인데도 안축이 지나치게 긴 경우이다.

밤소경증, 야맹증 nyctalopia

정상적으로는 밝은 곳에서 어두운 곳으로 들어갈 때 처음에는 보이지 않던 것이 적응이 되면서 보이게 되는데, 이는 망막의 시세포의 변화에 의해 이루어진다. 처음에는 감도가 높아진 망막의 원뿔세포에 의해, 이후에는 막대세포에 의해 어두운 곳에 적응이 되는 것이다. 그러나 야맹증은 밝은 곳에서 어두운 곳으로 들어갈 때 적응을 하지 못하거나, 희미한 불빛 아래 또는 어두운 곳에서 사물을 분간하기 어려운 증상을 말한다.

눈떨림검사계, 안진계 nystagmograph

안구의 율동적인 움직임을 측정하고 기록하는 기계로 현기증과 평형 장애를 관찰하는데 쓴다.

눈떨림, 안구진탕 nystagmus

무의식적이고 빠른, 눈의 리듬감 있는 운동을 말한다. 이는 안구운동계의 이상, 혹은 외부적인 요인으로 안구가 원하는 위치에 머물러 있지 못하고 서서히 주시점을 벗어났을 때, 주시점을 회복하려는 무의식적인 안구의 빠른 움직임이다.

고안압 ocular hypertension

녹내장의 다른 징후가 없는 안내압이 지속적으로 상승되어 있는 것으로 이것이 만성단순성 녹내장으로 진행되기도 하고 혹은 안 되기도 한다.

눈염증, 안염 ophthalmitis

안구에 생긴 염증이다.

눈동맥혈압측정 ophthalmodynamometry

망막동맥압의 측정법이다.

검안경검사, 눈보개검사 ophthalmoscopy

눈의 내부를 관찰하고자 고안한 검사기구로 직상direct검안경과 도상indirect검안경이 있다. 보정용 안경을 선택하기 위하여 하는 눈의 검사로 보통 근시나 원시 등 안경처방에 필요한 검사 또는 단순히 안경 렌즈의 도수만을 맞추는 것을 검안이라고 하지만 넓은 뜻으로는 눈피로의 검사나 약시용 안경, 복시용 안경 등을 만들기 위해 필요한 검사도 포함된다.

시각신경염 optic neuritis

시신경의 염증으로 염증이 시각신경유두에 국한된 상태를 시각신경유두염 또는 안내시신경염이라 하며 안와부의 시신경에 염증이 있는 경우를 구후시신경염 또는 안와시신경염이라고 한다.

시각신경유두부종papilledema

시각신경 유두 부위가 부은 상태이다. 뇌종양에 의해서 뇌압이 올라가거나 시각신경을 붓게 하는 문제가 있는 경우에 발생한다.

눈위치측정계 phorometer

눈의 위치를 측정할 수 있는 기기이다.

광도계 photometer

광도를 측정하는 측광기. 일반적인 측광기의 의미로 사용하는 수도 있다. Bunsen 광도계, Dummer-Brodhun광도계 등이 있는데, 이들은 눈으로 측정하는 것이기 때문에 정확도가 떨어지며 그 밖에 광전지, 광전효과(광전관)에 의한 방법, 열전퇴에 의한 측정 등, 물리적으로 복사에너지를 측정하는 방법도 있다.

눈부심, 수명, 광선눈통증 photophobia

눈의 동공이 열려 있어 지나친 빛이 눈에 들어오면 눈부심을 느낀다. 이것은 어두운 곳에서 동공이 열려 있다가 밖에 나가면 특히 잘 느낄 수 있다. 이런 증상은 홍채의 작용이 원활치 않는 녹내장, 홍채염 등에서 특징적으로 나타나는 증상이다.

광시증 photopsia

폐검시나 암소에서도 시야에 섬광이 나타나는 증상을 말한다. 빛이 없는 데도 빛을 느끼는 것으로 환자는 눈을 뜨고 있을 때나 감고 있을 때나 항상 개똥벌레가 날은다고 호소한다. 시세포가 자극을 받은 것이 원인이며 외상, 막맥락막염, 특히 망막박리의 발병전에 종종 나타난다.

노안, 노시 presbyopia, old sight

노안은 나이가 들면서 수정체가 딱딱해지고 탄력이 떨어지게 되어 조절력이 감소되고 근거리 작업이 방해를 받게 되는데 것을 말한다.

동공측정계 pupillometer

동공의 크기, 직경을 측정하는 기구이다.

굴절계, 굴절측정계 refractometer

프리즘을 써서 물질을 지나는 빛의 굴절률을 재는 기구이며 특히 안경렌즈의 강도를 측정한다.

망막박리 retinal detachment

망막이 맥락막으로 떨어져서 망막의 감각기능이 저하되어 심각한 시각장애를 초래하는 상태이다.

망막염 retinitis

망막에 생기는 염증으로 시력이 약해지고 망막이 흐려지며 출혈이 있기도 한데 대개 맥락막염이 있을 때에 뒤따라 생기는 수가 많다. 망막은 맥락막과 접해 있기 때문에 망막에 염증이 있을 경우에는 맥락막에도 변화가 생기고 반대로 맥락막의 염증으로 인해 망막에 변화가 일어날 수도 있다. 40세 전후의 사람에게 많이 걸리며 주로 한쪽 눈만이 침범당하여 시력이 떨어지고 특히 물체를 응시할 때 그 중심 부분이 흐려 보이면서 동시에 물체의 모양이 비뚤어져 보이거나 작게 보이는 것이 특징이다.

망막모세포종 retionblastoma

망막의 시신경세포에서 발생하는 원발성 악성 종양으로 소아의 눈에 가장 흔해 소아암(악성종양)의 3~4%를 차지한다. 종류는 여러 관점에서 나눌 수 있지만 임상적으로는 흔히 유전성과 비유전성으로 구분할 수 있다.

망막병 retinopathy

망막의 비염증성 질환 전반을 말한다.

공막포도종 scleral staphyloma

공막이 너무 얇아진 곳에서 안구의 내용이 돌출되는 것이다.

공막염 scleritis

교원섬유를 성분으로 하는 공막은 성분이 같은 다른 조직, 관절, 혈관벽과 똑같은 반응을 나타내는 것을 특징으로 하고 혈관의 많은 전안부에 염증성의 변화가 주로 생긴다. 급성화농성염증은 적고, 육아성 염증을 주체로 하며, 만성의 세포침윤에 의해 비후하고, 각막으로 진전한 경우 경화성 혼탁이 생긴다. 비후성 반흔화 또는 엷어져서 팽륜한다. 원인은 불확실한 것이 많은데 외인성, 주위조직으로부터의 감염, 전이성, 알러지성 등이 고려되고 있다.

사시 strabismus

어떤 물체를 주시할 때 한쪽 눈의 시선은 그 물체를 향해 있지만, 다른 눈은 그렇지 못한 경우를 의미한다.

유착 synechia

부분의 유착으로 특히 홍채가 각막 또는 수정체에 유착되는 것이다.

시력검사 visual acuity test

특정 거리에서 문자나 형태를 명확하게 알아보는 능력인 최소 가독시력을 측정하는 검사이다.

시야검사 visual field test

눈을 고정시키고 전방을 볼 때 보여지는 대상의 면적을 측정하는 방법이다.

Chapter 15
청각계통

[학습목표]

- 청각계통 관련 명칭을 알고 각각 기능에 대한 설명한다.
- 청각계통 접두어와 접미어를 이용하여 만든 용어를 설명한다.
- 청각계통 질환과 검사에 대한 용어를 설명한다.
- 청각계통 관련 병리학적 상태를 설명한다.
- 청각계통 관련 외과적 용어를 설명한다.

15장 ▌ 청각계통 Auditory System

I. 해부생리학적 용어

외이 external ear

음파를 모아 고막으로 전달하는 귀의 가장 바깥 부분으로 귓바퀴와 외이도로 이루어져 있고 고막과 중이를 보호하며 음향을 받아 고막에 전한다.

중이 middle ear

귀를 세 부분으로 나누었을 때 고막에서부터 달팽이관까지를 말한다.

내이 inner ear

귀의 가장 안쪽에 있는 기관을 말하며, 크게 달팽이관과 전정기관, 세 개의 반고리관으로 구성되어 있다. 달팽이관은 듣기를 담당하는 청각기관을 말하며, 전정기관과 세 개의 반고리관은 몸의 평형을 유지하도록 기능하는 감각기관이다.

고막 tympanic membrane

고막은 바깥귀와 가운데귀의 경계에 위치하며 고막의 두께는 0.1 mm의 얇고 투명한 막으로 구성되어 있다. 소리자극에 의해서 진동하여 귓속뼈(이소골)를 통하여 속귀의 달팽이관까지 소리 진동을 전달하는 기능을 한다. 고막은 피부층, 중간층, 점막층 세개의 층으로 되어 있으나, 일부분은 두개의 층으로 되어 있어서 상대적으로 약한 부분도 가지고 있다.

귀지 cerumen

외이도에서 발견되는 노란색을 띠는 부스러지기 쉬운 물질로 외이도에 분포된 땀샘이나 귓길샘의 분비물과 박리된 표피에 의하여 형성된 때를 말한다.

유스타키오관 eustachian tubes

유스타키오관은 코의 뒤쪽 부분인 비인강과 가운데귀를 연결하는 기능을하며, 연골 부위와 골 부위로 구성되어 있다. 가운데귀의 환기를 담당하고, 가운데귀의 압력이 바깥귀의 압력과 같게 균형을 조절해 준다.

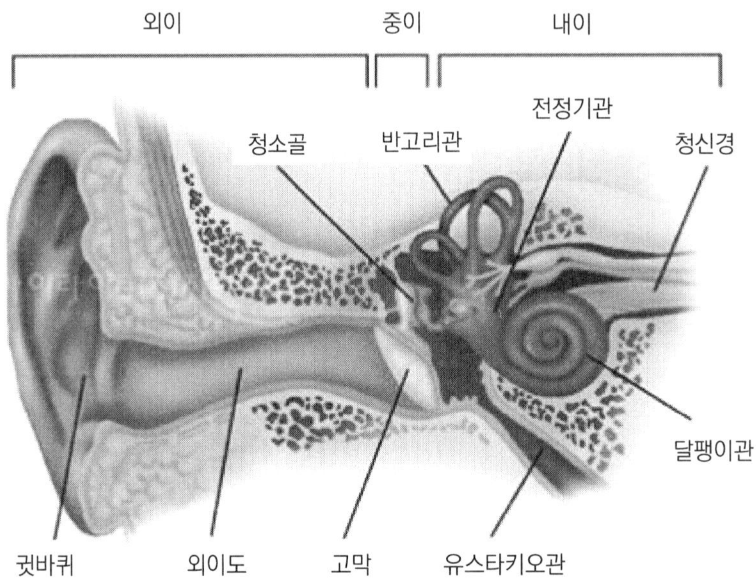

그림 15-1. 귀의 구조

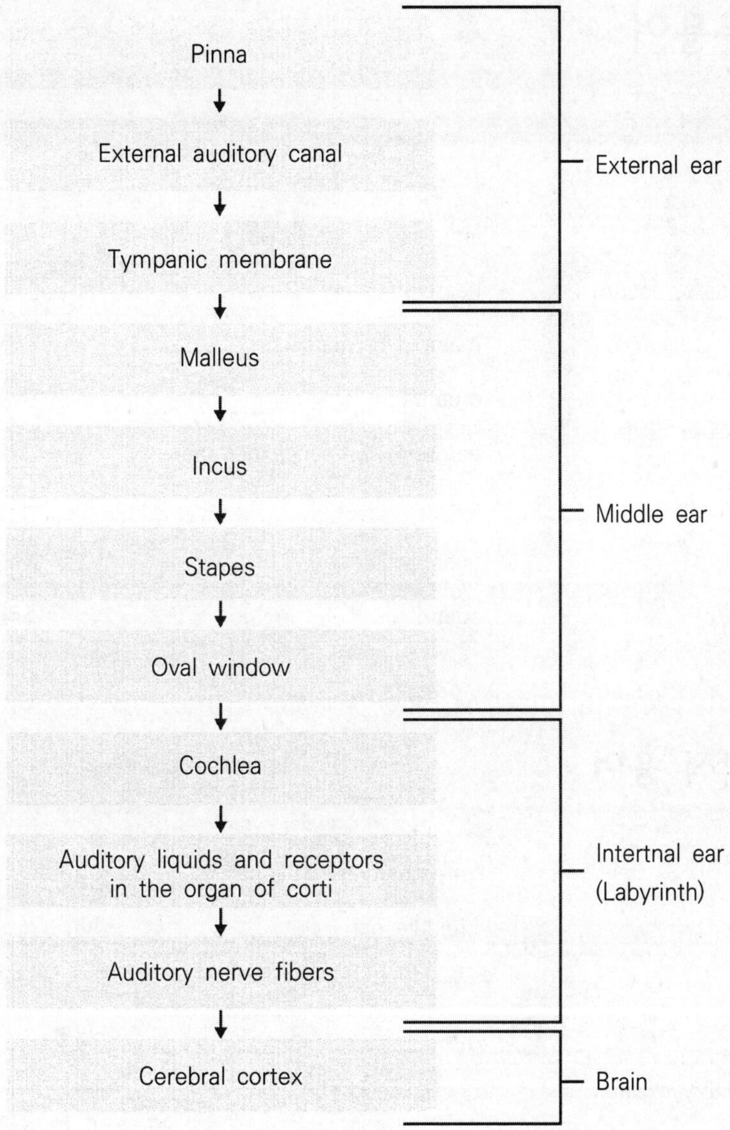

그림 15-2. Pathway of sound vibrations

Ⅱ. 전문용어

1. 어근

aer/o	air , gas	공기
audi/o , acous/o, acou/o	hearing	듣다
mastoid/o	mastoid process	유양돌기
meat/o	meatus	관
myring/o	eardrum, tympanic membrane	고막
ot/o, aur/o aur/o	ear	귀
salping/o	eustachian tube	유스타키오관
son/o , plon/o	sound	소리

2. 해부학적 용어

auricle	membranous labyrinth	막성미로
cerumen	middle ear	중이
cochlea	osseous labyrinth	달팽이, 와우
endolymph	ossicle	소골편
external auditory meatus	oval window	난원창
external ear	perilymph	외림프
eustachian tube	round window	내창
incus	semicircular canal	반고리뼈관
internal ear	stapes	등자뼈
labyrinth	tympanic cavity	고실
malleus	tympanic membrane	고막
mastoid process	vestibule	안뜰, 전정

3. 의학용어

속귀신경집종, 청각신경집종 acoustic neuroma

귀로 가는 주된 신경(청신경 또는 8번 뇌신경)에 발생하는 양성종양이다. 수술로 완전히 종양을 제거하는 경우 청력 소실, 얼굴마비 또는 균형감각 상실 등의 수술 합병증이 생길 수도 있다. 최근에는 종양의 일부만 수술로 제거하고 방사선치료를 함께 시행하는 방식으로 합병증의 위험성은 낮추면서 수술로 종양을 완전히 제거한 경우와 동등한 결과를 내고 있다. 청신경초종, 안뜰신경집종, 소뇌다리뇌각종양이라고도 한다.

청력계 audiometer

기본적으로 소리를 듣는 능력을 평가하는 검사이다. 청력검사를 통해 청력손실의 유무, 정도, 유형과 병변 부위 등을 알아내고, 난청을 동반하는 질환의 상태와 예후평가, 치료 및 재활의 선택, 치료효과 판정 등에 중요한 정보를 제공한다.

청력검사 audiometry

특정한 자극을 귀나 청각에 관계하는 곳에 가해서 청력을 측정하는 방법이다.

진주종 cholesteatoma

피부 상피 조직이 중이강과 유양동 내로 침입하여 각질(keratin)을 축적하면서 주위의 뼈나 연부 조직을 파괴하며 진행하는 병이다.

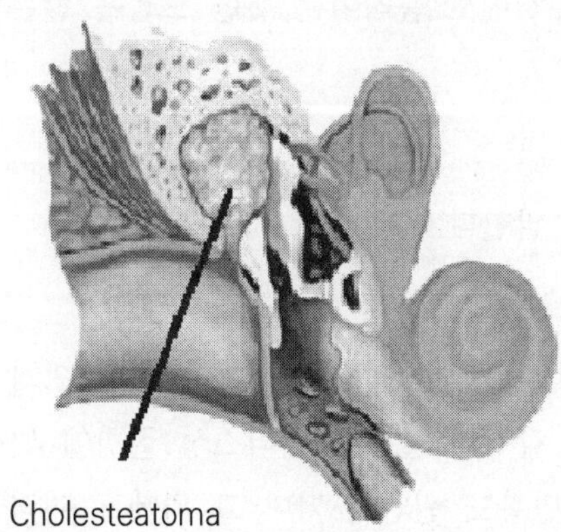

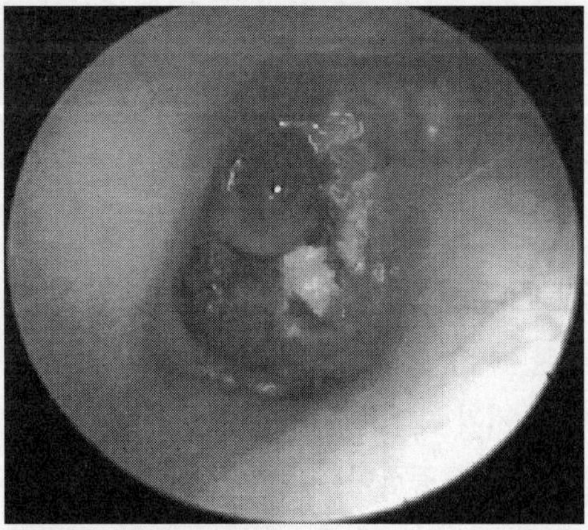

그림 15-3. 진주종

만성꼭지염 chronic mastoiditis

이 병변은 주로 중이염이 오래되어 만성중이염으로 발전했을 때 나타난다. 원래 유돌의 부분은 공기가 들어 차 있어 방사선 사진에서 보면 까만 공기의 음영으로 나타나야 하나 이 병이 생기면 하얗게 나타나서 알 수 있게 된다. 치료는 유돌 전체를 수술로서 파내야 한다.

농아 deaf mutism

농아는 벙어리를 말하며, 귀먹은 것이 원인이 된다. 보통 귀가 잘 들리지 않는 것을 난청이라고 하며, 난청의 정도는 다양하다. 가벼운 증상은 감기가 들었을 때 귀가 약간 먹먹한 정도에서 귀 밑에서 큰소리를 쳐야 알아듣는 정도까지가 있다. 좀 더 심한 경우 말을 전혀 알아듣지 못하는 경우가 있는데 이러한 난청을 농자 즉 귀머거리라고 한다. 난청의 정도를 숫자로 나타낼 때 데시벨 단위를 사용한다. 농아는 그 모체가 임신 중에 풍진을 앓거나 극약 등을 복용하여 발생되는 선천적 농아와 3 ~ 4세 때 뇌막염 · 성홍열 등의 질병을 앓고 난 후 말을 배울 시 귀가 먹어 벙어리가 되는 후천적인 원인이 있다.

청각장애 deafness

청력의 손실 때문에 언어를 수용하고 표현하는 일에 제한과 기능상 결함이 있는 상태이다.

어지럼 dizziness

어지럼은 자신이나 주변 사물이 정지해 있을 시에도 움직이는 듯한 느낌을 받는 증상을 의미하는 질병의 종류이다.

이경 ear speculum, otoscope

외이도에 삽입하여 고막을 보기 위한 기구를 말한다.

귀인두관염 eustachian salpingitis

이관염이라고도 하며 귀와 코를 연결하는 귀인두관에 염증이 생긴 것으로 귀의 정상적인 환기가 안 되기 때문에 증세가 일어난다. 감기와 같은 바이러스성 질병에 의해 생기기도 하고 등산이나 비행기 여행 등 압력의 변화도 원인이 되며 그 외에도 여러 원인에 의해 생길 수 있다. 증세는 귀가 멍멍하고 자신이 말한 소리가 귀 속에서 울려서 들리며 맥박 소리나 음식 먹을 때 나는 소리 등 신체 내에서 나는 소리가 더욱 크게 들리지만 실제로 청력감소는 심하게 일어나지 않는다. 그러나 진행하면 중이 안에 환기장애가 생겨 중이 안으로 물이 고이는 삼출성중이염이 발생한다.

천공술, 내이개창술 fenestration

구멍을 뚫거나 뚫려있는 상태로 귀경화증에 있어서 청력회복을 위하여 수평반고리관에 외과적으로 창을 만드는 것을 말한다

혈액고실 hematotympanum

가운데귀로의 출혈성 삼출을 말한다.

미로염 labyrinthitis

청각기관의 내이에 발생하는 염증이다.

급성중이염이나 만성중이염의 염증이 악화되었을 경우나, 중이진주종이 골성내이를 압박 혹은 파괴하는 경우 세균이 내부로 침입하여 염증을 일으킨다. 중이염에서 내이의 극히 일부가 서서히 침해될 경우에는 아무런 증세가 나타나지 않을 때도 있지만 어느 정도 진행되면 현기증 · 귀울음 · 구토증 · 난청 등의 증세가 생기고 심하면 완전히 청력을 잃게 된다.

꼭지돌기절제술 mastoidectomy

가쪽의 유돌벌집 또는 유돌의 절제를 말한다.

메니에르 증후군 Menieres disease

메니에르 증후군은 발작성으로 나타나는 증상으로는 회전감 있는 어지럼증과 청력 저하, 이명, 이충만감 등의 동시에 발병되는 질병이다. 병리와 생리 기전이 완전히 밝혀지지는 않았지만 내림프 수종(endolymphatic hydrops)이 주된 병리현상으로 판단된다.

소이증 microtia

외이의 모양이 작게 태어나는 것으로 이에 반해 귀가 크게 태어나는 병을 대이증이라고 한다. 대개 선천적으로 생기며 그 원인은 아주 다양한 것으로 알려져 있다.

고막염 myringitis, tympanitis

고막에 염증이 생기는 것으로 수포성 고막염(Bullous myringitis), 육아성 고막염(Granural myringitis) 등이 있다.

고막성형 myringoplasty

고막의 중심성 천공을 막고 청력개선을 도모하는 수술이다. 고실내에 병변없이(이루없이), 이소골의 연결은 가동의 것으로 이루어진다.

고막파열 myringorupture

고막이 외부충격으로 파열된 것을 말한다.

고막절개술 myringotomy, tympanotomy

고막의 외과적 절개로 압력을 경감하고 중이에서 고름과 분비물을 배출하기 위해 수행 한다. 외과 수술 전에 항생제를 투여하고 수술 후에도 계속 투여한다. 고막을 절개하고 배양균을 채취하며 중이에서 분비물을 부드럽게 흡입한다.

귓속뼈절제, 이소골절제 ossiculectomy

귀의 이소골을 제거하는 수술이다.

귀아픔, 귀앓이 otalgia

귀의 통증을 말한다. 이통은 보통 질환의 심각한 정도와 비례하지 않지만, 귀에 발생하는 암 등의 심각한 질환을 암시할 수도 있다.

이개혈종 othematoma

귓바퀴에 피가 고여 있는 것으로 귀는 연골로 되어 있는데 연골에 밀착되어 연골을 싸고 있는 연골막의 혈관이 손상되면 연골과 연골막 사이의 공간에 혈액이 고이게 되는데 고인 혈액을 바로 제거하지 않으면 혈종이 섬유질로 변성되어 이개의 모양이 변화하거나 연골로 가는 영양분을 차단하게 되어 연골이 괴사할 수도 있다. 치료는 혈종을 제거하고 혈액이 다시 고이지 않도록 연골막과 연골이 마주 닿도록 수일간 압박을 가하는 것이다.

외이도염 otitis external

외이도염은 이도의 세균성 감염에 의한 염증으로 발생되는 질환이며, 외이도염에 걸린 기간 및 심한 증상에 따라 급성 외이도염(acute otitis externa), 만성 외이도염(chronic otitis externa) 및 악성 외이도염(malignant otitis externa) 등으로 분류된다.

중이염 otitis media

중이에 가장 빈번하게 발생하는 질병이며, 세균 감염이 있을 수도 있고 없을 수도 있다. 특히 어린아이에게 빈번한 질환으로 6세 이하 중 75 ~ 95%는 중이염을 경험하는 것으로 알려져 있다. 중이의 이상은 대개 외이의 경우보다 심각한 청력손실을 가져온다. 그러나 대개 농보다는 난청으로 구분되는 경우가 많다. 중이염은 치료하지 않고 방치하면 만성 중이염이 되어 청각장애를 일으킬 수 있다. 유스타키오관의 기능이 비정상적일 때 발생하기 쉬우며, 다운증후군이나 구개파열 아동의 경우 더 많이 나타난다. 또한 일시적 전음성 청각장애를 초래하기도 한다.

귀성형 otoplasty

귀의 성형술로 귀의 변형 및 결손의 외과적 교정을 말한다.

귓물, 이루 otorrhea

만성 중이염일 때 볼 수 있다. 이 경우에는 약간 점성이 있는 고름이 나오지만, 악취가 나는 진한 고름이 나오는 경우는 악성 중이염이다. 또 외이도에 이절이 생겨서 고름이 나오는 일도 있다. 처치로서는 깨끗한 탈지면으로 살짝 닦아낸다. 말라붙었을 때에는 따뜻한 물이나 묽은 붕산수로 축인 다음 닦아낸다. 깨끗하게 닦아낸 다음에는 귀 주위에 번지는 것을 막기 위하여 솜으로 가볍게 귀를 막아둔다.

귀경화증 otosclerosis

중이 안에 있는 이소골의 하나인 아부미골이 경화하여 난청이 되는 질병이다.

이경검사, 귀보개검사 otoscopy

이경을 사용하여 외이도와 고막의 상태를 육안으로 확인하는 검사법이다. 청각이상의 원인 중 외이, 고막의 파열로 인한 것인지를 확인하기 위해 소형전등과 거울을 사용하여 외이도 내부를 점검하는 방법이다.

귀먹음, 난청 presbycusis, senile deafness

귀가 잘 들리지 않는 증상이다. 질환의 이름이라기보다는 소리를 듣는 것에 어려움이 있는 증상 그 자체를 말하고 난청을 일으키는 매우 다양한 원인들과 분류가 있다.

귀관염 salpingitis

귀와 코를 연결하는 이관에 염증이 생긴 것으로 귀의 정상적인 환기가 안 되기 때문에 증세가 일어난다. 감기와 같은 바이러스성 병에 의해 생기기도 하고 등산이나 비행기 여행 등 압력의 변화도 원인이 되며 그 외 여러 원인에 의해 생길 수 있다. 증상은 귀가 멍멍하고 자신이 말한 소리가 귓속에서 울려서 들리며 맥박 소리나 음식 먹을 때 나는 소리 등 신체 내에서 나는 소리가 더욱 크게 들지만 실제로 청력감소는 심하게 일어나지 않는다. 그러나 진행하면 중이 안에 환기장애가 생겨 중이 안으로 물이 고이는 삼출성중이염이 발생한다.

등자뼈절제법, 등골절제법 stapedectomy

귀경화증의 치료법으로서 고정된 등골을 완전히 적출한 뒤 여러 가지 재료를 사용하여 난원창을 덮고 침골과 난원창 사이를 연결하는 수술이다.

귀울림, 이명 tinnitus

외부에서의 소리 자극 없이 귓속 또는 머리 속에서 들리는 이상 음감을 말한다. 즉, 외부로부터 자극이 없는 상태에서 소리가 들린다고 느끼는 증상이다. 완전히 방음된 조용한 방에서는 모든 사람의 약 95%가 20dB(데시벨) 이하의 이명을 느끼지만 이는 임상적으로 이명이라고 하지 않으며, 자신을 괴롭히는 정도의 잡음이 느껴질 때를 이명이라고 한다.

현기증, 현훈 vertigo

자신과 주위가 실제로는 정지해 있음에도 회전하는 것처럼 느껴지는 지각 현상을 말한다.

Chapter 16
종양학

[학습목표]

- 종양학 관련 명칭을 알고 각각 기능에 대한 설명한다.
- 종양학 접두어와 접미어를 이용하여 만든 용어를 설명한다.
- 종양학 질환과 검사에 대한 용어를 설명한다.
- 종양학 관련 병리학적 상태를 설명한다.
- 종양학 관련 외과적 용어를 설명한다.

16장 ▌ 종양학 Oncology

I. 전문용어

1. 어근

aden/o	gland	샘
astr/o	star	별
carcin/o	carcinoma	암종
epitheli/o	epithelium	상피
lymph/o	lymph	림프
onc/o	tumor	종양, 종창
sarc/o	flesh	살갗, 피부
vas/o	vessel, blood vessel	혈관
-carcinoma	carcinoma	암종
-oma	tumor	종양,종창
-sarcoma	sarcoma	육종

2. 일반적인 용어 General terms

해부학적 단계 anatomic staging

종양의 범위에 따라 종양을 분류한다.

종양 tumor

생체의 조절기구에서 이탈하여 세포가 자율성을 지니고 불가역성으로 과잉증식을 하는 것이다. 종양은 악성종양, 양성종양으로 나뉘어지고 악성은 암, 육종이고 양성은 근종, 선종, 지방종, 섬유종 등 많이 있다.

전이 metastasis

전이는 일부 조직에서 발생된 질병이 다른 조직으로 확산되는 현상 및 특징을 말한다. 악성종양의 경우 하나의 장기에서 발생하여 처음 발생한 장기(원발 부위)로부터 다른 조직(림프절 포함)으로 퍼져나간다. 원발 부위로부터 다른 조직으로 퍼져나가는 것을 전이라고 한다.

발암, 암형성 carcinogenesis

암이 발생되는 현상 혹은 그러한 과정이다.

발암물질 carcinogen

흔히 사람이나 동물에게 암을 일으키는 원인 물질로서 대부분이 화학 물질 종류로 알려져 있으나 세균, 바이러스 등의 발암성 미생물을 포함한다. 발암 물질은 단독 혹은 복합적으로 세포에 작용하는데, 세포 내 유전자인 DNA와 작용하여 정상적인 세포 기능을 방해하거나 세포 대사에 손상을 주어 암세포의 발생을 유발한다. 이러한 발암 물질은 외인성 발암 물질과 내인성 발암 물질로 구분이 되는데, 여기에는 식품과 미생물 등의 자연 환경에서 유래하는 화학 물질과 각종 인공 합성물 및 방사선 물질 등이 포함된다.

암종 carcinoma

종양 실질세포가 상피성 조직에서 유래한 악성종양이며 이것은 성장이 매우 빠르고 혈액이나 림프관을 통해서 다른 멀리 떨어진 장기로 암세포의 전파가 가능하여 다른 장기에도 암을 전파하는 것이 특징이다. 암종은 상피세포의 과도한 증식으로 편평세포암종, 선암종, 미분화암종 등으로 나눈다.

육종 sarcoma

뼈나 연부 조직에서 발생하는 암을 말한다. 대부분의 흔한 암들이 조직학적으로 상피세포암인 것과 달리 간엽 조직에서 발생한다. 신체 다양한 부위에서(사지에서 뼈를 제외한 조직 즉, 근육, 신경, 지방 등)에서 발생하는 암을 말한다. 골육종은 뼈에 발생하는 원발성 악성종양(암) 중에서 가장 흔하다. 왕성한 10대 성장기에 가장 많이 발생하며 남자에게 조금 더 많이 발생한다. 발생 빈도는 미국의 경우 연간 500~1,000명 정도 발생하는 것으로 알려져 있고 우리나라에서도 연간 약 100명 정도 발생하는 것으로 추정되고 있다. 팔, 다리, 골반 등 인체 뼈의 어느 곳에서나 발생할 수 있으나 흔히 발생하는 부위는 무릎 주변의 뼈이다. 암이 있는 부위가 아프거나 붓는 것이 흔한 증상이다.

3. 종양의 전이 Metastasis of tumors

림프성전이 lymphogenous metasis

종양이 원발부위에서 림프관을 매개로 원격부위에 도달해 발육하는 것이다. 림프전이는 가장 조기에 나타나서 악성종양의 진행도를 고려하는 경우에 중요하다. 전이처는 소속림프절에 많으며 여기에서 더욱 먼 곳의 림프절로 전이해 간다.

암치료 cancer treatment

암을 치료하는 4가지 접근방법에는 수술, 방사선치료, 화학치료 및 면역치료 등이 있다. 이들 중 어느 치료법을 일차적인 주 치료법으로 사용할 것인가는 암의 종류, 위치, 성장속도 및 침윤방법, 방사선 감수성, 화학치료제에 대한 감수성 및 암의 진행도에 따라 결정한다.

방사선치료 radiation therapy

파장이 짧고 에너지가 높은 방사선을 이용하여 환자를 치료하는 방법으로, 수술, 항암 화학 요법과 더불어 3대 암 치료 중 하나이다. 방사선을 조사하게 되면 세포의 생존에 필수적인 기관(DNA, 세포막)에 타격을 주어 암 세포를 사멸시키는 원리를 이용한다. 이러한 이유로 방사선치료는 악성종양인 암의 치료에 주로 사용되나, 일부 양성 종양이나 양성 양성 질환에도 사용된다.

방사선민감성 radiosensitivity

방사선 생물작용 특징의 하나이다. 방사선에 대한 생물작용에는 세포와 조직에 따라 차이가 있다. 예를 들어 같은 선질과 같은 선량의 방사선을 조사했어도 점막이나 피부에는 반응이 나오나 뼈에는 반응이 없을 때 점막이나 피부는 뼈에 비해 방사성 감수성이 높다고 말한다. 일반적으로 세포분열이 왕성한 것, 장차 분열의 기회가 많은 것, 미분화한 것일수록 감수성이 높다.

궤양 ulcer

피부나 점막의 표면이 손상되는 병변이다. 피부에서는 표피, 소화관점막에서는 적어도 점막하근판의 결손이 있는 것을 말한다. 그 부분에서는 결합조직 등의 간질이 직접 외계와 접하게 된다. 궤양이 생긴 부분에서는 이것을 복구하기 위해 신체는 육아를 만들고 또 생체측의 재생능력이 우세하면 손상된 부분은 재생한 조직에서 완전히 복구된다.

림프성전이 lymphatic, lymphogenous meastasis

종양이 원발부위에서 림프관을 매개로 원격부위에 도달해 발육하는 것으로 림프성전이는 가장 조기에 나타나서 악성종양의 진행도를 고려하는 경우에 중요하다. 전이처는 소속 림프절에 많으며 여기에서 더욱 먼 곳의 림프절로 전이해 간다.

혈행성전이 hematogenous metastasis

혈관에 침입한 악성종양 세포에 의한 전이형식이다. 말초의 미소순환계에 종양세포가 도달해 색전을 일으키고 그 부위에서 증식한다.

파종성전이 disseminated, seeding metastasis

악성종양이 복강이나 흉막강같은 인체의 자연적 공간부위에 관통하였을 때 종양세포들이 장막을 뚫고 강내의 장막표면 여러 부위에 씨앗을 뿌리듯이 전이되는 것이다.

이식성전이 Transplantation metastasis

한 조직에서 다른 조직으로 전이되는 것이다.

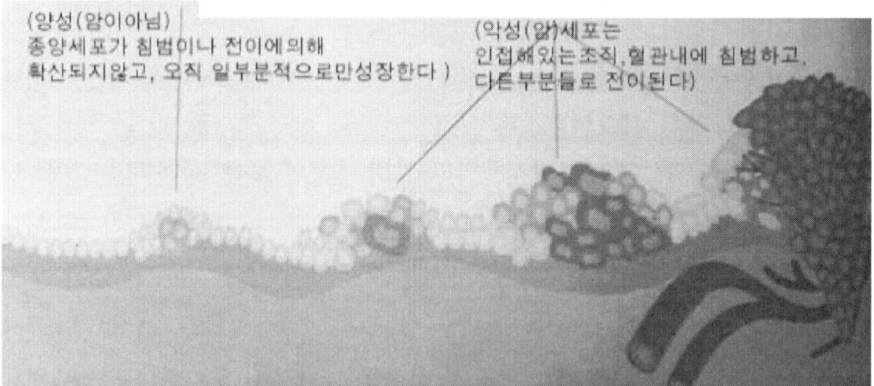

그림 16-1. 양성종양과 악성종양

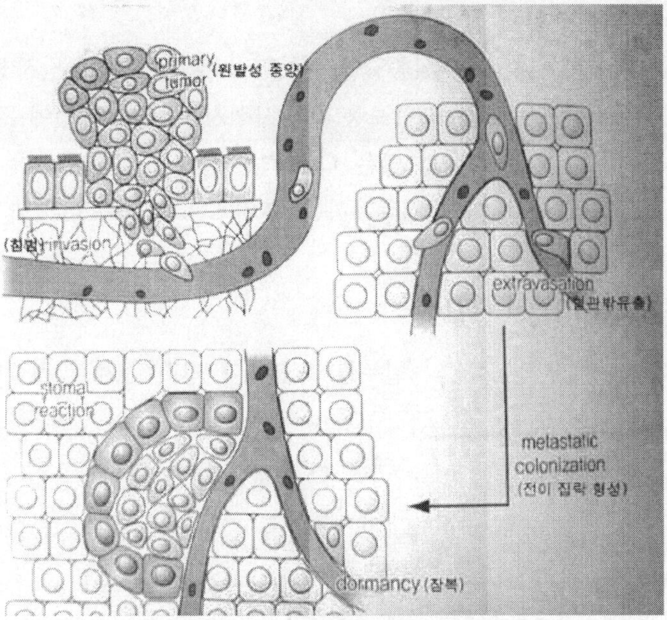

그림 16-2. 종양의 종류별 발달

4. 치료용어와 수술용어 Therapeutic and operative terms

항암화학요법 chemotherapy for cancer

암을 축소, 억제, 제거시키기 위해, 화학물질(항암제)을 사용하는 것을 통틀어 말한다.

면역요법 immunotherapy

감염증일 경우에 병원체나 그것이 내는 독소에 대한 면역체를 체내에 이입하거나, 인공적으로 면역체를 생산 또는 증강시켜 치료에 도움이 되게 하는 요법이다.

방사선치료, 방사선요법 radiotherapy

X선, 감마선의 전자방사선이나 전자선, 양자선, 중성자선 등의 입자방사선을 이용하여 주로 악성 종양 치료를 목적으로 하는 치료법이다. 암세포가 주위의 정상세포보다도 방사선 감수성이 높은 점을 이용하여 정상세포의 손상을 가능한 한 최소로 억제하면서 암세포를 파괴한다.

외과수술 surgical operation

외과의사나 기구들에 의한 어떠한 행위이다.

방사선 수술 (radical operation)

특수한 장비를 이용하여 환자의 뇌종양을 비롯한 뇌질환에 대해 방사선을 고용량으로 한 번에 정밀하게 쪼이는 치료법이다. 보통의 방사선치료는 여러 번에 걸쳐서 방사선을 쪼이며 목표 지점 외 신체 조직에도 많은 양의 방사선이 도달하게 되는데, 방사선수술은 이와 달리 고용량의 방사선을 목표로 하는 부위에만 집중적으로 한 번에 쪼인다는 특징이 있다.

절제생검 excisional biopsy

절개하여 주위의 정상적인 조직의 일부를 포함하여 병터 전체를 적출하는 생검을 말한다.

절개생검 incisional biopsy

덩어리 또는 의심되는 병터의 일부분의 조직을 진단 목적으로 제거하여 현미경으로 관찰하는 검사법이다.

바늘생검, 침생검 needle biopsy

진단적 목적으로 가는 바늘을 이용하여 이상이 의심되는 부위의 조직이나 액체를 채취하는 조직검사법이다.

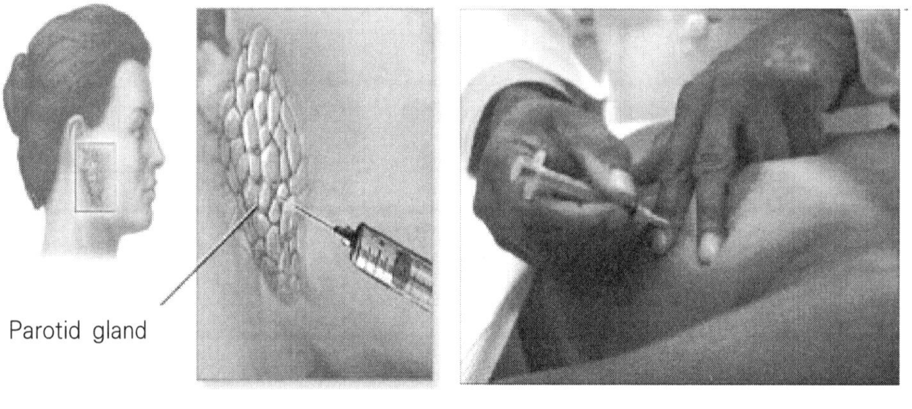

그림 16-3. needle biopsy

특수외과수술 specific surgical operation

냉동수술 cryosurgery

아주 차가운 물질을 이용하여 병적, 정상조직을 파괴하여 그 부분을 제거하는 방법이다.

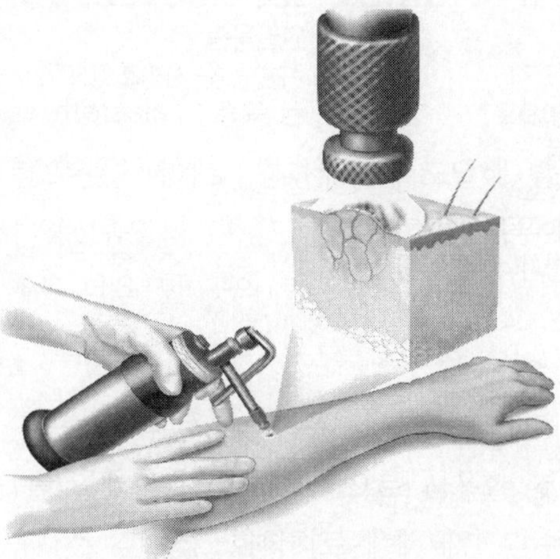

그림 16-4. cryosurgery

전기응고술 electrocoagulation

고주파를 사용해서 조직을 응고시키는 방법이다.

레이저술 laser operation

레이저를 이용하여 조직을 파괴하는 방법이다.

5. 종양의 분류 Classification of tumor

조직학적 어원	양성종양	악성종양	좋아하는 부위
결합조직	연골종	육종 연골육종	뼈
	Lipona-양성조직 지방조직(지방)으로 구성된 신생물	지방육종-지방조직으로 구성된 육종	지방
	Fiboma-양성조직 섬유세포 평활근종 또는 섬유아세포의 딱딱하거나 덩어리인 혹 평활근종	섬유육종	섬유조직
		평활근육종-민무늬근의 악성종양	민무늬근(평활근)
	횡문근종	횡문근육종-근아세포의 증식에 의한 악성종양	가로무늬근 (횡문근)
	뼈모양의 골종 골아세포조직에서 유래된 양성종양	골육종 골형성의 육종	긴뼈
배아조직	고환선종	융모암종	고환, 정소,종경막
		고환의 배아암종 정상피종(태생암)	고환, 부고환, 골반, 림프절
	기형종	악성기형종	고환, 난소
상피조직			
(1)덮개상피	기저편평유두종	암종 표피비슷한 암종 편평상피세포 암종	피부, 볼점막, 혀, 침샘, 입술, 후두, 폐, 방광, 항문,
		연맥세포의 암종	폐, 식도, 낮은 발생률의 다른 부위피부, 특히 얼굴
		기저세포 암종	
(2)선상상피	선종	선암	가슴, 기관지, 소화관, 췌장, 내분비샘, 전립선
	낭선종	낭선암종	난소, 침샘, 가슴, 갑상선
	(a)혈정종류	(a)혈청종류(드문)	난소
	(b)거짓점액종류	(b)거짓점액종류	난소
조혈조직 혈액조직		백혈병	피

림프형성 림프조직		림프종 호지킨 림프종	림프구 림프구
신경조직 신경계통에 서 발견되는 다른 조직들		신경아교종 (a)별아교세포종 (b)뇌실막세포종 (c)다형성아교모세포종 (d) 희소돌기아교세포종 속질모세포종 수막육종	뇌 소뇌 뇌막의 조직
신경조직	신경절신경증 말초신경으로부터 Neurilemoma 발생 말초신경 복막의 Neurofibroma 종양	신경아교세포종 신경절신경모세포종 신경섬유육종	배아신경조직 종격, 후복막 신경 신경
색소형성 조직	모반	악성흑색증	피부, 안구, 사지
그물내피 조직		Ewing's 육종-세망내피계조 직의 악성종양 다발골수종 형질세포골수종- 골수의 형질세포로부터 유래 된 악성종양	뼈 뼈
관다발조직	혈관종 혈관의 혈관종 종양 림프관의 림프관종 종양	혈관육종 혈관육종 림프관육종	혈관조직 림프관, 목, 그 외

임상의학용어

2024년 5월 10일 초판 인쇄
2024년 5월 20일 초판 발행

지은이 / 최명식
펴낸이 / 이상태
펴낸곳 / 청구문화사
주 소 / (03706) 서울특별시 서대문구 성산로11길 15
전 화 / 02) 332-0541(代) **팩스** / 02) 337-9577
등 록 / 1990년 11월 2일 제9-247호

가격 20,000원

ISBN 978-89-5616-929-3 93510